国家卫生健康委员会"十四五"规划教材

全国中等卫生职业教育教材

供中等卫生职业教育各专业用

解剖学基础

第4版

主　编　王之一

副主编　王发宝　许穗平　何希江

编　者（以姓氏笔画为序）

卫　刚（新疆伊宁卫生学校）

王之一（山西省吕梁市卫生学校）

王发宝（黑龙江省牡丹江市卫生学校）

王明鹤（郑州卫生健康职业学院）

刘辉耀（广东省潮州卫生学校）

许穗平（广东省东莞卫生学校）

杨爱连（山西省吕梁市卫生学校）

何希江（云南省临沧卫生学校）

张冬华（赣南卫生健康职业学院）

张维烨（山东省青岛卫生学校）

陈跃祥（大理护理职业学院）

庞海珍（山西省长治卫生学校）

赵国志（通化医药健康职业学院）

人民卫生出版社
·北　京·

图书在版编目（CIP）数据

解剖学基础/王之一主编. —4版. —北京：人民卫生出版社，2023.1（2025.5重印）
ISBN 978-7-117-34381-7

Ⅰ.①解… Ⅱ.①王… Ⅲ.①人体解剖学–中等专业学校–教材 Ⅳ.①R322

中国版本图书馆 CIP 数据核字（2022）第 258519 号

| 人卫智网 | www.ipmph.com | 医学教育、学术、考试、健康，购书智慧智能综合服务平台 |
| 人卫官网 | www.pmph.com | 人卫官方资讯发布平台 |

解剖学基础

Jiepouxue Jichu

第 4 版

主　　编：王之一

出版发行：人民卫生出版社（中继线 010-59780011）

地　　址：北京市朝阳区潘家园南里 19 号

邮　　编：100021

E - mail：pmph @ pmph. com

购书热线：010-59787592　010-59787584　010-65264830

印　　刷：人卫印务（北京）有限公司

经　　销：新华书店

开　　本：850×1168　1/16　印张：20.5

字　　数：436 千字

版　　次：2001 年 8 月第 1 版　2023 年 1 月第 4 版

印　　次：2025 年 5 月第 4 次印刷

标准书号：ISBN 978-7-117-34381-7

定　　价：69.00 元

打击盗版举报电话：010-59787491　E-mail：WQ @ pmph.com

质量问题联系电话：010-59787234　E-mail：zhiliang @ pmph.com

数字融合服务电话：4001118166　E-mail：zengzhi @ pmph.com

出版说明

　　为服务卫生健康事业高质量发展,满足高素质技术技能人才的培养需求,人民卫生出版社在教育部、国家卫生健康委员会的领导和支持下,按照新修订的《中华人民共和国职业教育法》实施要求,紧紧围绕落实立德树人根本任务,启动了全国中等卫生职业教育第四轮规划教材修订工作。

　　第四轮修订坚持以习近平新时代中国特色社会主义思想为指导,全面落实党的二十大精神进教材和《习近平新时代中国特色社会主义思想进课程教材指南》《"党的领导"相关内容进大中小学课程教材指南》等要求,突出育人宗旨、就业导向,强调德技并修、知行合一,注重中高衔接、立体建设。

　　第四轮教材按照《儿童青少年学习用品近视防控卫生要求》(GB 40070—2021)进行整体设计,纸张、印制质量以及正文用字、行空等均达到要求,更有利于学生用眼卫生和健康学习。

　　第四轮修订各教材章节保持基本不变,人民卫生出版社依照最新学术出版规范,对部分科技名词、表格形式、参考文献著录格式等进行了修正,并根据调研意见进行了其他修改完善。

第 3 版前言

为了全面落实党的二十大精神进教材要求和《习近平新时代中国特色社会主义思想进课程教材指南》等文件精神,落实教育部最新《中等职业学校专业教学标准(试行)》要求的课程建设工作,在广泛深入调研的基础上正式启动中等卫生职业教育专业基础课程教材的编写工作。

本教材的编写原则:①遵循"三基、五性、三特定"原则,重点突出技能,突出适用性,突出专业培养目标;②体现中高职衔接与贯通的职教改革发展思路,不求大求全,实现教材内容的好教好学;③体现与职业资格证书考试紧密接轨;④体现中职卫生类专业特色,力争实现教材内容与职业岗位能力要求对接零距离。

本教材的编写具有以下特点:①在广泛调研和充分讨论的基础上,为适应中等卫生职业教育多角度的改革需要,调整和优化了部分教材内容,体现科学性。②所用数据均为中国人的体质数据,富有民族性。③适度引入前沿知识,反映最新进展,保持先进性。④在内容的取舍中,努力找准教材与学生同频共振的结合点,突出"实用为本,够用为度"的特点,具有针对性。⑤"学习目标""案例分析""考点提示""知识拓展""本章小结"和"目标测试"等相互穿插,既拓宽了学生视野,又激发了好奇心和求知欲,富有创新性。⑥结合国家执业资格考试新大纲,"目标测试"全部选用 A 型选择题,"站在临床的角度考解剖学知识,换视角提解剖学问题",突出实用性。⑦为了紧跟图谱化教科书的发展趋势,教材插图全部选用了彩图,增加了教材的易读性。

本教材的各位编者都是长期担任一线教学的骨干教师,具有丰富的教学和写作经验。在编写过程中参考并汲取了国内多种教材(参考文献列于书后)的成果,在此谨向各位原著者表示诚挚的谢意!本教材的编写得到了各参编学校的大力支持,在此一并表示衷心的感谢。感谢各位编者为本书的出版所付出的辛勤劳动!

由于编者水平和能力有限,在内容的编排、取舍上难免有不妥和疏漏之处。恳请使用本教材的教师和同学多提宝贵意见,以便再版时进一步完善。

王之一

2023 年 9 月

目 录

第一章 | 绪 论

01章 数字资源

当您步入博大精深的医学殿堂，首先跃入眼帘的便是解剖学基础这门古老而经典的学科。"没有解剖学，就没有医学"。精辟论述了解剖学在医学中的重要地位。因此，想在医学事业上有所成就的医学生，都应首先努力学好解剖学基础。

一、解剖学基础的定义、任务及其在医学中的地位

（一）解剖学基础的定义

解剖学基础是研究正常人体形态结构、功能及其发生、发育规律的科学。其主要内容包括系统解剖学、组织学和胚胎学 3 门学科。

1. 系统解剖学　是按照人体的器官功能系统描述其形态结构的科学。除系统解剖学外，根据研究角度、方法和目的不同，人体解剖学又可分为：按局部分区，研究人体各局部的层次结构、器官位置毗邻关系的**局部解剖学**；密切联系护理操作技术的**护理应用解剖学**；应用 X 线技术研究人体形态结构的 **X 线解剖学**；与影像技术相关的**断层解剖学**；联系临床应用，研究人体表面形态特征的**表面解剖学**；采用数字化技术研究人体结构的**数字解剖学**，等等。

2. 组织学　是借助显微镜观察的方法，研究正常人体的细胞、基本组织和器官微细结构及其相关功能的科学。

3. 胚胎学　是研究人体发生、发育规律及其机制的科学。

微 细 结 构

微细结构是指在显微镜下才能清晰地观察到的结构,显微镜包括光学显微镜(简称光镜)、电子显微镜(简称电镜)和扫描探针显微镜。光镜结构常用微米(μm)来度量(1mm=1 000μm),其分辨率(即指能够区分相近两点的最小距离)为 0.2μm,用于光镜观察的组织切片厚度一般为 5~10μm。电镜结构又称超微结构,常用纳米(nm)来度量(1μm=1 000nm),其分辨率为 0.2nm。扫描探针显微镜的分辨率和可操控的颗粒在纳米水平,故又称纳米显微技术。

(二) 解剖学基础的任务

解剖学基础的任务主要是阐明人体各系统的组成,各主要器官的位置、形态结构特征及其与功能间的关系,使学生对人体有一个完整而明确的认识,为后续课程的学习奠定必要的形态学基础。医学发展史证明,现代医学是在解剖学的基础上发展起来的,因为只有在正确认识人体形态结构的基础上,才能正确理解人体的生理功能与病理变化,区分人体的正常与异常,胸有成竹地提出科学合理的应对方案,从而对疾病进行正确的预防、诊断和采取有效的治疗及护理措施。

(三) 解剖学基础在医学中的地位

解剖学基础是学习其他基础医学与临床医学的选修课和必修课。据有关专家统计:"目前的护理学教材中,70%的内容与解剖学相关,其中抢救技术操作 100%与解剖学有关",在全国护士执业资格考试中也占有一定的比例,故解剖学基础是中等卫生职业学校护理等专业中一门重要的专业核心基础课程。

二、人体解剖学发展简史

人体解剖学的形成和发展经过了漫长的历程。通常认为有文字记载的解剖学资料,始于古希腊和中国。

(一) 国外解剖学发展简史

在西方医学中对解剖学的记载是从古希腊名医希波克拉底(公元前 460—公元前377)开始的。古罗马名医盖伦(公元 130—201)在《医经》中明确指出了血管内运行的是血液而不是空气,但他的资料是以动物解剖学为基础。欧洲文艺复兴时期(15~16 世纪),宗教统治被摧毁,科学艺术得到蓬勃发展,出现了达·芬奇精美的人体解剖图谱,堪称伟大的时代巨著。比利时的维萨利(1514—1564)冒着受宗教迫害的危险,夜间从墓地里盗出尸体,藏在家中亲自解剖,1543年出版了划时代的人体解剖学巨著《人体结构》(图1-1),纠正了前人的许多错误,奠定了现代人体解剖学的基础,被世人称之为"解剖学之父"。西班牙的塞尔维特(1511—1553)发现了人体"肺循环"的奥秘。哈维(1578—1657)证明了血液是在一个封闭的管道系统内循环。达尔文(1809—1882)的《物种起源》提出了人类起源和进化的理论,为探索人体形态结构的发展规律提供了强有力的理论武器。

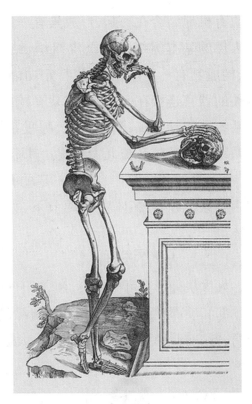

(二)中国解剖学发展简史

我国传统医学中的解剖学记载历史悠久,早在公元前500年的《黄帝内经》中就已有了相关记载。汉代名医华佗医术高超,说明他是熟悉解剖学的外科专家。宋代王惟一铸造的铜人是人类历史上最早创建的人体模型。南宋人宋慈所著《洗冤录》(约1247年)已绘制了精美的检骨图。清代名医王清任(1768—1831)撰著《医林改

图1-1 解剖学史上的第一幅人体骨架

错》的殷实内容,是亲自解剖尸体的结果。虽然我国的解剖学研究在古代已硕果累累,但由于长期受封建社会制度的束缚,解剖学始终融合在传统医学之中,没有形成独立的学科体系。清代末年,西方现代解剖学逐渐传入我国,但在新中国成立前发展缓慢。新中国成立后,特别是在改革开放以来,在党的"科教兴国"方针指引下,解剖科学工作者的积极性得到了极大的调动,经过长期不懈的努力,在众多领域取得了令世人瞩目的研究成果。自1956年始,解剖学界相继有9位教授被推选为两院院士,其中,中国科学院院士有马文昭(1956年)、汪堃仁(1980年)、吴汝康(1980年)、薛社普(1991年)、鞠躬(1991年)、吴新智(1999年)、苏国辉(香港,1999年),中国工程院院士钟世镇(1997年)、顾晓松(2015年)。他们在学科建设、科学研究和教书育人等方面均做出了历史性贡献,是我们永远学习的榜样。

三、人体的组成和分部

(一)人体的组成

细胞(cell)是人体结构和功能的基本单位。细胞外基质(又称细胞间质)是由细胞分泌到细胞外空间的精密有序的网络结构。它不仅对细胞起支持、保护、营养作用,而且还与细胞的增殖、分化、代谢、识别等密切相关。许多形态相似、功能相关的细胞群借细胞外

考点提示
组成人体的四大组织和九大系统

基质有机地结合在一起,形成具有一定形态结构特征和相关功能的**组织**(tissue)。通常把人体的基本组织分为上皮组织、结缔组织、肌组织和神经组织4种。几种不同的组织,构成具有一定形态,完成特定功能的**器官**(organ),如心、肝、脾、肺、肾等。许多功能相关的器官连接在一起,完成某一种特定的连续性功能而构成**系统**(system)。组成人体的系统有运动系统、消化系统、呼吸系统、泌尿系统、生殖系统、脉管系统、感觉器官、神经系统和内分泌系统九大系统。其中消化、呼吸、泌尿和生殖4个系统的大部分器官位于胸腔、腹腔和盆腔内,并借一定的孔道直接或间接与外界相交通,故又总称为**内脏**。体内各系统在神经-体液的调节下,相互联系,密切配合,组成了一个高度协调统一的人体。

(二)人体的分部

人体从外形上可分为头、颈、躯干和四肢4部分。其中,头又分为颅部和面部;颈又分为颈部和项部;躯干又分为背部、胸部、腹部和盆会阴部;四肢分为上肢和下肢,上肢再分为肩、臂、前臂和手,下肢再分为臀、大腿、小腿和足(图1-2)。

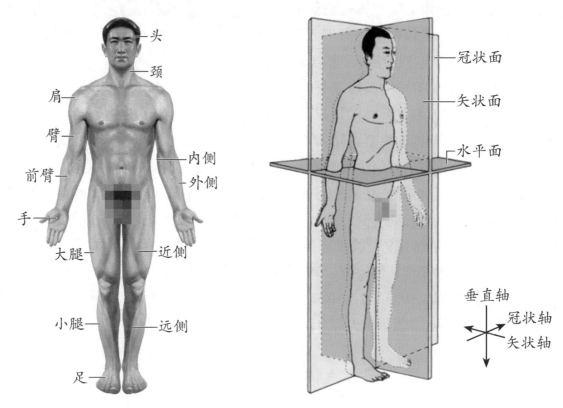

图 1-2　人体的分部和解剖学姿势　　　　　　图 1-3　人体的轴和面

四、人体解剖学的基本术语

为了准确描述人体各器官的形态结构和位置毗邻关系,统一规定了国际上通用的解剖学姿势和专用术语。

（一）解剖学姿势

解剖学姿势是指身体直立,两眼平视,上肢下垂,下肢并拢,手掌和足尖向前(图 1-2)。在描述人体各部结构的相互位置关系时,无论人体处于何位、标本或模型以何种方位放置,均应依照解剖学姿势进行描述。

（二）人体的轴和面

1. 轴　是叙述关节运动时的常用术语,在解剖学姿势条件下,可作相互垂直的 3 种轴 (图 1-3)。①**垂直轴**,为上下方向并与地平面垂直的轴;②**矢状轴**,为前后方向并与地平面平行的轴;③**冠状轴**,又称额状轴,为左右方向并与地平面平行的轴。

2. 面　为了便于对人体内部结构进行描述,人体或其任何一个局部,均可在解剖学姿势条件下作相互垂直的 3 种切面(图 1-3)。①**矢状面**,是指沿矢状轴方向将人体分为左、右两部分的纵切面。通过人体正中的矢状面称为**正中矢状面**,它将人体分为左右相等的两半。②**冠状面**,又称额状面,是指沿冠状轴方向将人体分为前、后两部分的纵切面。③**水平面**,又称横切面,是指按水平方向,并与上述两平面相垂直,将人体分为上、下两部分的切面。

在描述器官的切面时,常以器官自身的长轴为准。与其长轴平行的切面为**纵切面**,与其长轴垂直的切面则为**横切面**。

（三）方位术语

为了准确描述解剖学姿势下人体结构的相互关系,又规定了一些标准的方位术语。常用的有(图 1-2):①**上**和**下**,近头者为上,近足者为下;②**前**和**后**,凡距身体腹侧面近者为前,距背侧面近者为后;③**内侧**和**外侧**,距正中矢状面近者为内侧,距正中矢状面远者

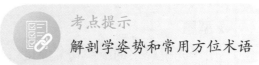

考点提示
解剖学姿势和常用方位术语

为外侧;④**内**和**外**,凡属空腔器官,近内腔者为内,远离内腔者为外;⑤**浅**和**深**,以体表皮肤为准,距皮肤表面近者为浅,距皮肤表面远者为深;⑥**近侧**和**远侧**,在四肢,距肢体附着部较近者为近侧,较远者为远侧。

五、学习解剖学基础的基本观点和方法

（一）学习解剖学基础的基本观点

应以辩证唯物主义的观点为指导,树立进化发展的观点、形态与功能相联系的观点、局部与整体相统一的观点、理论联系实际的观点。努力做到外形结合内部结构、平面结合立体形象、静态结合动态活体。逐步建立从细胞到组织、从组织到器官、从器官到系统、从局部到整体的概念,用整体的、动态的、对立统一的观点去全面科学地理解人体的形态结构与功能活动。

（二）解剖学基础的学习方法

解剖学基础是一门实践性很强的形态科学,形态结构复杂,名词术语繁多(近 1/3 以

上的医学名词），在理解的基础上加强记忆是其特点。因此，在学习的过程中，既要重视基本理论的学习，又要积极参与实践实习。注意理论联系实际、结构联系功能、标本联系活体。重视标本观察，加强体表定位，注重活体触摸，遵循记忆规律，增强记忆效果，提高学习成效，逐步养成独立思考、主动涉猎知识的良好习惯，努力摸索出一套适合自己的有效学习方法。通过上课认真听讲，课后动脑思考、动眼观察、动口请教和动手操作（多摸、多写、多画），把书本知识与标本、模型、挂图和多媒体课件等有机结合，最终达到掌握重点、突破难点、明确考点。

本章小结　本章主要介绍了解剖学基础的定义、任务及其在医学中的地位，详细描述了解剖学姿势，重点叙述了人体的组成、分部和解剖学的基本术语，概述了解剖学发展简史，简要介绍了学习解剖学基础的基本观点和方法，提出了要全面准确地理解人体的形态结构，就必须树立正确的观点和掌握科学有效的学习方法。

（王之一）

 目标测试

A1 型题

1. 用于光镜观察的组织切片厚度一般为
   A. 1～5μm
   B. 5～10nm
   C. 20μm
   D. 5～10μm
   E. 5～10mm

2. 不属于内脏的器官是
   A. 肝
   B. 肾
   C. 肺
   D. 子宫
   E. 心

3. 脚对于大腿就像手对于
   A. 肩
   B. 前臂
   C. 臂
   D. 手腕
   E. 肘部

4. 解剖学姿势中，小指位于
   A. 外侧
   B. 内侧
   C. 远侧
   D. 浅层
   E. 近侧

5. 将人体分为前、后两部分的纵切面是
   A. 冠状面
   B. 水平面
   C. 矢状面
   D. 正中矢状面
   E. 纵切面

第二章 | 细 胞

02章
02 章 数字资源

学习目标

1. 掌握：细胞的形态和基本结构；主要细胞器的功能。
2. 熟悉："液态镶嵌模型"学说的基本内容。
3. 了解：构成细胞的化合物。

人体是自然界中进化程度最高、结构和功能最复杂的有机体，由 2×10^{14} 个的细胞按照一定的规律组合而成，至少有 200 多种不同的细胞类型。所以，人体既是一个细胞王国，又是一个繁忙有序的细胞社会。人体内的一切生命活动都是以细胞为单位体现的，即使是人体疾病的发生、发展也离不开细胞的结构基础。

一、构成细胞的化合物

细胞最早于 1665 年由英国科学家 R. Hooke 发现，至今已有 300 多年的历史。细胞是生命活动的基本单位，构成细胞的 50 多种化学元素并非单独存在，而是相互结合，以无机化合物和有机化合物的形式存在于细胞中。无机化合物包括水和无机盐。有机化合物是组成细胞的基本成分，包括有机小分子和生物大分子。细胞中的有机小分子主要是单糖、脂肪酸、氨基酸和核苷酸；生物大分子主要有核酸、蛋白质、多糖和酶等，其分子结构复杂，在细胞内各自执行其独特的功能。

二、细胞的形态

组成人体的细胞种类繁多，形态各异，功能不同，一般都需借助显微镜才能观察到。细胞的形态、结构因其所处的部位和执行的功能不同而有较大差异。例如，排列紧密的上皮细胞呈扁平形或立方形等(图 2-1);呈球形的血细胞便于在血液中流动;具有突起的神经细胞能接受刺激和传导冲动;含有较多溶酶体的细胞,必然具有较强的吞噬功能,等等。细胞的多样性都是由于为了适应机体各种特定功能的需要逐渐演化而成的。

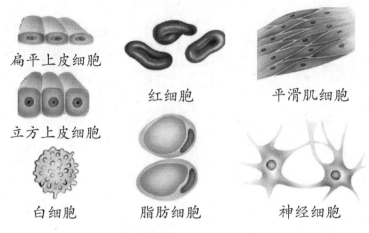

图 2-1　细胞的形态

三、细胞的基本结构

虽然细胞的形态千姿百态、功能活动千差万别,但它们均具有相同的基本结构。在光学显微镜下,均由细胞膜、细胞质和细胞核 3 部分组成(图 2-2)。

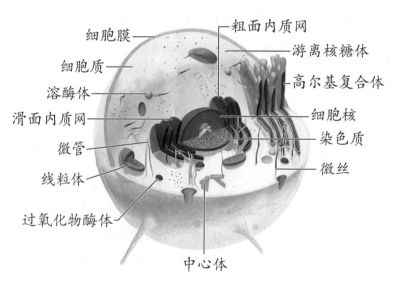

图 2-2　细胞结构模式图

（一）细胞膜

细胞膜是包围在细胞质表面的一层具有特殊结构和功能的薄膜(图 2-2),其化学组成主要是脂质、蛋白质和少量糖类。细胞膜构成细胞与外界环境的屏障,在维持细胞内环境的稳定和多种生命活动中起重要作用。

关于细胞膜的分子结构,目前广为接受的是由 Singer 和 Nicholson 1972 年提出的"液态镶嵌模型"学说。其基本内容为:细胞膜以液态的脂质双层构成基架,其间镶嵌着

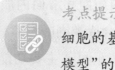
考点提示
细胞的基本结构;"液态镶嵌模型"的基本内容

具有不同结构和功能的蛋白质(图 2-3)。细胞膜的各种功能主要由膜蛋白来完成。

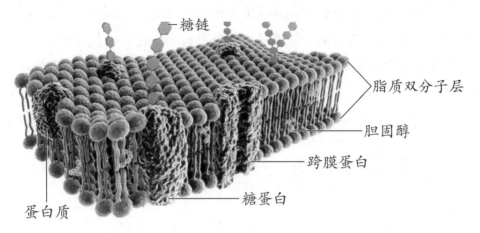

图 2-3 细胞膜分子结构模式图

 知识拓展

细胞生物学与医学的关系

细胞生物学是研究细胞精细结构和生命活动规律的学科。细胞正常结构的损伤和功能紊乱,必然导致人体组织器官的病变,并由此而引起疾病。例如,严重危害人类健康的癌症,就是正常细胞癌变的结果;动脉粥样硬化的发生与动脉壁内皮细胞的特性改变有关;老年性痴呆等神经退行性疾病是神经元选择性变性死亡的结果。因此,细胞是体现人类生、老、病、死之单位,细胞生物学与医学的关系极为密切。

(二)细胞质

细胞质是位于细胞膜与细胞核之间的部分,包括细胞液、细胞器、包含物和细胞骨架。

1. 细胞液 是填充于细胞质有形结构之间的无定形透明胶状物,是细胞进行物质代谢的重要场所。

2. 细胞器 是指细胞质内具有一定形态结构和生理功能的"小器官",包括线粒体、核糖体、内质网、高尔基复合体、溶酶体、过氧化物酶体和中心体等(图 2-2)。

核糖体是合成蛋白质的场所;**线粒体**是细胞内参与能量代谢的主要结构,细胞生命活动所需能量由线粒体提供,故将其比喻为细胞的"动力工厂";**溶酶体**内含 60 多种酸性水解酶,具有强大的细胞内消化功能,被视为细胞内的"消化器";内质网根据其表面有无核

糖体附着而分为**粗面内质网**和**滑面内质网**两种,前者的主要功能是合成分泌蛋白和膜蛋白,后者的主要功能是合成类固醇激素、参与解毒功能、储存和释放 Ca^{2+} 等;**高尔基复合体**是细胞内的"加工、包装车间",主要功能是对来自粗面内质网合成的分泌蛋白进行加工、修饰、浓缩和包装,最终形成分泌颗粒,然后分门别类地分泌到细胞外。

若把细胞内部比作是一个繁忙的工厂,那么,细胞器就是忙碌不停的"加工车间",功能上分工合作、密切配合,使生命活动能够在变化的环境中自我调控、高效有序地进行。

3. 包含物　是细胞质内具有一定形态(细胞器除外)的各种代谢产物和储存物质的总称。如腺细胞内的分泌颗粒、脂肪细胞内的脂滴和肝细胞内的糖原颗粒等。

4. 细胞质骨架　是指细胞质内由微管、微丝和中间纤维相互联系形成的一个完整网状骨架体系,在维持细胞形态、参与细胞运动和细胞内物质运输等方面均起着重要的作用。

 知识拓展

HE 染色

组织学中最常用的染色法是苏木精(hematoxylin)和伊红(eosin)染色,简称 HE 染色。苏木精为碱性的紫蓝色染料,可将细胞核及细胞质中的酸性结构(如核糖体)染成紫蓝色;伊红为酸性的红色染料,可将细胞质及细胞外基质中的碱性结构染成红色。对碱性染料亲和力强的称为嗜碱性,对酸性染料亲和力强的称为嗜酸性,对碱性染料和酸性染料亲和力都不强的则称为中性。细胞内被染成蓝色或红色的颗粒分别称为嗜碱性或嗜酸性颗粒。

(三) 细胞核

细胞核是遗传信息储存、复制和转录的场所,遗传信息指导细胞内蛋白质合成,从而调控细胞的增殖、生长、分化、衰老和死亡,故细胞核是细胞生命活动的指挥控制中心。

人体内除成熟的红细胞外都含有细胞核,大多数细胞通常只有一个位于其中央的核,少数为双核或多核。细胞核由核膜、核仁、染色质和核基质等构成(图 2-4)。

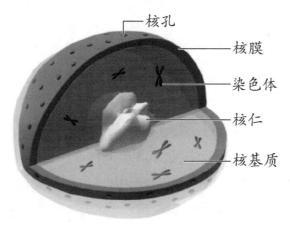

图 2-4　细胞核结构模式图

核膜是细胞核与细胞质之间的界膜,核膜上的核孔是细胞核与细胞质之间进行物质运输和信息交流的通道。核仁为核内的圆形小体,一般有 1~2 个。核基质是一个以纤维蛋白成分为主的纤维网架结构,故又称核骨架。

染色质与**染色体**是由脱氧核糖核酸(DNA)和组蛋白构成的能被碱性染料着色而染成紫蓝色的物质,是遗传信息的载体。在细胞分裂间期,染色质成细丝状,弥散在细胞核内;当细胞进入分裂期时,染色质高度螺旋、折叠而缩短变粗,最终凝集成条状的染色体。因此,染色质与染色体实际上是同一物质在细胞分裂不同时期的两种表现形态。

考点提示
细胞核的结构及功能;男、女性的体细胞核型

染色体是以基因形式携带遗传信息的结构。人类体细胞核内有 46 条染色体(23对),其中 22 对为男、女性所共有,称为常染色体;另一对随男、女性别而异,称为**性染色体**,男性为 XY 染色体,女性为 XX 染色体。正常男性体细胞核型描述为 46,XY;正常女性体细胞核型描述为 46,XX。

本章小结

细胞是生命活动的基本单位,由细胞膜、细胞质和细胞核 3 部分组成。细胞膜是物质转运和信息传递的枢纽;细胞质是细胞完成多种重要生命活动的场所,而细胞器则是忙碌不停的"加工车间",承载着细胞的生长、修复和控制等复杂功能;细胞核在形态上是核物质的集中区域,在功能上是遗传信息传递的中枢、细胞内合成蛋白质的控制台。人体内所有的生理功能和生化反应,都是在机体的协调统一下以细胞为单位进行的。因此,必须对细胞的基本结构及细胞器的功能有所认识。

(张冬华)

 目标测试

A1 型题

1. 构成人体的基本结构和功能单位是

    A. 细胞　　　　　　　B. 细胞器　　　　　　　C. 组织

    D. 器官　　　　　　　E. 系统

2. 不属于细胞器的是

    A. 线粒体　　　　　　B. 脂滴　　　　　　　　C. 高尔基复合体

    D. 核糖体　　　　　　E. 粗面内质网

3. 细胞内具有强大消化功能的细胞器是
   A. 中心体　　　　　　　B. 高尔基复合体　　　　　　C. 溶酶体
   D. 滑面内质网　　　　　E. 核糖体
4. 关于细胞核的描述,错误的是
   A. 多位于细胞中央
   B. 是细胞生命活动的指挥控制中心
   C. 染色质或染色体是遗传信息的载体
   D. 人体内所有的细胞都有细胞核
   E. 由核膜、核仁、染色质和核基质等构成
5. 正常女性体细胞的染色体核型是
   A. 44,XX　　　　　　　B. 46,XY　　　　　　　　C. 44,XY
   D. 46,XX　　　　　　　E. 23,XX

第三章 | 基本组织

03章

03章 数字资源

学习目标

1. 掌握:上皮组织和结缔组织的结构特点;各类血细胞的形态结构、功能及正常值;网织红细胞的正常值及其临床意义;肌组织的分类、肌节的结构;神经组织的组成、神经元的结构及分类;尼氏体和突触的概念及超微结构。

2. 熟悉:被覆上皮的分类及分布;疏松结缔组织的组成及结构特点;软骨的分类及分布;长骨的构造;3种肌纤维的光镜结构;神经胶质细胞的功能、有髓神经纤维的结构。

3. 了解:上皮细胞表面的特化结构;腺的分类;致密结缔组织、脂肪组织、网状组织、软骨组织和骨组织的结构特点;骨骼肌纤维的超微结构;神经末梢的分类及功能。

人体的组织分为上皮组织、结缔组织、肌组织和神经组织,这四类组织是构成人体各器官的基本成分,故总称为**基本组织**。每种组织均具有各自的形态结构和功能特点。

 案例3-1

患者,男,37岁。因左下肢肿痛伴高热2天而入院。体格检查:体温39.2℃,左下肢局部呈弥漫性红肿,边界不清,中央部发硬,深部压痛。血常规检查:WBC $12.3×10^9/L$,中性粒细胞比例增高(0.82)。临床诊断:左下肢急性蜂窝织炎。

请问:1. 蜂窝组织是指哪种结缔组织?

2. 白细胞的正常值是多少?

3. 当机体受到细菌感染时,血液中的哪种细胞总数会明显增多?其中以何者比例为高?

第一节 上 皮 组 织

上皮组织简称**上皮**,由大量紧密排列的上皮细胞和极少量的细胞外基质组成,分为被覆上皮和腺上皮两大类,具有保护、吸收、分泌、排泄和感觉等功能。其结构特点是:①细胞多,细胞外基质少,细胞排列紧密呈膜

考点提示
上皮组织的结构特点;被覆上皮的分类与分布

状;②上皮细胞具有明显的极性,即朝向身体的表面或有腔器官腔面的为游离面,与其相对的朝向深部结缔组织的一面为基底面;③上皮组织内大都无血管,其所需营养依靠结缔组织内的血管透过基膜供给;④上皮组织内常有丰富的感觉神经末梢。

一 、 被 覆 上 皮

被覆上皮是指覆盖于身体表面(图 3-1)或衬贴在体腔和有腔器官内表面的上皮。根据构成上皮的细胞层数和在垂直切面上表层细胞的形状进行分类和命名,其分类、分布及功能情况见表 3-1。

表 3-1 被覆上皮的分类、分布及功能

细胞层数	上皮分类	主要分布	主要功能
单层上皮	单层扁平上皮	内皮:心、血管和淋巴管的腔面 间皮:胸膜、腹膜和心包膜的表面 其他:肺泡和肾小囊壁层的上皮	有利于物质的通透和血液、淋巴的流动,保持器官表面光滑湿润
	单层立方上皮	肾小管、甲状腺滤泡等	吸收和分泌
	单层柱状上皮	胃、小肠、大肠、胆囊、子宫等的腔面	吸收或分泌
	假复层纤毛柱状上皮	气管、支气管等呼吸道的腔面	分泌和保护
复层上皮	复层扁平上皮	皮肤表皮、口腔、食管、阴道等的腔面	具有耐摩擦和机械性保护作用
	变移上皮	肾小盏、肾大盏、肾盂、输尿管和膀胱的腔面	具有防止尿液侵蚀的作用

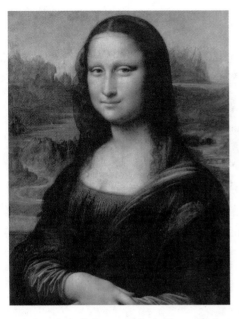

图3-1 《蒙娜丽莎》(达·芬奇,
1452—1519)

1. **单层扁平上皮** 由一层扁平细胞紧密排列而成。从表面观察,细胞呈不规则形或多边形,边缘呈锯齿状,互相嵌合;在垂直切面上,细胞扁薄,含核的部分略厚(图3-2)。衬贴于心、血管和淋巴管腔面的单层扁平上皮称为**内皮**,分布于胸膜、腹膜和心包膜表面的单层扁平上皮称为**间皮**。

2. **单层立方上皮** 由一层近似立方形的细胞紧密排列而成(图3-3)。从表面观察,细胞呈六角形或多边形;在垂直切面上,细胞呈立方形,核圆形,位于细胞中央。

3. **单层柱状上皮** 由一层棱柱状细胞紧密排列而成(图3-4)。从表面观察,细胞呈六角形或多角形;在垂直切面上,细胞呈柱状,核为椭圆形,多位于细胞近基底部。在小肠和大肠的单层柱状上皮细胞间散在分布有高脚酒杯样的**杯状细胞**,是人体内唯一的、分泌黏液的单细胞外分泌腺。

4. **假复层纤毛柱状上皮** 由柱状细胞、梭形细胞、锥体形细胞和杯状细胞紧密排列而成。其中柱状细胞最多,游离面有大量纤毛(图3-5)。虽然上述细胞形态不同,高矮不一,细胞核的位置不在同一水平面上,但其基底面均附着在基膜上,故在垂直切面上观察,貌似复层上皮,实际为单层上皮。

5. **复层扁平上皮** 由多层细胞紧密排列而成。在垂直切面上,细胞形状不一,表层为数层扁平鳞片状细胞(图3-6),故又称**复层鳞状上皮**;中间层为数层多边形细胞;基底层为一层紧靠基膜的矮柱状或立方形基底细胞,具有旺盛的分裂能力,新生的细胞逐渐向浅层移动,以补充表层不断脱落的细胞。

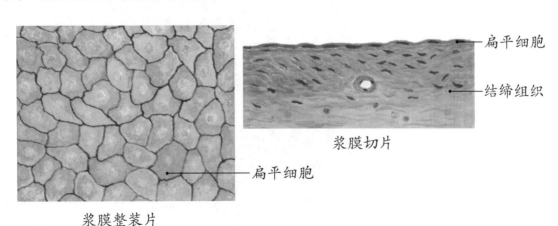

浆膜整装片

浆膜切片

扁平细胞

结缔组织

扁平细胞

图3-2 单层扁平上皮

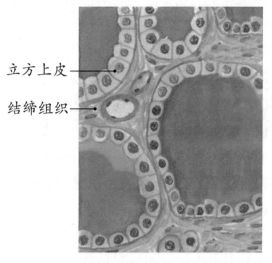

立方上皮

结缔组织

图 3-3　单层立方上皮

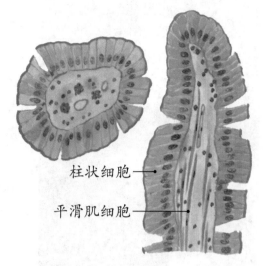

柱状细胞

平滑肌细胞

图 3-4　单层柱状上皮

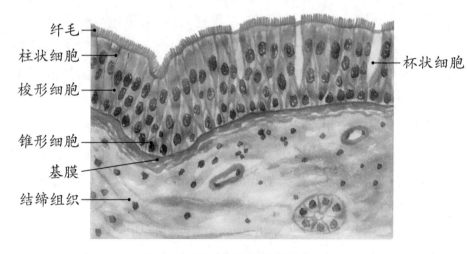

纤毛

柱状细胞

梭形细胞

锥形细胞

基膜

结缔组织

杯状细胞

图 3-5　假复层纤毛柱状上皮

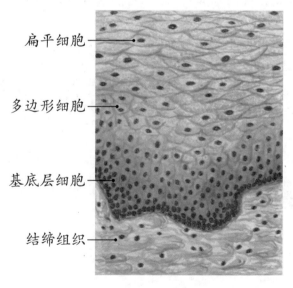

扁平细胞

多边形细胞

基底层细胞

结缔组织

图 3-6　复层扁平上皮

6. 变移上皮　又称移行上皮,由多层细胞紧密排列而成。其特点是细胞的形状和层数可随所在器官的收缩或扩张而发生变化,故而得名。如膀胱空虚时,上皮变厚,细胞层数增多,表层细胞呈大立方形(图 3-7)。膀胱充盈扩张时,上皮变薄,细胞层数减少,细胞形状变扁。

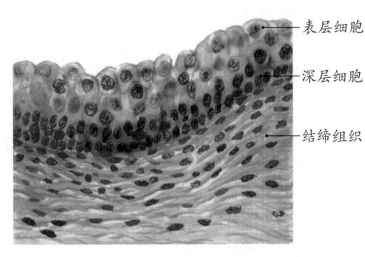

表层细胞
深层细胞
结缔组织

图 3-7　变移上皮

二、腺上皮和腺

腺上皮是由腺细胞组成的以分泌功能为主的上皮。**腺**是以腺上皮为主要成分构成的器官,分为内分泌腺和外分泌腺两大类。**内分泌腺**是指分泌物(激素)不经导管直接释放入血液中的腺,如甲状腺、肾上腺等(详见"第十三章　内分泌系统")。**外分泌腺**是指分泌物经导管排至体表或有腔器官腔面的腺,如汗腺、胃腺等,由产生分泌物的分泌部和排出分泌物的导管两部分组成。

三、上皮细胞表面的特化结构

上皮细胞为了与其功能相适应,常在其游离面、侧面及基底面分化形成了多种特殊的结构。

1. 上皮细胞的游离面　分化形成了扩大细胞吸收面积的**微绒毛**和具有节律性定向摆动能力的**纤毛**(图 3-5)。两者都是由上皮细胞游离面的细胞膜和细胞质伸出的细小指状突起(图 3-8),但纤毛较微绒毛粗而长。光镜下所见小肠上皮细胞游离面的**纹状缘**和肾近端小管上皮细胞游离面的**刷状缘**,都是由密集而整齐排列的微绒毛形成的。

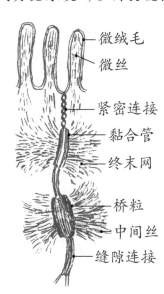

微绒毛
微丝
紧密连接
黏合管
终末网
桥粒
中间丝
缝隙连接

图 3-8　单层柱状上皮微绒毛与细胞连接模式图

2. 上皮细胞的侧面　分化形成了维持上皮组织整体性和协调性作用的细胞连接,如紧密连接、中间连接、桥粒和缝隙连接(图3-8)。细胞连接不仅存在于上皮细胞之间,还存在于其他组织中的细胞之间。

3. 上皮细胞的基底面　由上皮细胞基底面与深部结缔组织之间共同形成的一层薄膜称为**基膜**(图3-5),除具有支持、连接及固着作用外,还具有选择性通透作用,有利于上皮细胞与深部结缔组织之间进行物质交换。

第二节　结缔组织

结缔组织由细胞和大量细胞外基质组成,具有连接、支持、保护、营养、运输、防御和修复等功能。与上皮组织比较,具有以下结构特点:①细胞数量少,但种类多,细胞散在分布而无极性;②细胞外基质多,形态各异,包括无定形的基质、细丝状的纤维和不断循环更新的组织液,构成了细胞生存的微环境;③一般都有血管分布。

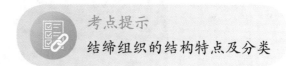

考点提示
结缔组织的结构特点及分类

结缔组织分布广泛,形态多样,结构复杂,包括液态的血液与淋巴、柔软的疏松结缔组织、致密结缔组织、脂肪组织和网状组织以及坚硬的软骨组织和骨组织。一般所说的结缔组织(狭义的)主要是指疏松结缔组织和致密结缔组织而言。

一、疏松结缔组织

疏松结缔组织广泛分布于器官之间、组织之间以及细胞之间,具有连接、支持、防御和修复等功能。其结构特点是:细胞种类多而分散,纤维种类全而排列稀疏(图3-9),基质和血管丰富,组织松软而状如蜂窝,故又称为**蜂窝组织**。

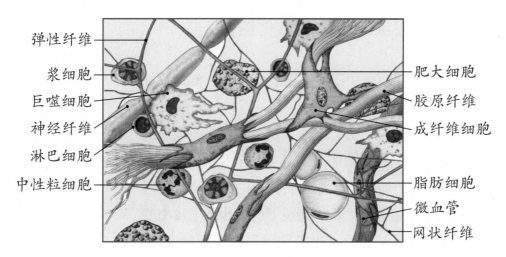

弹性纤维
浆细胞
巨噬细胞
神经纤维
淋巴细胞
中性粒细胞

肥大细胞
胶原纤维
成纤维细胞
脂肪细胞
微血管
网状纤维

图3-9　疏松结缔组织

（一）细胞

疏松结缔组织内的细胞种类最多,包括成纤维细胞、巨噬细胞、浆细胞、肥大细胞、脂肪细胞、未分化的间充质细胞和白细胞等。各类细胞的数量、形态与分布随所在部位和功能状态而异。

1. 成纤维细胞　是疏松结缔组织中最主要的细胞,数量多且分布广,常附着在胶原纤维上。细胞扁平而有突起,核大呈卵圆形,胞质呈弱嗜碱性。电镜下,胞质内有丰富的粗面内质网、游离核糖体和发达的高尔基复合体。成纤维细胞具有合成各种纤维和基质的功能,在创伤修复中起重要作用。

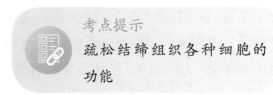

考点提示

疏松结缔组织各种细胞的功能

2. 巨噬细胞　形态多样,功能活跃时,常伸出较长的伪足而呈不规则形。核较小,胞质多呈嗜酸性,内含有大量的溶酶体、吞噬体和吞饮泡等。巨噬细胞来源于血液中的单核细胞,具有趋化性变形运动、吞噬和清除异物及衰老伤亡的自体细胞以及参与免疫应答等多种功能。

3. 浆细胞　呈圆形或卵圆形,胞质呈嗜碱性。核小而圆,常偏居细胞一侧,形似车轮状。浆细胞由 B 淋巴细胞在抗原刺激下转化而来,具有合成和分泌免疫球蛋白即抗体的功能,参与体液免疫。

4. 肥大细胞　细胞较大,呈圆形或卵圆形。核小而圆,胞质内充满粗大的嗜碱性分泌颗粒,颗粒内含有肝素和组胺等,胞质内含有白三烯。肝素具有抗凝血作用,组胺和白三烯参与过敏反应。

5. 脂肪细胞　细胞体积大,呈球形或多边形,胞质内含脂滴,胞核被脂滴推挤到细胞周缘。在 HE 染色的标本中,脂滴已被溶解而呈"宝石戒指状"。脂肪细胞能合成和储存脂肪,参与脂类代谢。

 知识拓展

肥大细胞与过敏反应

肥大细胞受到过敏原(即引发过敏反应的抗原)刺激时,将胞质内的分泌颗粒释放到细胞外,组胺和白三烯可使局部毛细血管和微静脉扩张,通透性增加,组织液增加导致局部红肿,细支气管平滑肌痉挛引起哮喘,引起局部过敏反应,如荨麻疹和支气管哮喘等,严重者可导致过敏性休克。

（二）纤维

疏松结缔组织中的纤维包埋于基质之中,包括以下 3 种:①**胶原纤维**,数量最多,新鲜时呈白色,故又称白纤维。在 HE 染色的标本中呈嗜酸性,着浅红色,呈波浪状,常聚集成束。胶原纤维的韧性大,抗拉力强。②**弹性纤维**,较细而富有弹性,新鲜时呈黄色,故又称黄纤维。③**网状纤维**,是一种细短而分支较多的纤维,彼此交织成网。在镀银染色的标本中呈黑色,故又称嗜银纤维,主要存在于网状组织中。

(三)基质

基质是填充于细胞和纤维之间,具有一定黏性的、无色透明的无定形胶状物,其化学成分主要是蛋白聚糖和纤维粘连蛋白。蛋白聚糖形成许多微孔状的分子筛,成为限制细菌等有害物质扩散的防御屏障。溶血性链球菌和癌细胞等因能产生透明质酸酶而破坏分子筛结构,致使感染和肿瘤浸润扩散。此外,基质的孔隙中含有从毛细血管动脉端渗出的**组织液**。组织液是细胞与血液之间进行物质交换的媒介。在某些病理情况下,基质中的组织液含量可增多或减少,从而导致组织水肿或脱水。

二、致密结缔组织

致密结缔组织以粗大的胶原纤维为主,排列致密,细胞和基质少,细胞主要是成纤维细胞(图 3-10)。致密结缔组织以支持和连接功能为主,主要构成肌腱、腱膜、韧带、皮肤的真皮、硬脑膜和多数器官的被膜。

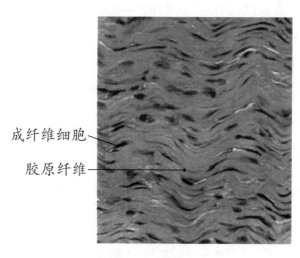

成纤维细胞

胶原纤维

图 3-10 致密结缔组织

三、脂肪组织

脂肪组织主要由大量脂肪细胞聚集而成,并被少量疏松结缔组织分隔成许多脂肪小叶(图 3-11)。主要分布于皮下组织、网膜、肠系膜和黄骨髓等处,是体内最大的储能库,具有产生热量、维持体温、缓冲外力、保护和填充等作用。

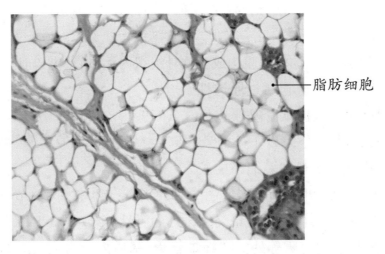

图 3-11　脂肪组织

四、网 状 组 织

网状组织由网状细胞、网状纤维和基质构成（图 3-12）。网状纤维由网状细胞产生，彼此交织成网。网状组织并不单独存在，而是参与构成红骨髓、淋巴结、脾和淋巴组织的支架，为血细胞发生和淋巴细胞发育提供适宜的微环境。

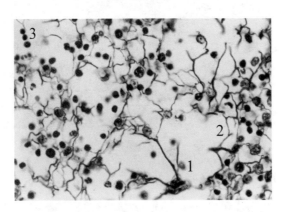

图 3-12　网状组织（淋巴结）

1. 网状细胞;2. 网状纤维;3. 淋巴细胞。

五、软骨组织与软骨

（一）软骨组织

软骨组织由软骨细胞和软骨基质构成（图 3-13）。软骨基质由凝胶状基质和纤维组成。**软骨细胞**包埋于软骨基质内,其所在的腔隙称为**软骨陷窝**。软骨细胞的大小、形状和分布具有一定的规律。靠近软骨周边部的软骨细胞较小而幼稚,常单个分布。从周边部向中央,软骨细胞逐渐长大成熟并成群分布,多为 2~6 个细胞为一群聚集在一个软骨陷窝内,它们是由同一个幼稚的软骨细胞分裂而来的,故称为**同源细胞群**。

(二) 软骨的分类

软骨由软骨组织和周围的软骨膜构成。软骨组织内无血管、淋巴管和神经,软骨细胞所需的营养由软骨膜内的血管通过通透性很强的软骨基质供给。依据软骨基质内所含纤维成分的不同,将其分为以下 3 种类型:①**透明软骨**,基质内含有许多细小的胶原原纤维,因新鲜时呈半透明状而得名(图 3-13),分布于肋软骨、关节软骨和呼吸道软骨等处。②**弹性软骨**,基质内含有大量交织排列的弹性纤维(图 3-14),故具有较强的弹性,分布于耳郭、外耳道和会厌等处。③**纤维软骨**,基质内含有大量平行或交错排列的胶原纤维束(图 3-15),故具有很强的韧性,分布于椎间盘、关节盘、关节唇和耻骨联合等处。

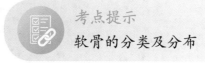

考点提示
软骨的分类及分布

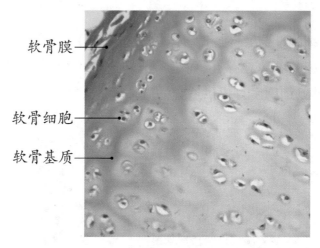

软骨膜
软骨细胞
软骨基质

图 3-13　透明软骨

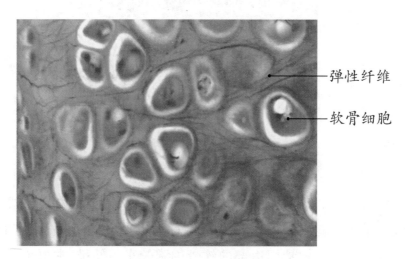

弹性纤维
软骨细胞

图 3-14　弹性软骨

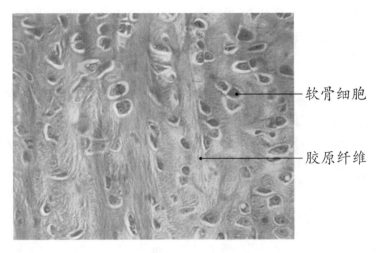

图 3-15　纤维软骨

六、骨组织与骨

（一）骨组织

骨组织是骨的结构主体，是人体最坚硬的组织之一，由细胞和钙化的细胞外基质（即骨基质）构成。

1. 骨基质　由有机成分和无机成分组成。有机成分包括大量胶原纤维（占95%）和少量无定形基质（占5%），赋于骨韧性和弹性；无机成分又称**骨盐**，主要为**羟磷灰石结晶**，使骨挺硬坚实。骨组织中的胶原纤维有规律地分层排列，并与骨盐及基质紧密结合，构成板层状的**骨板**（图3-16）。

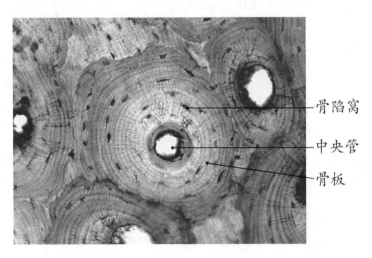

骨陷窝

中央管

骨板

图 3-16　骨细胞与骨板结构

骨的物理特性随化学成分的改变而改变。成人骨的有机成分和无机成分比例（约为3∶7）最为恰当，因而骨的弹性和坚硬性都处于最佳状态。老年人骨的无机成分所占比例更大，故脆性较大而易发生骨折。幼儿骨的有机成分和无机成分约各占一半，故骨的弹性大而柔韧性好,在外力作用下易发生形态改变,但不易发生骨折或折而不断,出现"青枝状骨折"。如幼儿不正确的坐立姿势或长期低头玩手机,都会引起骨的形态改变。

2. 骨组织的细胞　包括骨原细胞、成骨细胞、骨细胞和破骨细胞4种。骨细胞数量最多,位于骨组织内部,其余3种均分布在骨组织表面。**骨细胞**是一种多突起细胞,单个分布于骨板内或骨板之间,具有一定的溶骨和成骨作用,参与调节钙、磷平衡。**破骨细胞**有溶骨和吸收骨质的作用。

知识拓展

单核吞噬细胞系统

单核吞噬细胞系统包括血液中的单核细胞和由其分化而来的具有吞噬功能的细胞,包括结缔组织和淋巴组织的巨噬细胞、骨组织的破骨细胞、神经组织的小胶质细胞、肝内的巨噬细胞和肺内的肺巨噬细胞等。

（二）长骨的构造

长骨主要由骨质、骨膜、骨髓、关节软骨及神经、血管等构成(图3-17)。

1. 骨质　由骨组织构成,根据骨板排列方式的不同,可分为骨密质和骨松质两种。

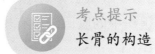

考点提示
长骨的构造

（1）骨松质:分布于长骨的骺和骨干内侧,是由大量针状或片状的骨小梁连接而成的多孔隙网格样结构,孔隙内充满红骨髓。**骨小梁**的排列方向与骨所承受的压力和张力一致。

（2）骨密质:分布于长骨骨干和骺的表层,质地致密坚实,具有较大的耐压性。由3种不同排列方式的骨板构成(图3-18)。①**环骨板**,分布于长骨骨干的外侧面及近骨髓腔的内侧面,分别称为外环骨板和内环骨板。②**骨单位**,又称**哈弗斯系统**,是长骨骨干内起支持作用的主要结构单位,位于内、外环骨板之间,是由多层同心圆排列的骨板围绕中央管构成的长筒状结构。③**间骨板**,是位于骨单位之间或骨单位与环骨板之间一些大小和形状不规则骨板的聚集体。

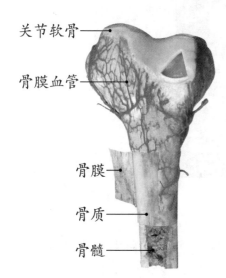

关节软骨——

骨膜血管——

骨膜——

骨质——

骨髓——

图 3-17　长骨的构造

2. 骨膜　是指被覆于关节面以外骨表面的一层致密结缔组织膜,含有丰富的血管和神经等。骨膜的主要功能是营养骨组织,并为骨的生长和损伤后的修复提供成骨细胞和破骨细胞,故在骨科手术中应尽量保留骨膜。

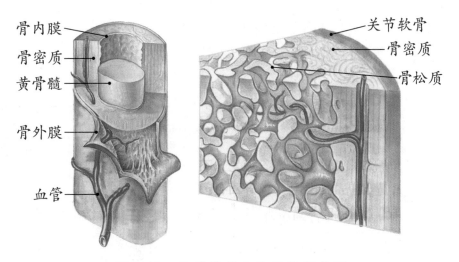

图 3-18 长骨骨干立体结构模式图

骨内膜
骨密质
黄骨髓
骨外膜
血管

关节软骨
骨密质
骨松质

3. 骨髓　充填于长骨骨髓腔和骨松质间隙内,分为**红骨髓**和**黄骨髓**两种。红骨髓具有造血功能,能产生红细胞和大部分白细胞。胎儿和幼儿期的骨髓全部是红骨髓,约从 5 岁开始,长骨骨髓腔内的红骨髓逐渐被脂肪组织代替,而成为黄骨髓,暂时失去造血功能,但当机体需要时(如失血过多)可转变为红骨髓,而恢复造血功能。但在髂骨、胸骨和椎骨等处的骨松质内终生都是红骨髓,故临床上常在髂骨或胸骨等处抽取骨髓进行造血功能检查。

七、血　液

血液(blood)是在心血管内循环流动的一种液态结缔组织,由血浆和悬浮于其中的血细胞组成。健康成人约有 5L,约占体重的 7%。从血管中采适量新鲜血液装入比容管内,经抗凝离心沉淀后,可见血液分为 3 层:上层淡黄色透明的液体为血浆,中间层灰白色的为白细胞和血小板,下层深红色不透明的是红细胞(图 3-19)。

(一)血浆

血浆相当于细胞外基质,约占全血容积的 55%(图 3-19),其中 90% 是水,其余为血浆蛋白、脂蛋白、酶、激素、无机盐及各种代谢产物。

(二)血细胞

血细胞约占全血容积的 45%,包括**红细胞**、**白细胞**和**血小板**(图 3-19,图 3-20)。正常生理情况下,血细胞有相对稳定的形态结构、数量和比例。在显微镜下观察血细胞的形态、数量、百分比和血红蛋白的含量称为**血象**。患病时,血

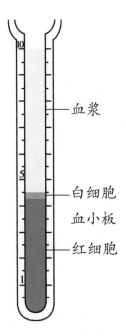

血浆

白细胞
血小板
红细胞

图 3-19　血浆与血
细胞比积

象常有显著变化,成为临床上诊断某些疾病的重要指标。血细胞分类和计数的正常值见表 3-2。

表 3-2 血细胞分类和计数的正常值

血细胞	正常值	血细胞	正常值
红细胞	男性:$(4.0\sim5.5)\times10^{12}/L$	嗜酸性粒细胞	$0.5\%\sim3\%$
	女性:$(3.5\sim5.0)\times10^{12}/L$	嗜碱性粒细胞	$0\sim1\%$
白细胞	$(4.0\sim10)\times10^9/L$	单核细胞	$3\%\sim8\%$
白细胞分类		淋巴细胞	$25\%\sim30\%$
中性粒细胞	$50\%\sim70\%$	血小板	$(100\sim300)\times10^9/L$

1. 红细胞(RBC) 是数量最多的血细胞。在扫描电镜下呈双凹圆盘状,直径约 7.5μm,中央较薄,周缘较厚(图 3-20,图 3-21)。成熟的红细胞内无细胞核和细胞器,

考点提示
血细胞的分类、各类血细胞的正常值及其功能

胞质内充满**血红蛋白**(Hb),使红细胞呈红色。正常成人血液中血红蛋白的含量:男性为 120~160g/L,女性为 110~150g/L。血红蛋白具有结合与运输 O_2 和 CO_2 的功能,所以红细胞的主要功能是运输 O_2 和 CO_2。红细胞的平均寿命约 120 天,衰老及死亡的红细胞在肝、脾等处被巨噬细胞所吞噬。脾功能亢进时,可使红细胞破坏增加而引起"脾性贫血"。一般认为,红细胞数量少于 $3.0\times10^{12}/L$ 和(或)血红蛋白含量低于 100g/L,则称为贫血。

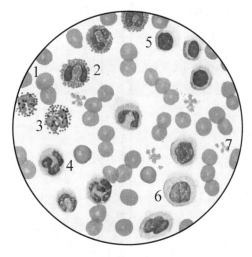

图 3-20 各种血细胞示意图

1.红细胞;2.嗜酸性粒细胞;3.嗜碱性粒细胞;4.中性粒细胞;5.淋巴细胞;6.单核细胞;7.血小板。

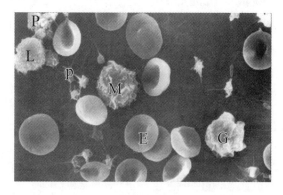

图 3-21 人血细胞扫描电镜图

E.红细胞;G.粒细胞;M.单核细胞;L.淋巴细胞;P.血小板。

外周血中除了大量成熟的红细胞外,还有少量尚未完全成熟的红细胞,称为**网织红细胞**,在成人占红细胞总数的 0.5%~1.5%,新生儿可达 3%~6%。网织红细胞计数在临床上可作为了解红骨髓造血功能的一项重要指标。若贫血患者经治疗网织红细胞计数增加,则说明治疗有效。

2. 白细胞(WBC) 为无色有核的球形细胞,根据胞质内有无特殊颗粒,将其分为有粒白细胞和无粒白细胞。前者常简称粒细胞,根据其特殊颗粒的染色性,又可分为中性粒细胞、嗜酸性粒细胞和嗜碱性粒细胞 3 种;后者则包括单核细胞和淋巴细胞两种(图 3-20,图 3-21)。

(1) 中性粒细胞:是数量最多的白细胞。细胞直径 10~12μm,核呈杆状或分叶状,分叶核一般为 2~5 叶,叶间有细丝相连,正常人以 2~3 叶者居多。胞质内含有许多细小而分布均匀的浅紫红色颗粒,内含多种水解酶。中性粒细胞具有很强的趋化作用(即细胞沿着某一化学物质刺激的方向移动)和吞噬功能,其吞噬对象以细菌为主,故临床上白细胞计数增加和中性粒细胞比例增高,往往提示可能为急性化脓性细菌感染。当中性粒细胞在吞噬、处理了大量细菌后,自身受损死亡而成为脓细胞。

知识拓展

中性粒细胞核分叶的临床意义

中性粒细胞核的叶数与细胞在血液中停留的时间成正变。当机体受到细菌严重感染时,大量新生的中性粒细胞从红骨髓进入血液,杆状核与 2 叶核的细胞增多,称为核左移,表明红骨髓产生中性粒细胞能力强。若 4~5 叶核的细胞增多,则称为核右移,表明红骨髓产生中性粒细胞能力弱,即红骨髓造血功能发生障碍。

(2) 嗜碱性粒细胞:是数量最少的白细胞。细胞直径 10~12μm,核分叶或呈 S 形或不规则形,着色较浅。胞质内含有大小不等、分布不均、染成蓝紫色的嗜碱性颗粒。颗粒内含有**肝素**和**组胺**等,胞质内含有**白三烯**。嗜碱性粒细胞与肥大细胞的功能基本相同,参与过敏反应。

(3) 嗜酸性粒细胞:直径 10~15μm,核常分为 2 叶。胞质内充满粗大而分布均匀的鲜红色嗜酸性颗粒,内含组胺酶和多种酸性水解酶等。嗜酸性粒细胞的主要功能是杀灭寄生虫,并通过变形运动吞噬抗原抗体复合物,分解组胺,灭活白三烯,从而抑制过敏反应。因此,在患过敏性疾病(如过敏性鼻炎)或寄生虫病时,血液中的嗜酸性粒细胞可明显增多。

(4) 单核细胞:是体积最大的白细胞。细胞直径 14~20μm,核呈肾形、马蹄铁形或不规则形,胞质弱嗜碱性而呈灰蓝色。单核细胞在血液中停留 12~48 小时,然后离开血管进入结缔组织或其他组织,分化成具有吞噬功能的巨噬细胞。

（5）淋巴细胞：血液中的淋巴细胞大部分为直径 6~8μm 的小淋巴细胞,小部分为直径 9~12μm 的中淋巴细胞。小淋巴细胞的核大而圆,占细胞的大部分,一侧常有浅凹,着色深。胞质很少,呈嗜碱性,仅在核周形成很薄的一圈,为晴空样蔚蓝色。淋巴细胞分为 T 淋巴细胞、B 淋巴细胞和自然杀伤细胞（简称 NK 细胞）3 类,**T 淋巴细胞**参与细胞免疫,**B 淋巴细胞**参与体液免疫,**NK 细胞**能直接杀伤肿瘤细胞或某些病毒感染细胞。

3. 血小板　是从骨髓巨核细胞脱落下来的胞质小块,故无细胞核,但有细胞器。血小板体积甚小,呈双凸圆盘状（图 3-21）,直径 2~4μm。在血涂片上,血小板常聚集成群。血小板在止血和凝血过程中起重要作用,其寿命为 7~14 天。

4. 血细胞发生概况　体内各种血细胞的寿命长短不一,每天都有一定数量的血细胞衰老死亡,同时又有相同数量的血细胞在红骨髓生成并源源不断地进入血液,使外周血中血细胞的数量和质量维持动态平衡。

人的原始血细胞（即造血干细胞）是在胚胎第 3 周由卵黄囊壁等处的血岛生成;第 6 周,从卵黄囊迁入肝的造血干细胞开始造血;第 12 周脾内造血干细胞增殖分化产生各种血细胞;从胚胎后期至出生后,红骨髓则成为主要的造血器官。

第三节　肌　组　织

肌组织主要由具有收缩功能的肌细胞和肌细胞之间的少量结缔组织构成。肌细胞呈细长纤维状,又称为**肌纤维**。肌细胞膜称为**肌膜**,细胞质称为**肌浆**。肌浆内含有大量肌丝,

> **考点提示**
> 肌组织的分类;肌节、三联体和闰盘的概念

肌丝是肌纤维收缩和舒张的物质基础。肌组织分为骨骼肌、心肌和平滑肌 3 种（图 3-22,表 3-3）,前两种均有明暗相间的横纹,属横纹肌。骨骼肌受躯体运动神经支配,其舒缩受意识控制而称为随意肌;心肌和平滑肌受内脏运动神经支配,其舒缩不受意识控制而称为不随意肌。

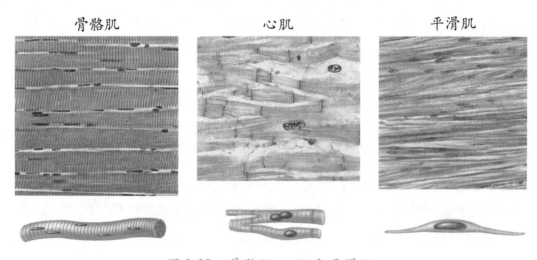

图 3-22　骨骼肌、心肌和平滑肌

表 3-3　肌组织的分类、分布及形态结构特点

项　目	骨骼肌	心　肌	平滑肌
分布	头、颈、躯干和四肢	心壁和邻近心脏的大血管根部	内脏中空性器官和血管壁内
细胞形态	细长圆柱状、有横纹的多核细胞	不规则的短圆柱状细胞，有分支并相互连接成网	长梭形
横纹	有，明显	有，但不明显	无
闰盘	无	有	无
肌浆网	发达，形成三联体	不发达，形成二联体	只有少量

一、骨　骼　肌

（一）骨骼肌纤维的光镜结构

骨骼肌纤维是细长圆柱状、有横纹的多核细胞，不同部位的骨骼肌纤维长短、粗细不一。细胞核呈扁椭圆形，一条骨骼肌纤维内含有几十个甚至几百个细胞核，紧靠肌膜排列（图 3-22）。肌浆内含有大量与肌纤维长轴平行排列的肌原纤维。在每条肌原纤维上有明暗相间、交替重复排列的**明带**（I 带）和**暗带**（A 带）。由于各条肌原纤维的明带和暗带都准确地排列在同一平面上，因而构成了骨骼肌纤维明暗相间的周期性横纹。在暗带的中部有一浅色窄带，称为 **H 带**；H 带的中央有一条深色的 **M 线**。在明带中央有一条深色的 **Z 线**。相邻两条 Z 线之间的一段肌原纤维称为**肌节**。每个肌节由 1/2 I 带+A 带+1/2 I 带组成（图 3-23），肌节递次排列构成肌原纤维，是骨骼肌纤维结构和功能的基本单位。

（二）骨骼肌纤维的超微结构

1. 肌原纤维　由粗、细两种肌丝沿

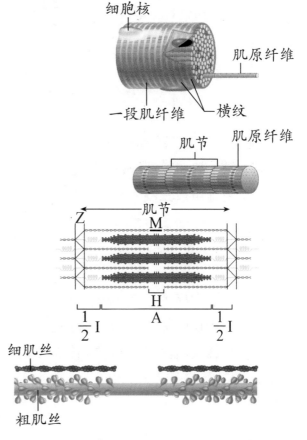

图 3-23　骨骼肌纤维逐级放大模式图

肌纤维的长轴有规律地交替平行排列构成。**粗肌丝**位于肌节的中部,贯穿暗带全长,其中央固定于 M 线,两端游离(图 3-23)。H 带两侧的粗肌丝表面有许多横向小突起,称为**横桥**。**细肌丝**位于 Z 线的两侧,一端固定于 Z 线上,另一端游离而插入粗肌丝之间,止于 H 带的外缘。因此,明带由细肌丝构成,H 带由粗肌丝构成,而 H 带两侧的暗带则由粗肌丝和细肌丝共同构成。

2. 横小管　是由肌膜向肌浆内凹陷形成的微细小管,其走行方向与肌纤维长轴垂直,位于明带与暗带交界处(图 3-24),环绕在每条肌原纤维的周围,可将肌膜的兴奋迅速同步地传导至肌纤维内部。

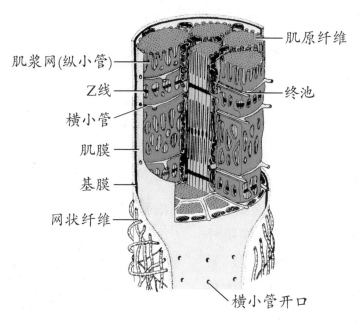

肌原纤维

肌浆网(纵小管)

终池

Z 线

横小管

肌膜

基膜

网状纤维

横小管开口

图 3-24　骨骼肌纤维超微结构立体模式图

3. 肌浆网　是肌纤维内特化的滑面内质网,位于相邻两条横小管之间(图 3-24)。其中部纵行包绕一段肌原纤维,称为纵小管;两端扩大呈环形扁囊,称为**终池**。每条横小管与其两侧的终池组成**三联体**。肌浆网的功能是调节控制肌浆内 Ca^{2+} 的浓度。

二、心　　肌

心肌纤维是有横纹、呈不规则的短圆柱状细胞,有分支并相互连接成网。多数心肌纤维只有一个卵圆形的细胞核,位于细胞的中央,少数为双核。心肌纤维间的连接处有一条染色较深的阶梯状粗线,称为**闰盘**(图 3-22),是心肌纤维的特征性结构。

缝隙连接与心律失常

闰盘处的缝隙连接便于细胞间化学信息的交流和电冲动的传导,使心肌纤维在功能方面形成同步化的细胞团队,使心脏的收缩和舒张高度同步化。在病毒性心肌炎或缺血性心肌病时,由于缝隙连接均受到损伤,从而引起心律失常。

三、平 滑 肌

平滑肌纤维呈长梭形,长短不一,中央有一个杆状或长椭圆形的细胞核,胞质呈嗜酸性,无横纹。平滑肌纤维可单独存在(如小肠绒毛中轴的平滑肌),但绝大部分是成束或成层分布的(图3-22)。相邻平滑肌纤维之间有较发达的缝隙连接,便于细胞间信息的传递,有利于众多平滑肌纤维同步收缩而形成功能整体。

第四节 神 经 组 织

神经组织是构成神经系统的最主要成分,由神经细胞和神经胶质细胞组成。神经细胞又称**神经元**,是神经系统的结构和功能单位,约有 10^{12} 个,具有感受刺激、整合信息和传导冲动的功能。神经胶质细胞的数量是神经元的 $10\sim50$ 倍,相当于细胞外基质,对神经元起支持、营养、保护和绝缘等作用。

一、神 经 元

(一) 神经元的结构

神经元是有突起的细胞,形态多样,大小不一,但都可分为胞体和突起两部分(图3-25,图3-26)。

1. 胞体 为神经元含核的部分,是神经元的营养和代谢中心。胞体大小、形态差异很大。细胞膜具有接受刺激、产生兴奋和传导神经冲动的功能。细胞核大而圆,位于胞体中央,核仁大而明显。尼氏体和神经原纤维是光镜下在胞质内看到的特征性结构。

(1) 尼氏体(Nissl body):又称嗜染质,光镜下,是胞质内均匀分布的、强嗜碱性斑块状或细颗粒状物质,并延续到树突内。电镜下,为发达的粗面内质网和游离核糖体。尼氏体具有合成蛋白质和神经递质的功能。

(2) 神经原纤维:在镀银染色的标本中,为相互交织成网的棕黑色细丝,并伸入树突

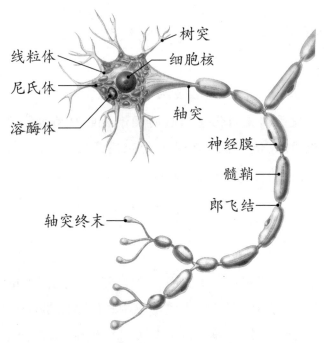

图 3-25　神经元结构模式图

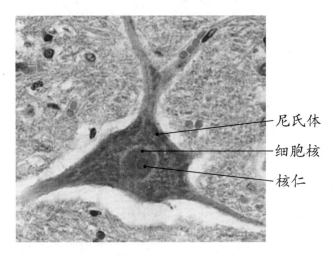

图 3-26　神经细胞光镜结构像(示尼氏体)

和轴突内,除构成神经元的细胞骨架外,还参与物质运输。

2. 突起　由神经元的细胞膜和细胞质向表面突出而形成,分为树突和轴突两种(图3-25)。①**树突**,每个神经元有一个至多个树突,形如树枝状而得名,在其分支上有许多树突棘,树突的功能主要是接受刺激。②**轴突**,每个神经元只有一个轴突,长短不一。轴突的起始处呈圆锥形,称为**轴丘**,轴丘和轴突内无尼氏体。轴突的末端分支较多,形成轴突终末。轴突的主要功能是传导神经冲动。

（二）神经元的分类

1. 按神经元的突起数量　可分为3类(图3-27):①**多极神经元**,有一个轴突和多个树突。②**双极神经元**,有一个树突和一个轴突。③**假单极神经元**,从胞体发出一个突起,

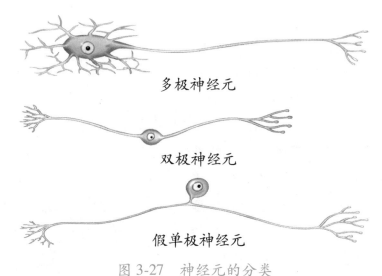

多极神经元

双极神经元

假单极神经元

图 3-27　神经元的分类

但距胞体不远处呈"T"形分为两支,一支进
入中枢神经系统,称为**中枢突**;另一支则分布
到外周的其他组织或器官,称为**周围突**。

考点提示
神经元的形态结构特点、分
类及功能

2. **按神经元的功能**　可分为 3 类:①**感
觉神经元**,又称传入神经元,多为假单极神经元,能接受机体内、外环境的各种刺激,并将
信息传向中枢;②**运动神经元**,又称传出神经元,一般为多极神经元,能将脑和脊髓产生的
神经冲动传递给肌细胞或腺细胞而产生效应;③**中间神经元**,又称联络神经元,位于前两
种神经元之间,主要为多极神经元,起信息加工和传递作用(图 3-28)。人类的中间神经元
约占神经元总数的 99% 以上。

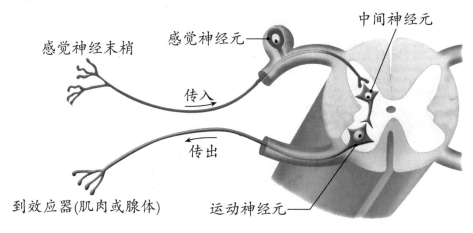

感觉神经末梢

感觉神经元

中间神经元

传入

传出

到效应器(肌肉或腺体)

运动神经元

图 3-28　不同功能的神经元

（三）突触

突触是神经元与神经元之间或神经元与效应细胞(肌细胞、腺细胞等)之间一种特殊
的细胞连接方式,是神经元传递信息的重要结构。在神经元之间的连接中,最常见的是一
个神经元的轴突终末与另一个神经元的树突、树突棘或胞体连接,分别构成**轴-树突触**、**轴-**

棘突触或轴-体突触。

根据突触传递信息的方式不同,可分为电突触和化学突触两类。**电突触**实际上是神经元之间的缝隙连接,是以电流作为传递信息的载体。**化学突触**是以神经递质作为传递信息的媒介,即通常所说的突触。电镜下,由**突触前膜**、**突触间隙**和**突触后膜** 3 部分构成(图 3-29)。在突触前膜内侧面的胞质内有许多**突触小泡**和线粒体等,突触小泡内含传递信息的**神经递质**。突触后膜上有与相应神经递质结合的特异性受体。神经元通过突触相互衔接组成复杂的神经网络和神经传导通路,从而完成神经系统的各种功能活动。

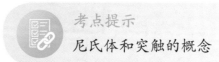
考点提示
尼氏体和突触的概念

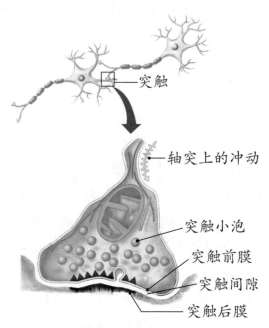

图 3-29　化学突触超微结构模式图

二、神经胶质细胞

神经胶质细胞广泛分布于神经系统,是有突起的细胞,但无树突和轴突之分,也没有感受刺激、传导神经冲动的功能。

中枢神经系统的神经胶质细胞主要有(图 3-30):①**星形胶质细胞**,除对神经元起支持和绝缘作用外,还参与血-脑屏障的构成;②**少突胶质细胞**,是中枢神经系统的髓鞘形成细胞;③**小胶质细胞**,由血液内的单核细胞迁入神经组织后演化而成,当神经系统损伤时,可转变为巨噬细胞,吞噬死亡细胞的碎屑;④**室管膜细胞**,是衬贴在脑室和脊髓中央管腔面的单层立方或柱状上皮,参与脉络丛的构

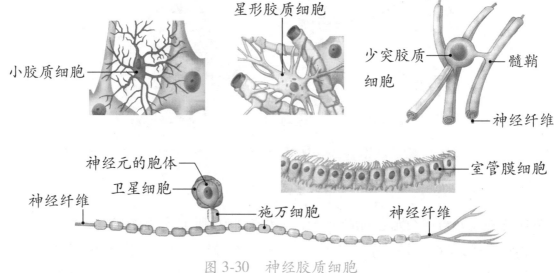

图 3-30　神经胶质细胞

成,可产生脑脊液。

周围神经系统的神经胶质细胞包括**神经膜细胞**(又称施万细胞)和**卫星细胞**,神经膜细胞是周围神经系统的髓鞘形成细胞。

神经干细胞

根据目前的研究证实,在成人神经干细胞主要存在于大脑海马齿状回、脑和脊髓的室管膜周围区域,是神经组织中具有增殖和分化潜能的细胞。在特定的环境下,神经干细胞可以增殖分化为神经元、星形胶质细胞和少突胶质细胞。神经干细胞的发现,为研究治疗神经系统疾病开辟了一条新的途径。

三、神经纤维

神经纤维由神经元的长轴突和包在其外面的神经胶质细胞构成。根据神经胶质细胞是否形成髓鞘,将其分为有髓神经纤维和无髓神经纤维两类。

1. 有髓神经纤维　周围神经系统的有髓神经纤维由神经元的长轴突及其外包的施万细胞形成的髓鞘和神经膜构成(图3-30,图3-31)。髓鞘类似于电线外绝缘体,呈节段性包绕轴突,相邻节段间无髓鞘的缩窄部称为**郎飞结**。相邻两个郎飞结之间的一段神经纤维称为**结间体**,因此,一个结间体的外周部分即为一个施万细胞。由于髓鞘的绝缘作用,有髓神经纤维的神经冲动是通过郎飞结处裸露的轴膜呈跳跃式传导的,即从一个郎飞结跳跃到下一个郎飞结,故其传导速度快。

2. 无髓神经纤维　周围神经系统的无髓神经纤维由神经元的长轴突和包在它外面的

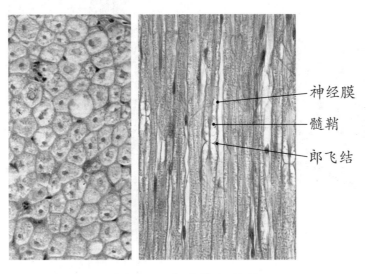

图 3-31　有髓神经纤维

施万细胞构成,无髓鞘和郎飞结,神经冲动只能沿轴膜连续传导,故其传导速度慢。

四、神 经 末 梢

神经末梢是周围神经纤维的终末部分,它们遍布全身,与其他组织共同形成各种末梢装置。按功能可分为感觉神经末梢和运动神经末梢两大类。

(一)感觉神经末梢

感觉神经末梢是指感觉神经元(即假单极神经元)周围突的末端,与其他组织共同构成感受器。它能接受内、外环境的各种刺激,并将刺激转化为神经冲动传至中枢而

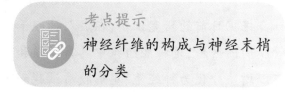

考点提示
神经纤维的构成与神经末梢的分类

产生感觉。常见的有以下 4 种(图 3-32):①**游离神经末梢**,由较细的感觉神经纤维终末失去髓鞘后,反复分支而成,其裸露的细支广泛分布于皮肤表皮、角膜等处的上皮细胞之间及结

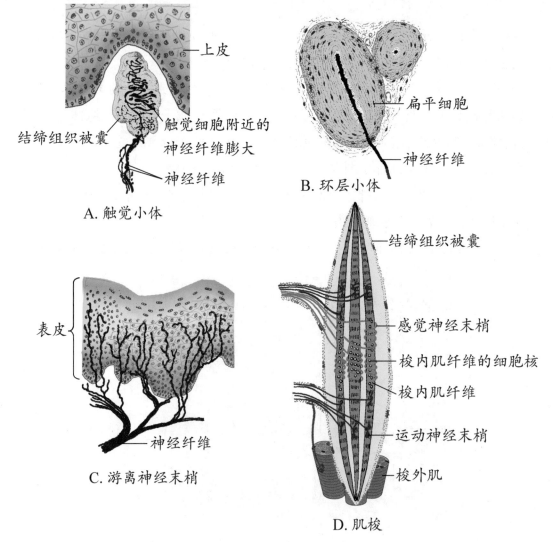

图 3-32　各类感觉神经末梢模式图

缔组织内,能感受冷、热、疼痛的刺激。②**触觉小体**,是分布于皮肤真皮乳头层内的卵圆形小体,以手指掌侧皮肤内最多,能感受触觉。③**环层小体**,是广泛分布于皮下组织、腹膜、肠系膜、韧带和关节囊等处的圆形或卵圆形小体,能感受压觉和振动觉。④**肌梭**,是分布于骨骼肌内的梭形结构,是一种本体感受器,能感受骨骼肌纤维的张力变化,调节骨骼肌的活动。

（二）运动神经末梢

运动神经末梢是运动神经元的轴突在肌组织和腺体内的终末结构,支配肌纤维的收缩和调节腺细胞的分泌,故又称**效应器**。依据分布部位分为以下两类:①躯体运动神经末梢,是指躯体运动神经元的轴突终末失去髓鞘后反复分支,与骨骼肌细胞膜形成的化学突触。因与骨骼肌细胞连接区域形成椭圆形板状隆起,故又称为**运动终板**或**神经-肌接头**(图 3-33)。②内脏运动神经末梢,分布于

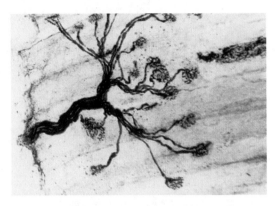

图 3-33　运动终板光镜像

心肌、内脏及血管的平滑肌和腺体等处。其轴突终末分支呈串珠样膨体,贴附于肌纤维表面或穿行于腺细胞之间,与效应细胞建立突触。

本章小结

　　构成人体的基本组织包括上皮组织、结缔组织、肌组织和神经组织。上皮组织种类多,分布广,其结构特点是细胞多、有极性、细胞外基质少、无血管。结缔组织是人体内数量最多、分布最广、形态多样的组织,由于形态的多样性,导致其功能的复杂性。肌组织分为骨骼肌、心肌和平滑肌 3 种,是具有收缩功能的特殊组织,可完成各种运动,肌节是骨骼肌纤维结构和功能的基本单位。神经组织是构成神经系统的最主要成分,神经元是神经系统结构和功能的基本单位,突触是神经元之间或神经元与效应细胞之间的一种细胞连接方式,尼氏体合成的神经递质是传递信息的媒介。

（庞海珍）

？ 目标测试

A1 型题

1. 组织内没有血管分布的是

　　A. 致密结缔组织　　　　　B. 肌组织　　　　　C. 神经组织

　　D. 被覆上皮　　　　　　　E. 脂肪组织

2. 复层扁平上皮分布于
   A. 胃　　　　　　　　　B. 食管　　　　　　　　　C. 输尿管
   D. 肾小管　　　　　　　E. 气管

3. 不含有杯状细胞的上皮是
   A. 胃黏膜上皮　　　　　B. 小肠黏膜上皮　　　　　C. 大肠黏膜上皮
   D. 气管黏膜上皮　　　　E. 支气管黏膜上皮

4. 在创伤修复中起重要作用的细胞是
   A. 肥大细胞　　　　　　B. 浆细胞　　　　　　　　C. 巨噬细胞
   D. 脂肪细胞　　　　　　E. 成纤维细胞

5. 能够破坏疏松结缔组织基质的是
   A. 透明质酸酶　　　　　B. 胶原酶　　　　　　　　C. 酸性磷酸酶
   D. 纤维蛋白酶　　　　　E. 碱性磷酸酶

6. 来源于血液单核细胞的是
   A. 浆细胞　　　　　　　B. 巨噬细胞　　　　　　　C. 成纤维细胞
   D. 肥大细胞　　　　　　E. 网状细胞

7. 软骨组织损伤后通常恢复较慢,主要是因为
   A. 软骨细胞不能再分裂　　　　　B. 软骨组织内无血管分布
   C. 软骨组织呈固态　　　　　　　D. 软骨基质内纤维较少
   E. 软骨组织由液体包围

8. 关于骨髓的描述,错误的是
   A. 骨髓仅存在于长骨的骨髓腔内　　　B. 分为红骨髓和黄骨髓两种
   C. 胎儿和幼儿的骨髓全部是红骨髓　　D. 黄骨髓具有造血潜能
   E. 黄骨髓可以转变为红骨髓

9. 骨损伤后能参与修复的结构是
   A. 骨质　　　　　　　　B. 骨髓　　　　　　　　　C. 骨骺
   D. 骨膜　　　　　　　　E. 关节软骨

10. 老年人易发生骨折的原因是由于骨质中
   A. 骨密质较少　　　　　　　　　B. 有机成分和无机成分各占一半
   C. 无机成分含量相对较多　　　　D. 骨松质较多
   E. 有机成分含量相对较多

11. 临床上了解红骨髓造血功能的一项重要指标是
   A. 红细胞计数　　　　　B. 血红蛋白的含量　　　　C. 血细胞的形态
   D. 网织红细胞计数　　　E. 血细胞计数

12. 与肥大细胞的分泌物和功能相似的白细胞是
   A. 中性粒细胞　　　　　B. 嗜碱性粒细胞　　　　　C. 嗜酸性粒细胞

D. 单核细胞   E. 淋巴细胞

13. 关于成人血液指标正常值的描述,错误的是

A. 白细胞的正常值为$(4.0\sim10)\times10^9/L$

B. 血小板的正常值为$(100\sim300)\times10^9/L$

C. 男性红细胞的正常值为$(4.0\sim5.5)\times10^{12}/L$

D. 女性红细胞的正常值为$(3.5\sim5.0)\times10^{12}/L$

E. 血红蛋白的含量女性为$120\sim160g/L$

14. 在急性化脓性细菌感染时,血液中明显增多的是

A. 嗜酸性粒细胞   B. 嗜碱性粒细胞   C. 中性粒细胞

D. 单核细胞   E. 淋巴细胞

15. 肌浆网是指肌纤维内的

A. 粗面内质网   B. 线粒体   C. 高尔基复合体

D. 滑面内质网   E. 肌丝

16. 神经元尼氏体分布在

A. 胞体内   B. 胞体和树突内   C. 胞体和轴突内

D. 整个神经元内   E. 树突和轴突内

17. 神经元之间的连接结构是

A. 半桥粒   B. 中间连接   C. 桥粒

D. 突触   E. 紧密连接

18. 神经递质的受体分布于

A. 突触后膜上   B. 突触前膜上   C. 突触小泡膜上

D. 突触间隙内   E. 突触小泡内

A2 型题

19. 患者,女,8岁。1天前在刚油漆过家具的屋内玩耍,随后感觉全身皮肤瘙痒并出现红晕、皮疹,经医院检查诊断为接触性皮炎(油漆过敏)。此时与过敏最相符的血象变化是

A. 中性粒细胞增多   B. 嗜酸性粒细胞增多   C. 白细胞减少

D. 红细胞增多   E. 单核细胞增多

20. 患者,男,18岁。因车祸致左肱骨中段骨折而急诊入院。检查发现左手背"虎口区"皮肤痛觉、温度觉感觉障碍,考虑骨折合并左侧桡神经损伤。请问能感受痛觉、温度觉刺激的神经末梢是

A. 触觉小体   B. 环层小体   C. 游离神经末梢

D. 运动终板   E. 肌梭

第四章 | 运动系统

04章 数字资源

学习目标

1. 掌握：骨的分类；各部椎骨的主要特征；胸骨角、翼点和椎间盘的位置及临床意义；脑颅骨和面颅骨的组成；上、下肢各骨的位置及形态特点；关节的基本结构及运动形式；肩、肘、髋和膝关节的构成、结构特点及运动；肌的形态和构造；腹股沟管的位置及通过的结构；膈的位置及作用；临床上常用的骨性和肌性标志。

2. 熟悉：脊柱和胸廓的组成、整体观及其运动；骨盆的组成、分部及性别差异；腕、踝和颞下颌关节的组成及运动；胸锁乳突肌、斜方肌、背阔肌、竖脊肌、胸大肌、肋间肌、三角肌、肱二头肌、肱三头肌、股四头肌、臀大肌、小腿三头肌的位置及其作用。

3. 了解：肋骨的分类；颅各面观的主要结构；新生儿颅的特征；关节的辅助结构；椎骨间和前臂骨间的连结；手、足关节的组成及足弓的概念；肌的辅助装置；咀嚼肌、髂腰肌的组成及其作用；上、下肢肌各部的分群及其组成。

运动系统（locomotor system）由骨、骨连结和骨骼肌 3 部分组成，约占成人体重的 60% ~ 70%。全身各骨借骨连结相连形成骨骼（图 4-1），构成了坚硬的人体支架，并赋予人体基本形态，具有支持体重、保护器官和运动等功能。骨骼肌在神经系统的支配下收缩与舒张，以关节为枢纽牵拉骨，协调地完成各种躯体运动。故骨骼肌是运动的主动部分，而骨和关节则是运动的被动部分。

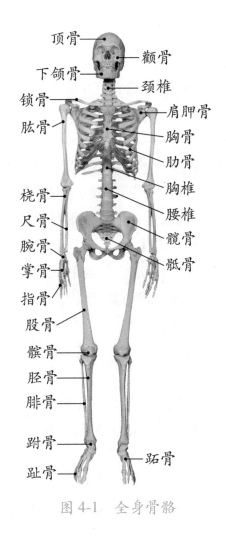

图4-1 全身骨骼

顶骨
颧骨
下颌骨
颈椎
锁骨
肩胛骨
肱骨
胸骨
肋骨
胸椎
桡骨
腰椎
尺骨
髋骨
腕骨
骶骨
掌骨
指骨
股骨
髌骨
胫骨
腓骨
跗骨
距骨
趾骨

第一节 骨

 案例4-1

患者,女,16岁,因骑摩托车不慎摔伤后急诊入院。体格检查:神志不清,双眼睑皮下及球结膜下出血,鼻腔有血性脑脊液流出。经CT检查,诊断为硬脑膜外血肿、颅底骨折。

请问:1. 参与构成颅底的骨有哪些?

2. 颅中窝中有哪些重要孔裂?

一、概　述

骨是坚硬而富有弹性的器官,有丰富的血管和神经分布,不但能进行新陈代谢和生长发育,而且还具有不断改建、修复和再生的能力。经常进行锻炼可促进骨的良好发育,长期不用则可导致骨质疏松。

成人共有骨 206 块,按部位分为颅骨(23块)、躯干骨(51块)和四肢骨(上肢骨 64块、下肢骨 62 块)3 部分,另外还有 6 块听小骨位于中耳内。按形态分为 4 类(图 4-2):

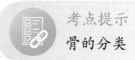
考点提示
骨的分类

①**长骨**,分布于四肢,呈长管状,分为一体两端。中部为体,又称骨干,其内有容纳骨髓的骨髓腔。两端膨大称为骺,具有光滑的关节面。幼年时,骺与骨干之间留有**骺软骨**。成年后,骺软骨骨化形成**骺线**,使骨干与骺融为一体。②**短骨**,形似立方体,多成群分布,如腕骨和跗骨。③**扁骨**,呈板状,主要构成颅腔、胸腔和盆腔的壁,以保护腔内器官,如胸骨等。④**不规则骨**,形状不规则,如椎骨等。

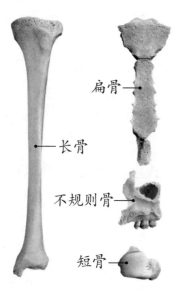

图 4-2　骨的形态

二、躯 干 骨

躯干骨共 51 块,包括 24 块椎骨、1 块骶骨、1 块尾骨、1 块胸骨和 12 对肋骨。它们分别参与脊柱、骨性胸廓和骨盆的构成。

(一)椎骨

椎骨包括颈椎 7 块、胸椎 12 块、腰椎 5 块、骶骨 1 块和尾骨 1 块。

1. 椎骨的一般形态　椎骨由前方的椎体和后方的椎弓两部分构成(图 4-3),两部之间围成**椎孔**,全部椎骨的椎孔连结在一起形成的纵行管状结构,称为**椎管**,其内容纳脊髓等结构。椎弓与椎体相连的缩窄部分称为**椎弓根**,其上、下缘分别有椎上、下切迹,相邻椎骨的上、下切迹共同围成**椎间孔**,有脊神经和血管通过。椎弓的后部称为椎弓板。椎弓上

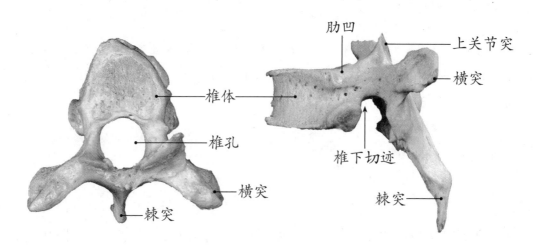

图 4-3　胸椎

发出7个突起:伸向后方或后下方的1个**棘突**,向两侧伸出1对**横突**,向上伸出1对**上关节突**,向下伸出1对**下关节突**。

2. 各部椎骨的主要特征

(1) 颈椎:是体积最小、活动频率最高的椎骨。颈椎椎体较小,横突根部有**横突孔**(图4-4),内有椎动脉和椎静脉通过。第2~6颈椎的棘突较短,末端分叉。第1颈椎又

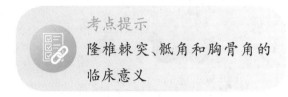
考点提示
隆椎棘突、骶角和胸骨角的临床意义

名**寰椎**(图4-5),呈环形,无椎体、棘突和关节突,由前弓、后弓和两个侧块构成。前弓后面正中有一齿突凹。第2颈椎又名**枢椎**(图4-6),椎体向上伸出一指状的**齿突**,与寰椎的齿突凹相关节。第7颈椎又名**隆椎**(图4-7),棘突很长,末端不分叉,低头时项部皮下易于触及,是背部计数椎骨序数和针灸取穴的重要标志。

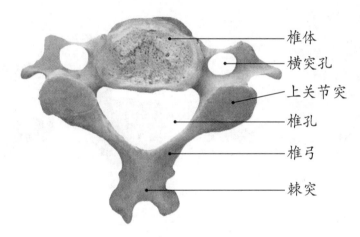

图 4-4 颈椎(上面观)

椎体
横突孔
上关节突
椎孔
椎弓
棘突

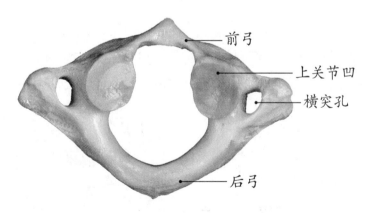

图 4-5 寰椎(上面观)

前弓
上关节凹
横突孔
后弓

(2) 胸椎:椎体侧面后份的上、下缘和横突末端的前面均有**肋凹**(图4-3)。棘突较长而向后下方倾斜,呈叠瓦状排列。

(3) 腰椎:椎体粗壮,棘突宽短呈板状,几乎水平伸向后方(图4-8)。相邻棘突之间的间隙较宽,临床上常在第3、4或第4、5腰椎棘突间隙行腰椎穿刺术。

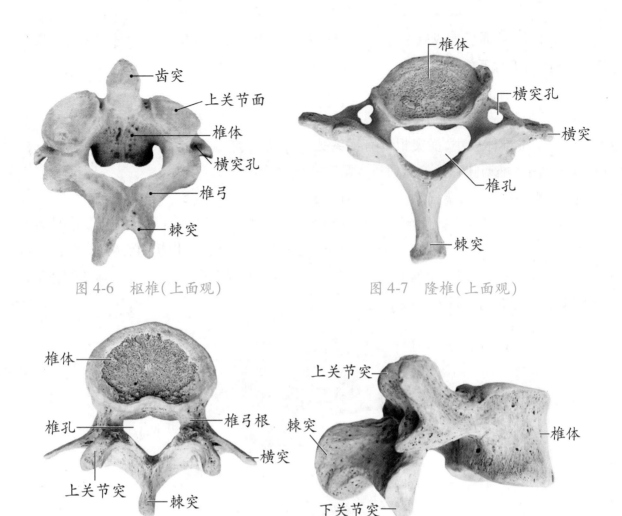

图 4-6 枢椎(上面观)

齿突
上关节面
椎体
横突孔
椎弓
棘突

图 4-7 隆椎(上面观)

椎体
横突孔
横突
椎孔
棘突

椎体
椎孔
椎弓根
横突
上关节突
棘突

上面观

上关节突
棘突
椎体
下关节突

右侧面观

图 4-8 腰椎

(4) 骶骨:由 5 块骶椎融合而成,呈底朝上、尖向下的三角形。前面光滑而微凹,上缘中份向前隆凸称为**岬**(图 4-9),是产科测量骨盆上口径线的重要标志。骶骨的前、后面分别有 4 对**骶前孔**和**骶后孔**。两侧部的上份有粗糙的耳状面。骶骨中央有一纵贯全长的**骶**

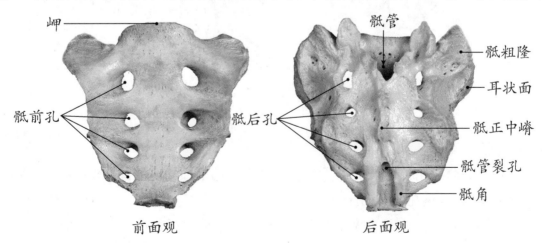

岬
骶前孔

前面观

骶管
骶粗隆
耳状面
骶正中嵴
骶管裂孔
骶角
骶后孔

后面观

图 4-9 骶骨

管,向上通椎管,向下开口于**骶管裂孔**。裂孔两侧有向下突出的**骶角**,可在体表摸到,是骶管麻醉时确定骶管裂孔的体表标志。

(5)尾骨:由3~4块退化的尾椎融合而成。上接骶骨,下端游离为尾骨尖。

(二)胸骨

胸骨是位于胸前壁正中的扁骨,自上而下分为**胸骨柄**、**胸骨体**和**剑突**3部分(图4-10,图4-11)。胸骨柄上缘中份微凹,称为**颈静脉切迹**,两侧有锁切迹。胸骨柄与胸骨体连接处形成微向前突的横嵴,称为**胸骨角**,可在体表摸到,两侧平对第2肋,是计数肋骨及肋间隙序数的重要标志。剑突扁而薄,末端游离,可在体表摸到。

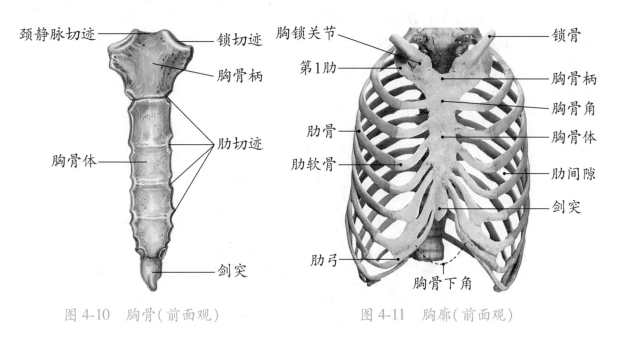

图4-10　胸骨(前面观)　　　　　图4-11　胸廓(前面观)

(三)肋

肋由前部的肋软骨和后部的肋骨构成(图4-11)。**肋骨**为细长弓状的扁骨(图4-12),共12对,后端与12块胸椎之间构成微动的肋椎关节。第1~7对肋骨的前端借肋软骨与胸骨相连结,称为**真肋**,其中第4~7肋骨长而薄,最易发生骨折;第8~10对肋骨的前端借肋软骨依次与上位肋软骨相连结,构成左、右**肋弓**,称为**假肋**;第11~12对肋骨的前端游离于腹壁肌层中,称为**浮肋**。肋体内面近下缘处的**肋沟**内有肋间神经、血管经过。

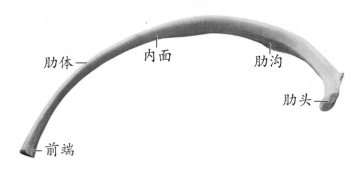

图4-12　肋骨(右侧第7肋骨)

三、颅　　骨

颅骨共 23 块（6 块听小骨未计入），除下颌骨和舌骨外，彼此借骨连结形成颅，位于脊柱的上方。颅骨分为后上部的脑颅骨和前下部的面颅骨两部分。

（一）脑颅骨

脑颅骨共 8 块，包括成对的**颞骨、顶骨**和不成对的**额骨、筛骨、蝶骨及枕骨**，彼此连结围成颅腔，具有容纳和保护脑的作用。颅腔

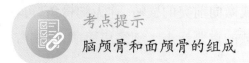

的顶是呈穹隆状的颅盖，由额骨、枕骨和左、右顶骨构成（图 4-13）。颅腔的底由位于前方的额骨和筛骨、中部的蝶骨、后方的枕骨及两侧的颞骨构成。

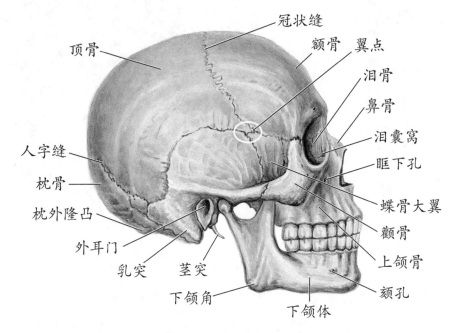

图 4-13　颅的侧面观

（二）面颅骨

面颅骨共 15 块，包括成对的**上颌骨、腭骨、颧骨、鼻骨、泪骨、下鼻甲**和不成对的**犁骨、下颌骨及舌骨**，它们构成颜面的支架（图 4-13）。

下颌骨是颅骨中唯一能够活动的一块骨，位于面部的前下份，呈马蹄形，分为前下份的下颌体和后上份的下颌支（图 4-14）。**下颌体**前外侧面有**颏孔**。**下颌支**内面的中央有**下颌孔**；上端有两个突起，前方的为冠突，后方的称**髁突**。下颌支后缘与下颌体相交处形成的钝角，称为**下颌角**。髁突、下颌角均可在体表摸到。

（三）颅的整体观

1. 颅顶外面观　呈卵圆形，前窄后宽，各骨之间有缝相连结。额骨与两侧顶骨连结处

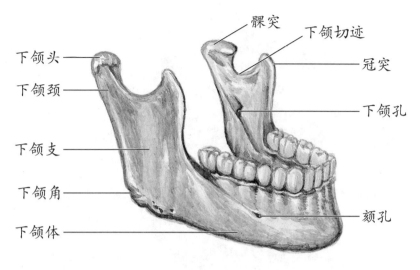

下颌头 —
下颌颈 —
下颌支 —
下颌角 —
下颌体 —
髁突
下颌切迹
冠突
下颌孔
颏孔

图 4-14　下颌骨

是**冠状缝**（图 4-13），两侧顶骨连结处是**矢状缝**，两侧顶骨与枕骨连结处是**人字缝**。

2. 颅底内面观　颅底内面凹凸不平，由前向后呈阶梯状排列着颅前窝、颅中窝和颅后窝（图 4-15）。颅底内面的沟、管、孔、裂是神经和血管的通过之处。如颅前窝的筛板上有许多筛孔通鼻腔，颅中窝有垂体窝、视神经管、眶上裂、圆孔、卵圆孔、棘孔和破裂孔，颅后窝有枕骨大孔、舌下神经管内口、内耳门、颈静脉孔以及横窦沟和乙状窦沟等。

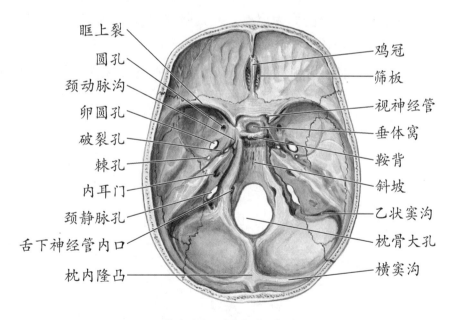

眶上裂 —
圆孔 —
颈动脉沟 —
卵圆孔 —
破裂孔 —
棘孔 —
内耳门 —
颈静脉孔 —
舌下神经管内口 —
枕内隆凸 —
鸡冠
筛板
视神经管
垂体窝
鞍背
斜坡
乙状窦沟
枕骨大孔
横窦沟

图 4-15　颅底内面观

3. 颅底外面观　颅底外面高低不平，分为前、后两部，神经、血管通过的孔裂甚多。前部可见牙槽弓、骨腭、鼻后孔、卵圆孔和棘孔等（图 4-16）。后部主要有枕骨大孔、枕外隆凸、枕髁、舌下神经管外口、颈静脉孔、颈动脉管外口、破裂孔、茎乳孔、下颌窝和关节结节等结构，**枕外隆凸**是重要的体表标志。

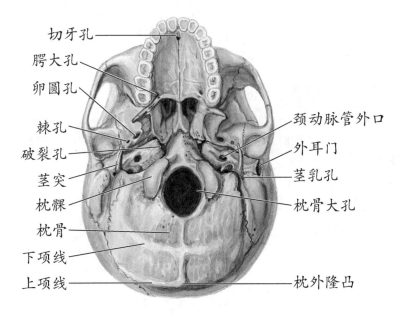

切牙孔

腭大孔

卵圆孔

棘孔

破裂孔

茎突

枕髁

枕骨

下项线

上项线

颈动脉管外口

外耳门

茎乳孔

枕骨大孔

枕外隆凸

图 4-16　颅底外面观

4. 颅的侧面观　侧面中部可见**外耳门**（图 4-13），其前方有横行的**颧弓**，后下方为**乳突**，两者均可在体表摸到。颧弓内上方的浅窝为**颞窝**。

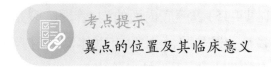

考点提示

翼点的位置及其临床意义

颞窝前下部，额骨、顶骨、颞骨、蝶骨 4 骨会合处形成"H"形的缝，称为**翼点**。此处骨质薄弱，其内面有脑膜中动脉前支通过，骨折时易伤及该动脉而引起硬脑膜外血肿，故临床上较为重要。

5. 颅的前面观　颅的前面由额骨和面颅诸骨共同构成，包括眶、骨性鼻腔和骨性口腔等（图 4-17）。

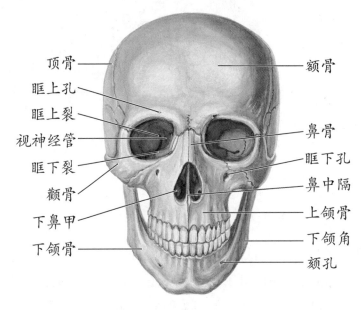

顶骨

眶上孔

眶上裂

视神经管

眶下裂

颧骨

下鼻甲

下颌骨

额骨

鼻骨

眶下孔

鼻中隔

上颌骨

下颌角

颏孔

图 4-17　颅的前面观

（1）眶：为一对四棱锥体形的深腔，容纳眼球及眼附器。尖朝向后内，经视神经管通颅中窝，底朝向前外。在眶上缘内、中 1/3 交界处有**眶上孔**或**眶上切迹**，眶下缘中点下方有**眶下孔**。眶上壁的前外侧部有**泪腺窝**，内侧壁前下部有**泪囊窝**，向下经鼻泪管通向鼻腔。

（2）骨性鼻腔：位于面颅的中央，借骨性鼻中隔将其分为左右两半，其前方开口于梨状孔，后方借成对的鼻后孔通咽腔，外侧壁自上而下有 3 个向下弯曲的薄骨片，分别称为**上鼻甲**、**中鼻甲**和**下鼻甲**（图 4-18）。各鼻甲下方相应的腔隙，分别称为**上鼻道**、**中鼻道**和**下鼻道**。

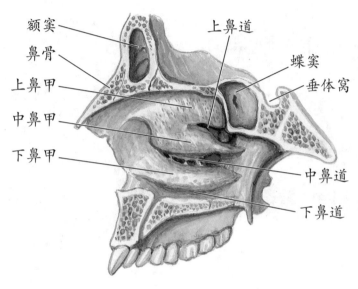

额窦　　　　　　　上鼻道
鼻骨　　　　　　　蝶窦
上鼻甲　　　　　　垂体窝
中鼻甲
下鼻甲　　　　　　中鼻道
　　　　　　　　　下鼻道

图 4-18　骨性鼻腔外侧壁

（3）鼻旁窦：是位于同名颅骨内不规则含气空腔的总称，位于鼻腔周围并与鼻腔相通，有上颌窦、额窦、蝶窦和筛窦 4 对（图 4-18）。

（四）新生儿颅的特征

新生儿的脑颅远大于面颅，其比例约为 8∶1（成人为 4∶1）。新生儿颅顶各骨尚未发育完全，其间还留有一定面积的、未完全骨化的结缔组织膜，称为**颅囟**（图 4-19）。其中最

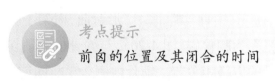

考点提示
前囟的位置及其闭合的时间

大且最重要的是位于矢状缝与冠状缝相接处呈菱形的**前囟**，**后囟**呈三角形，位于矢状缝与人字缝相接处。前囟在生后 1~1.5 岁期间闭合，其余各颅囟则在生后不久闭合。前囟闭合的早晚可作为判断婴儿发育的标志之一，也可作为临床上窥测颅内压变化的一个"窗口"。前、后囟深面有上矢状窦通过，位置表浅而恒定，是新生儿颅囟穿刺的常用部位。

前囟穿刺术

对前囟未闭合的患儿,经前囟穿刺在上矢状窦内采血,方法简便,成功率高。针头由前囟后角正中进针,针尖指向眉间,与头皮呈45°角依次穿经皮肤、浅筋膜、帽状腱膜及囟的膜性结构而达上矢状窦内,穿刺深度为4~5mm。因硬脑膜缺乏弹性,拔针后针眼不会立即自行闭合,应局部压迫片刻,以减少漏血。

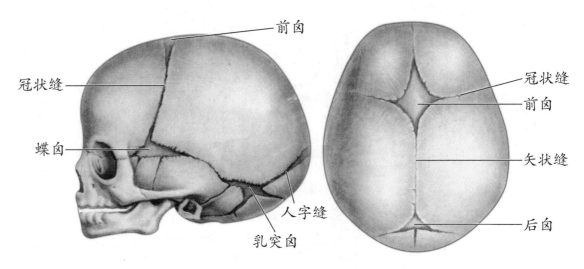

图 4-19　新生儿颅(示囟)

四、四 肢 骨

(一)上肢骨

上肢骨包括锁骨、肩胛骨、肱骨、桡骨、尺骨和手骨,每侧32块,共64块。

1. 锁骨　略呈"~"形弯曲,横架于胸廓前上方的两侧,全长均可在体表摸到。内侧端粗大为**胸骨端**(图 4-20),与胸骨柄的锁切迹构成胸锁关节;外侧端扁平为**肩峰端**,与肩胛骨的肩峰相关节。锁骨内侧2/3凸向前,外侧1/3凸向后。锁骨骨折多发生在中、外1/3交界处。

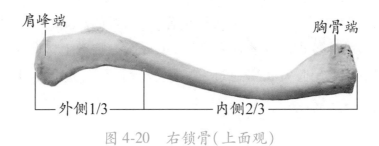

图 4-20　右锁骨(上面观)

2. 肩胛骨　为不规则的三角形扁骨,位于胸廓后外侧的上份,介于第 2~7 肋之间,可分为两个面、3 个缘和 3 个角。肩胛骨前面微凹为**肩胛下窝**(图 4-21)。后面的横行骨嵴为**肩胛冈**,其外侧端扁平为**肩峰**,是肩部的最高点。肩胛冈上、下方的浅窝分别称为**冈上窝**和**冈下窝**。外侧角肥厚,有朝向外侧的梨形浅窝**关节盂**。**上角**平对第 2 肋,**下角**平

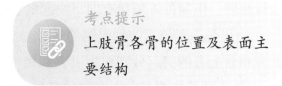

考点提示
上肢骨各骨的位置及表面主要结构

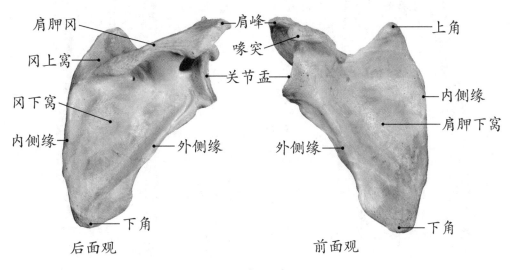

图 4-21　肩胛骨(右侧)

对第 7 肋或第 7 肋间隙,可作为计数肋的标志。3 个缘分别是上缘、内侧缘和外侧缘。肩胛冈、肩峰、肩胛下角及内侧缘都是重要的体表标志。

3. 肱骨　为臂部的长骨。上端有朝向内后上方的半球形**肱骨头**,肱骨头的外侧和前方各有一隆起的**大结节**和**小结节**(图 4-22)。肱骨上端与体交界处稍细,易发生骨折,称为**外科颈**。肱骨体中部的外侧面有粗糙的**三角肌粗隆**,后面的中部有一自内上斜向外下方的**桡神经沟**,内有桡神经通过,故肱骨中段的骨折可能伤及桡神经。下端外侧部前面为半球形的**肱骨小头**,内侧部有滑车状的**肱骨滑车**,在其后上方有鹰嘴窝。下端的内、外侧各有一突起,分别称为**内上髁**和**外上髁**。内上髁后下方的浅沟为**尺神经沟**,内有尺神经通过。肱骨内、外上髁都是重要的体表标志。

4. 桡骨　是位于前臂外侧的长骨。上端有圆盘状的**桡骨头**,头的下内侧有粗糙的

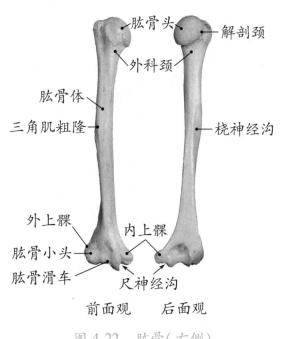

图 4-22　肱骨(右侧)

桡骨粗隆。下端的外侧份有向下突起的**桡骨茎突**(图4-23),下面为腕关节面。

5. 尺骨 是位于前臂内侧的长骨。上端较粗大,前面有半月形的**滑车切迹**。切迹前下方和后上方的突起分别称为冠突和鹰嘴,**鹰嘴**为肘后部的重要体表标志。下端为**尺骨头**,尺骨头的后内侧有向下突起的**尺骨茎突**(图4-24)。

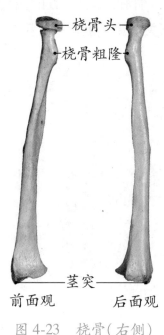

图4-23 桡骨(右侧)

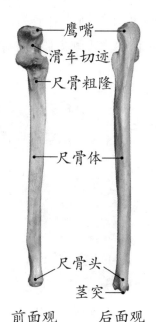

图4-24 尺骨(右侧)

6. 手骨 包括腕骨、掌骨和指骨3部分(图4-25)。①腕骨,属于短骨,每侧8块,排成两列,近侧列由桡侧向尺侧依次为**手舟骨、月骨、三角骨**和**豌豆骨**;远侧列依次为**大多角骨、小多角骨、头状骨**和**钩骨**。简称:"近列舟月三角豆,远列大小头钩骨"。②掌骨,属于长骨,每侧5块,由桡侧向尺侧依次称为第1~5掌骨。③指骨,属于长骨,每侧14块。除拇指为2节指骨外,其余各指均为3节。由近侧向远侧依次称为**近节指骨、中节指骨**和**远节指骨**。

（二）下肢骨

下肢骨包括髋骨、股骨、髌骨、胫骨、腓骨和足骨,每侧31块,共62块。

1. 髋骨 位于盆部,为不规则扁骨,由髂骨、坐骨和耻骨3块骨在16岁左右融合而成,融合处有一朝向下外的深窝,称为**髋臼**,其下部的大孔称为**闭孔**(图4-26)。

（1）髂骨:构成髋骨的上部,上缘肥厚称为**髂嵴**,其前、后端的突起分别称为**髂前**

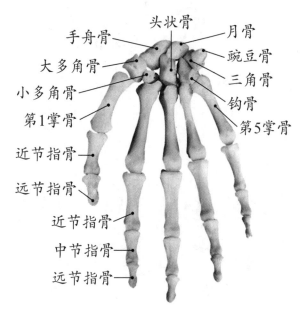

图4-25 手骨(右侧)

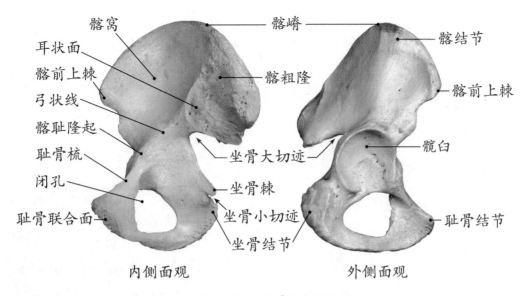

图 4-26　髋骨(右侧)

上棘和**髂后上棘**,髂嵴前、中 1/3 交界处向外侧突起称为**髂结节**,三者都是重要的体表标志。两侧髂嵴最高点的连线平对第 4 腰椎棘突或第 3、4 腰椎棘突间隙,可作为腰椎穿刺进针的定位标志。髂骨内面光滑的浅窝称为**髂窝**,其下界为**弓状线**,后下方有粗糙的耳状面。

(2)坐骨:构成髋骨的后下部,坐骨后下部粗大的部分为**坐骨结节**,为坐骨最低处,是重要的体表标志。坐骨结节后上方的三角形突起为**坐骨棘**,其上、下方的切迹分别称为坐骨大切迹和坐骨小切迹。

(3)耻骨:构成髋骨的前下部,弓状线向前延伸形成锐利的**耻骨梳**,耻骨梳前端的隆起称为**耻骨结节**,是重要的体表标志。耻骨内侧面有粗糙的**耻骨联合面**。

 知识拓展

骨髓穿刺术

骨髓穿刺术是用骨髓穿刺针穿入骨松质内,抽取红骨髓的一项技术,可用于临床检查或治疗某些血液病。穿刺部位常选髂前上棘、髂后上棘、胸骨柄等终生保留红骨髓的部位。骨髓移植是目前治疗白血病的主要方法之一。

2. 股骨　位于大腿部,是人体内最长的骨,约占身高的 1/4。上端有朝向内上方的球形**股骨头**(图 4-27),头下外侧的狭细部分为**股骨颈**。颈与体交界处上外侧和下内侧的隆起分别称为**大转子**和**小转子**,大转子是重要的体表标志。股骨体上端的后外侧面有**臀肌粗隆**。下端有两个向后突出的膨大,分别

考点提示
下肢各骨的位置及表面主要结构

称为**内侧髁**和**外侧髁**。

3. 髌骨 是人体内最大的籽骨,位于股四头肌腱内,可在体表摸到(图 4-28)。

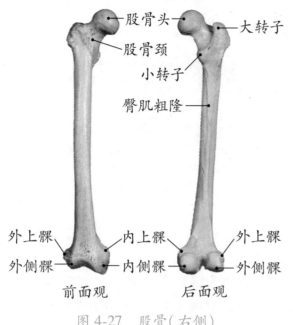

图 4-27 股骨(右侧)

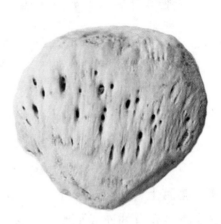

图 4-28 左髌骨(前面观)

4. 胫骨 是位于小腿内侧粗大承重的长骨。上端膨大,向两侧突出形成**内侧髁**和**外侧髁**(图 4-29),上端前面的"V"形粗糙隆起为**胫骨粗隆**。胫骨体呈三棱柱形,其前缘锐利,内侧面平坦,直接位于皮下,均可在体表摸到。下端内侧向下方的突起为**内踝**。胫骨粗隆和内踝都是重要的体表标志。

5. 腓骨 是位于小腿外侧的长骨。上端稍膨大为**腓骨头**(图 4-29),头下方的缩细部分为**腓骨颈**,下端膨大为**外踝**。腓骨头和外踝都是重要的体表标志。

6. 足骨 包括跗骨、距骨和趾骨 3 部分(图 4-30)。①**跗骨**,属于短骨,每侧 7 块,包括

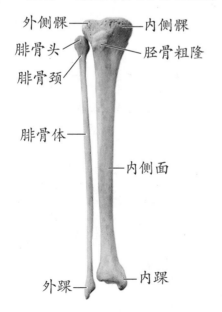

图 4-29 胫骨和腓骨前面观(右侧)

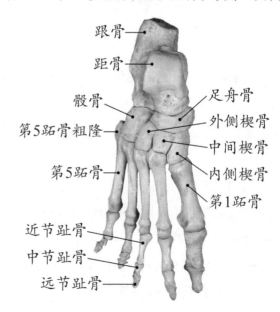

图 4-30 足骨上面观(右侧)

距骨、跟骨、足舟骨、骰骨和内侧、中间、外侧楔骨。构成足跟的是跟骨,其后端膨大为**跟骨结节**,可在体表摸到。②**跖骨**,属于长骨,每侧 5 块,由内侧向外侧依次称为第 1~5 跖骨。③**趾骨**,属于长骨,每侧 14 块。除姆趾为 2 节外,其余各趾均为 3 节,其命名原则与指骨相同。

(王明鹤)

第二节 骨 连 结

案例4-2

某产妇,28 岁,妊娠 37 周,近日到某县医院产科就诊。经检查发现骨产道(即真骨盆)狭窄,无法正常分娩,医生拟决定行剖宫产术。

请问:1. 骨盆是如何构成的? 何为真骨盆?

2. 临床上测量骨盆的重要标志有哪些?

3. 大、小骨盆的分界标志——界线是如何构成的?

一、概 述

骨与骨之间的连结装置称为**骨连结**。依据连结方式的不同,可分为直接连结和间接连结两大类。

(一)直接连结

直接连结是指骨与骨之间借致密结缔组织、软骨或骨组织直接紧密相连,其间无间隙,不能活动或仅有少许活动。依据连结组织的不同,分为**纤维连结**、**软骨连结**和**骨性结合** 3 种(图 4-31)。

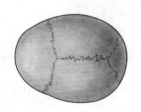 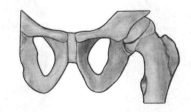 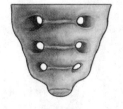

A. 纤维连结   B. 软骨连结   C. 骨性结合

图 4-31 直接连结的分类

(二)间接连结

间接连结又称**关节**,是指骨与骨之间借膜性的结缔组织囊相连结,以相对骨面之间具有间隙和充以滑液为其特点,一般有较大的活动性。

1. 关节的基本结构　包括关节面、关节囊和关节腔 3 部分(图 4-32)。①**关节面**,是构成关节相邻骨的接触面,由一层光滑而富有弹性的关节软骨覆盖,可减少运动时的摩擦和缓冲震荡。②**关节囊**,是指附着在关节面周缘骨面上的结缔组织囊,分为内、外两层。外层为**纤维层**,厚而坚韧,由致密结缔组织构成;内层为**滑膜层**,由薄而光滑的疏松结缔组织构成,能分泌少量滑液,可润滑和营养关节软骨。③**关节腔**,是由关节囊滑膜层与关节软骨围成的密闭腔隙,腔内呈负压,内含少量滑液。

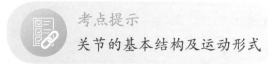
考点提示
关节的基本结构及运动形式

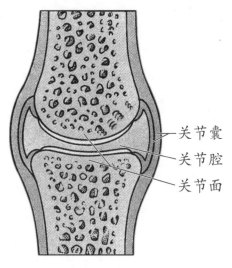

图 4-32　关节的基本结构

2. 关节的辅助结构　包括由致密结缔组织构成的**韧带**、以及由纤维软骨形成的**关节盘**和**关节唇**等,以增强关节的稳固性或增加关节的灵活性。

3. 关节的运动形式　关节基本上是沿冠状轴、矢状轴和垂直轴做 3 组拮抗性运动,有以下 4 种运动形式。

(1) 屈和伸:是关节沿冠状轴进行的运动。构成关节的两骨角度变小为**屈**,反之则为**伸**(图 4-33)。在足部,足向小腿前面靠拢称为背屈(伸),反之则称为跖屈(屈)(图 4-34)。

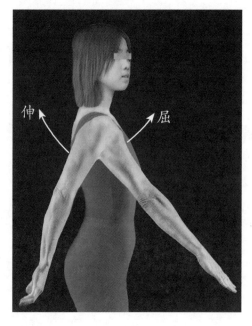

图 4-33　屈和伸

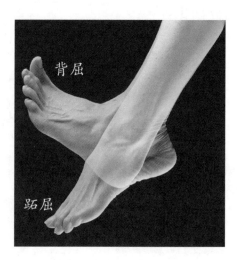

图 4-34　背屈和跖屈

（2）内收和外展：是关节沿矢状轴进行的运动。骨向正中矢状面靠拢为**内收**，反之则为**外展**（图 4-35）。手指的收展是以中指为准的靠拢和散开运动，而足趾则是以第 2 趾为准的靠拢和散开运动。

（3）旋内和旋外：是关节沿垂直轴进行的运动，统称为**旋转**。骨的前面转向内侧称为**旋内**，反之则称为**旋外**（图 4-36）。在前臂，手背转向前方称为旋前，反之则称为旋后（图 4-37）。

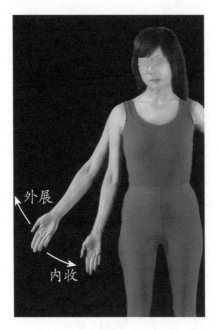

图 4-35　内收和外展

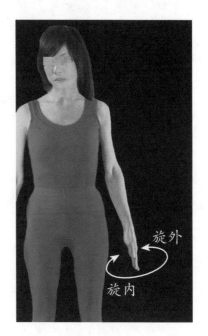

图 4-36　旋内和旋外

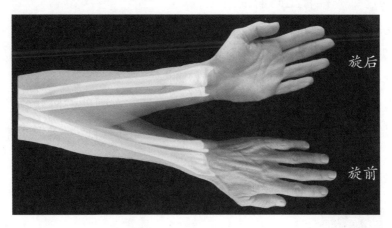

图 4-37　旋前和旋后

（4）环转运动：即骨的近端在原位转动，远端做圆周运动，运动时全骨描绘出一圆锥形轨迹。

二、躯干骨的连结

躯干骨之间借骨连结构成了脊柱和胸廓。

（一）脊柱

脊柱由24块椎骨、1块骶骨和1块尾骨借其间的骨连结共同构成（图4-38），位于人体背部的正中，构成了人体的中轴，上承托颅，下接髋骨，具有支持体重、保护脊髓和内脏以及运动等功能。

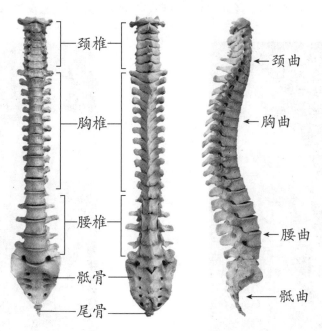

图4-38　脊柱的整体观

1. 椎骨间的连结　椎骨之间借椎间盘、韧带和关节相连结。

（1）椎间盘：共23个，为连结相邻两椎体之间的纤维软骨盘，由中央部的**髓核**和周

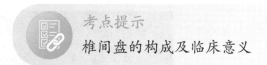

考点提示
椎间盘的构成及临床意义

围部的**纤维环**构成（图4-39，图4-40）。髓核为柔软而富有弹性的胶状物质，由纤维软骨构成的纤维环可限制髓核向周围膨出。椎间盘坚韧而富有弹性，具有连结椎体和缓冲震荡

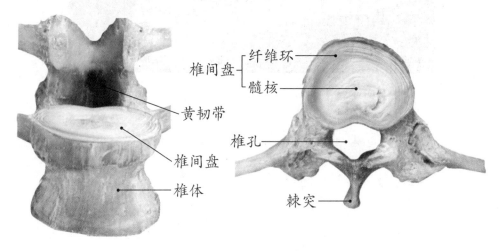

图4-39　椎间盘

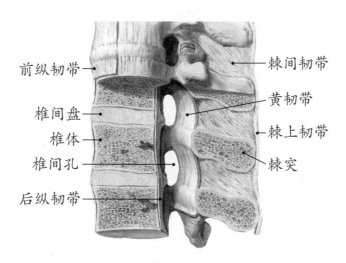

前纵韧带	棘间韧带
椎间盘	黄韧带
椎体	棘上韧带
椎间孔	棘突
后纵韧带	

图 4-40　椎骨间的连结

的作用。椎间盘的厚薄因部位而异,以中胸部最薄,颈部较厚,腰部最厚,故脊柱腰段的活动度最大,且承受的压力也最大。

　知识拓展

椎间盘突出症

椎间盘为连结椎骨的重要结构,纤维环后部较薄弱,且后外侧缺乏韧带保护,在外力作用下或退行性改变时可使纤维环破裂,髓核向后方或后外侧突出,压迫椎管内的脊髓或椎间孔内的脊神经而引起疼痛,称为椎间盘突出症。临床上95%左右的椎间盘突出发生在负重较大的腰$_4$、腰$_5$间隙及腰$_5$、骶$_1$间隙,颈椎间盘突出症的突出部位以颈$_{5\sim6}$、颈$_{4\sim5}$为最多见。

（2）韧带:连结椎骨的韧带有长、短两类(图4-40)。①长韧带,有3条,**前纵韧带**和**后纵韧带**分别位于椎体和椎间盘的前面和后面,前纵韧带有限制脊柱过度后伸和椎间盘向前脱出的作用;**棘上韧带**为连于各棘突尖端的韧带,但从第7颈椎棘突以上则扩展为薄而宽阔的**项韧带**。②短韧带,有两条,**黄韧带**连于相邻椎弓板之间,由黄色的弹性纤维构成,参与椎管后壁的构成(图4-39);**棘间韧带**连于相邻棘突之间,向前与黄韧带、向后与棘上韧带相移行。后纵韧带、黄韧带、棘间韧带和棘上韧带均有限制脊柱过度前屈的作用。腰椎穿刺时,穿刺针依次穿经皮肤、皮下组织、棘上韧带、棘间韧带和黄韧带才能到达椎管。

（3）关节:主要有关节突关节、寰枢关节和寰枕关节。关节突关节由相邻椎骨的上、下关节突构成,只能作轻微滑动;寰枢关节由寰椎和枢椎构成,寰椎以齿突为轴,使头连同寰椎进行旋转运动。

2. 脊柱的整体观　①前面观,可见椎体自上而下逐渐增大,但从骶骨耳状面以下又逐渐变小,与脊柱负重有关。②后面观,可见所有椎骨棘突纵行连成一条纵嵴。③侧面

考点提示
脊柱的生理性弯曲
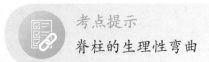

观,可见脊柱有 4 个生理性弯曲,其中**颈曲**和**腰曲**凸向前方,**胸曲**和**骶曲**凸向后方(图 4-38)。当婴儿开始抬头时,出现颈曲;开始坐立和站立时,出现腰曲。这些弯曲增大了脊柱的弹性,对维持人体的重心稳定及减轻震荡等具有重要意义。

3. 脊柱的运动　脊柱可做前屈、后伸、侧屈、旋转和环转等运动。由于脊柱颈、腰部的运动幅度较大,故损伤的机会也较多。

（二）胸廓

胸廓由 12 块胸椎、12 对肋、1 块胸骨和它们之间的骨连结共同构成(图 4-11)。

1. 胸廓的整体观　成人胸廓为上窄下宽、前后略扁的圆锥形。有上、下两口,上口较小,由第 1 胸椎体、第 1 对肋和胸骨柄上缘围成;下口宽大而不整齐,由第 12 胸椎及第 12、11 对肋前端、左右肋弓和剑突围成。相邻两肋之间的间隙称为**肋间隙**。两侧肋弓之间的夹角称为**胸骨下角**。剑突与肋弓之间的夹角称为**剑肋角**,左剑肋角是心包穿刺的常选部位。

2. 胸廓的运动　胸廓除具有支持和保护胸腔器官外,主要参与呼吸运动。吸气时,在呼吸肌的作用下,肋上提,使胸廓容积增大;呼气时则相反。

三、颅骨的连结

颅骨之间多借缝、软骨或骨直接相连,彼此之间的连结极其牢固。只在颞骨与下颌骨之间形成唯一的**颞下颌关节**(又称下颌关节),由下颌骨的髁突与颞骨的下颌窝和关节结节构成(图 4-41),关节囊松弛,关节囊内有关节盘。两侧颞下颌关节必须同时运动,可使

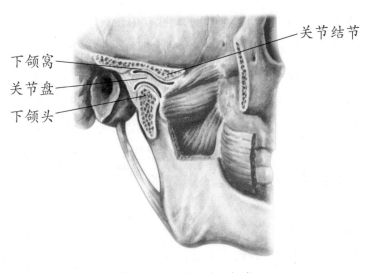

图 4-41　颞下颌关节

下颌骨作上提（闭口）与下降（张口）、前进与后退以及侧方运动。

四、四肢骨的连结

（一）上肢骨的连结

1. 肩关节　由肱骨头与肩胛骨的关节盂构成（图4-42）。其结构特点是：①肱骨头大，关节盂浅小；②关节囊薄而松弛，内有肱二头肌长头腱通过；③关节囊的前、后、上壁有韧带和肌腱加强，但下壁较薄弱，肱骨头常向前下方脱位。肩关节为人体运动最灵活、活动幅度最大的关节，可做屈、伸、收、展、旋内、旋外和环转运动。

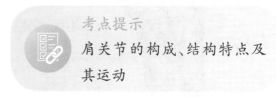

考点提示
肩关节的构成、结构特点及其运动

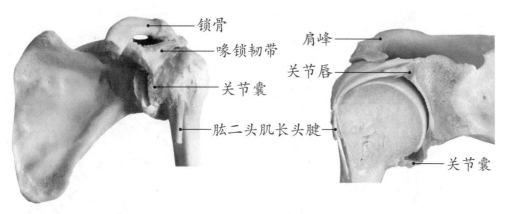

图4-42　肩关节（左侧）

2. 肘关节　由肱骨下端与桡、尺骨上端构成（图4-43），包括肱尺关节、肱桡关节和桡尺近侧关节3个关节。3个关节共同包于同一个关节囊内，关节囊前、后壁薄而松弛，

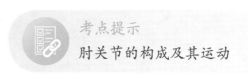

考点提示
肘关节的构成及其运动

内、外侧壁紧张并有尺、桡侧副韧带加强，后壁最为薄弱，故桡、尺骨脱位常见于向后方脱出。关节囊外下部有**桡骨环状韧带**包绕桡骨头，使桡骨头能自由旋转而不易脱位。肘关节可做屈、伸运动。

3. 桡、尺骨的连结　桡、尺骨之间借桡尺近侧关节、前臂骨间膜和桡尺远侧关节相连结（图4-44）。桡尺近侧与远侧关节联合运动时，可使前臂做旋前、旋后运动（图4-37），如挥扇等动作。

4. 手关节　包括桡腕关节、腕骨间关节、腕掌关节、掌指关节和指骨间关节，各关节的名称均与构成关节各骨的名称相对应。**桡腕关节**（又称腕关节）由桡骨下端的关节面、尺骨头下方的关节盘与手舟骨、月骨和三角骨共同构成（图4-45），可做屈、伸、收、展和环转运动。

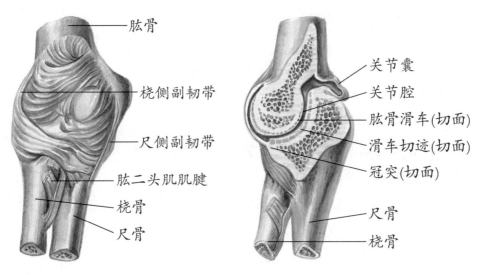

图 4-43　肘关节

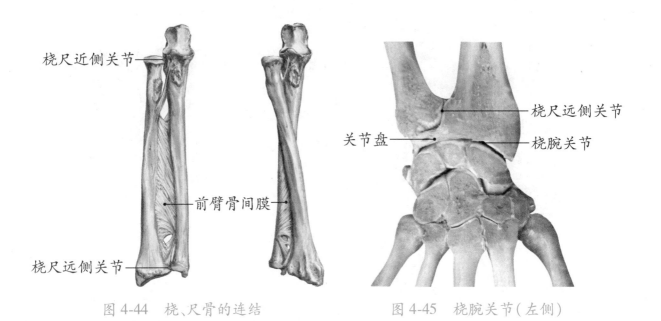

图 4-44　桡、尺骨的连结　　　　图 4-45　桡腕关节（左侧）

（二）下肢骨的连结

1. 骨盆　是由骶骨、尾骨和左右髋骨借骨连结构成的盆形骨环（图 4-46），具有传递重力、保护盆腔器官的功能，是女性胎儿娩出的产道。

（1）骨盆的连结：①**骶髂关节**，由骶骨与髂骨的耳状面构成，运动幅度极小；②**骶结节韧带和骶棘韧带**，为连于骶、尾骨侧缘与坐骨结节和坐骨棘之间的韧带；③**耻骨联合**，由两侧耻骨联合面借纤维软骨构成的**耻骨间盘**连结而成。女性在分娩过程中可出现轻度分离，有利于胎儿的娩出。

（2）骨盆的分部：骨盆以界线为界，分为上方的**大骨盆**和下方的**小骨盆**。**界线**自后向前依次由骶骨的岬及两侧的弓状线、耻骨

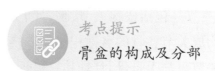

考点提示
骨盆的构成及分部

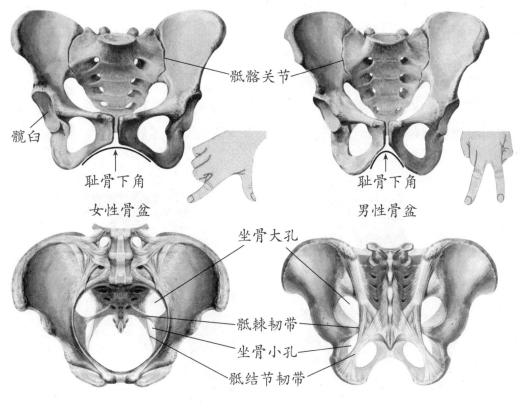

图 4-46　骨盆的连结及性别差异

梳、耻骨结节和耻骨联合上缘围成。大骨盆实际为腹腔的一部分,又称假骨盆。小骨盆又称**真骨盆**,有上、下两口,上口由界线围成,下口由后向前由尾骨尖、骶结节韧带、坐骨结节、坐骨支、耻骨下支和耻骨联合下缘围成。上、下口之间的内腔称为**骨盆腔**。两侧的坐骨支和耻骨下支分别构成同侧的耻骨弓,其间的夹角称为**耻骨下角**。

（3）骨盆的性别差异:女性骨盆与妊娠和分娩有关,故在形态上与男性骨盆存在着明显的差异(图4-46,表4-1)。临床上活体骨盆测量的重要标志有:骶骨的岬、坐骨棘、髂嵴、髂前上棘、耻骨联合和坐骨结节。

表 4-1　男、女性骨盆的形态差异

项目	男性骨盆	女性骨盆
骨盆外形	窄而长	宽而短
骨盆上口	心形,较小	椭圆形,较大
骨盆腔	漏斗状	圆桶状
骨盆下口	较窄小	较宽大
耻骨下角	70°~75°	90°~100°

2. 髋关节 由髋臼与股骨头构成（图4-47）。其结构特点是：①髋臼深，股骨头几乎全部纳入髋臼内；②关节囊厚而坚韧，周围有许多强劲的韧带加强，股骨颈除后面的外侧

考点提示
髋关节的构成、结构特点及其运动

1/3外均包在关节囊内，故股骨颈骨折有囊内、囊外骨折之分；③关节囊内有连于股骨头与髋臼之间的**股骨头韧带**，内含营养股骨头的血管。髋关节可做屈、伸、收、展、旋内、旋外和环转运动。

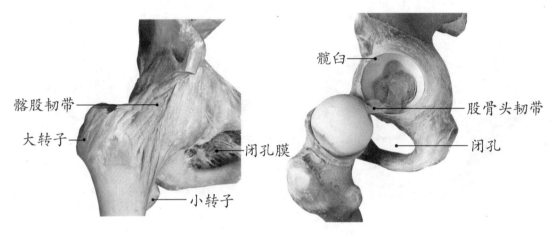

图4-47 髋关节（右侧）

3. 膝关节 是人体内最大、结构最复杂的关节，由股骨下端、胫骨上端和髌骨构成（图4-48）。其结构特点是：①关节囊宽阔而松弛，周围有韧带加强，前方为髌韧带，内侧为胫侧副韧带，外侧为腓侧副韧带；②关节囊内有连于股骨与胫骨之间的**前、后交叉韧带**

考点提示
膝关节的构成、结构特点及其运动

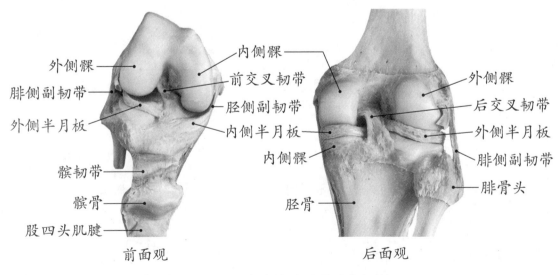

图4-48 膝关节的结构（右侧）

加强,可防止胫骨前、后移位;③在股骨与胫骨关节面之间垫有**内、外侧半月板**(图 4-49),使两关节面更为适应,在增加关节稳固性和灵活性的同时还起缓冲作用。膝关节主要做屈、伸运动。

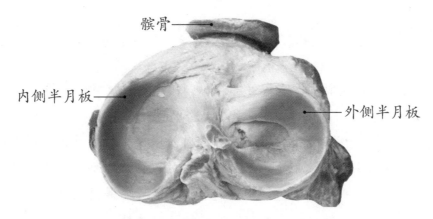

髌骨

内侧半月板

外侧半月板

图 4-49　膝关节半月板(右侧)

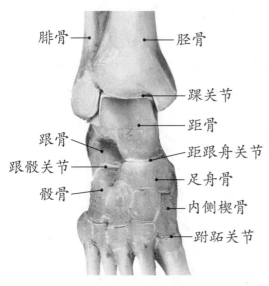

腓骨

胫骨

踝关节

距骨

跟骨

距跟舟关节

跟骰关节

足舟骨

骰骨

内侧楔骨

跗跖关节

图 4-50　足关节(右侧)

4. 足关节　包括距小腿关节、跗骨间关节、跗跖关节、跖趾关节和趾骨间关节(图 4-50),各关节的名称均与构成关节各骨的名称相对应。**距小腿关节**(又称踝关节)由胫、腓骨的下端与距骨构成,可做背屈(伸)和跖屈(屈)运动(图 4-34)。

5. 足弓　是指跗骨和跖骨借关节和韧带紧密相连,在纵横方向上都形成凸向上方的弓形结构(图 4-51)。足弓具有弹性,其主要功能是保证直立时足底的稳固性,行走和跳跃时起着缓冲震荡作用,同时还可保护足底的血管、神经免受压迫。

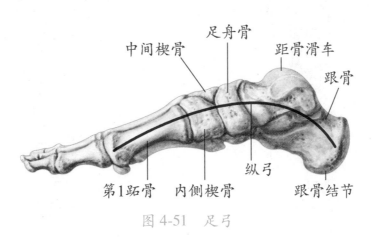

中间楔骨

足舟骨

距骨滑车

跟骨

第1跖骨

内侧楔骨

纵弓

跟骨结节

图 4-51　足弓

(杨爱连)

第三节 骨骼肌

案例4-3

患者,男,6岁。3天前因天气突然变化,自觉咽喉疼痛、咳嗽伴有身体发热,家长带孩子到某医院门诊部就诊。体格检查:体温39℃,腭扁桃体红肿。临床诊断:上呼吸道感染(感冒)。护士按医嘱先行退热针肌内注射,并同时给予口服抗病毒药物初步处理。

请问:1. 哪些肌可做肌内注射? 临床上最常用的肌内注射部位是哪块肌?

2. 臀大肌注射时如何定位才能避免损伤坐骨神经等结构?

3. 2岁以下的婴幼儿宜选用何部位进行肌内注射?

一、概 述

运动系统的肌均为骨骼肌,人体共有600余块,约占体重的40%,主要分布于头、颈、躯干和四肢(图4-52)。每块肌都具有一定的形态结构和功能,并有丰富的血管、淋巴管和

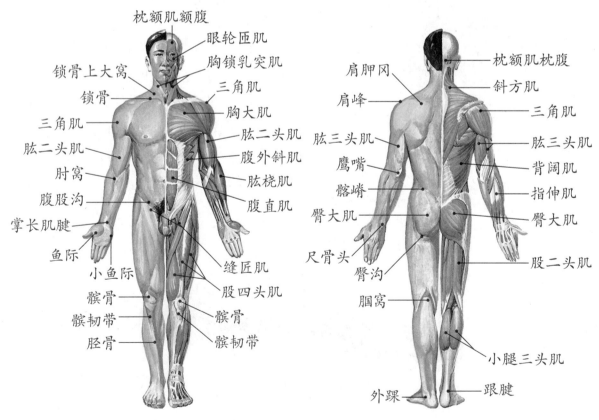

图 4-52 全身骨骼肌和体表标志

神经分布,故每块肌均可视为一个器官。

（一）肌的形态和构造

1. 肌的形态　多种多样,按外形可分为以下 4 种(图 4-53):①长肌,多呈梭形,主要分布于四肢,收缩时可产生大幅度的运动;②短肌,小而短,主要分布于躯干部深层;③扁肌,扁薄宽阔,多分布于胸、腹壁,有运动、保护和支持的作用;④轮匝肌,呈环形,分布于孔、裂的周围,收缩时可关闭孔裂。

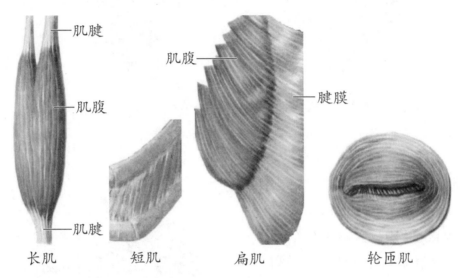

图 4-53　肌的形态和构造

2. 肌的构造　一般由中间的**肌腹**和两端的**肌腱**构成(图 4-53)。肌腹主要由骨骼肌纤维构成,色红而柔软,具有收缩功能。肌腱主要由平行的胶原纤维束构成,色白而坚

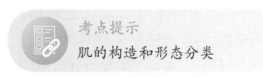

考点提示
肌的构造和形态分类

韧,无收缩功能。长肌的肌腱多呈条索状,扁肌的肌腱宽扁呈膜状称为**腱膜**。

（二）肌的起止、配布和作用

肌通常以两端附着于两块或两块以上的骨面上,中间跨过一个或多个关节。肌收缩时,一块骨的位置相对固定,而另一块骨因受肌的牵拉则相对移动。通常把接近身体正中矢状面或四肢近端的附着点看作为肌的起点,把另一端则看作为止点(图 4-54)。

肌在关节周围的配布方式与关节的运动轴密切相关。即在一个运动轴的两侧至少配布有两组作用相反的肌或肌群,互称**拮抗肌**;而在一个运动轴的同侧则配布有作用相同的肌或肌群,称为**协同肌**。

肌的作用有两种,一种是静力作用,肌具有一定的张力,以维持人体的姿势和稳定,如站立等;另外一种是动力作用,使人体完成各种动作,如行走等。

（三）肌的辅助装置

肌的辅助装置有筋膜、滑膜囊和腱鞘等,位于肌的周围,具有保护和协助肌活动的

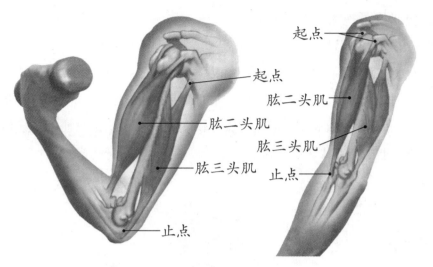

起点

起点

肱二头肌

肱二头肌

肱三头肌

肱三头肌

止点

止点

肱二头肌收缩，肱三头肌舒张　肱三头肌收缩，肱二头肌舒张

图 4-54　肌的起止与配布

作用。①**筋膜**,分为浅筋膜和深筋膜(图 4-55)。**浅筋膜**又称皮下组织,位于真皮之下,包被全身各部,由疏松结缔组织构成,内含浅血管、淋巴管、神经和脂肪等。**深筋膜**是位于浅筋膜深面的致密结缔组织,在四肢,深筋膜伸入肌群之间,并附着于骨而形成**肌间隔**。②**滑膜囊**,为扁薄密闭的结缔组织囊,内含少量滑液,多位于肌腱与骨面相接触处,运动时可减少两者之间的摩擦。③**腱鞘**,是套在手、足长肌腱表面的结缔组织鞘管,有固定、约束肌腱和减少摩擦的作用。

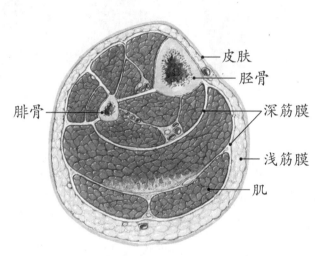

皮肤

胫骨

腓骨

深筋膜

浅筋膜

肌

图 4-55　浅筋膜和深筋膜

二、头　肌

头肌分为面肌和咀嚼肌两部分。

1. 面肌　位置表浅,为起自颅骨,止于面部皮肤的扁薄皮肌,主要分布于颅顶(如颅顶肌)和面部睑裂(如眼轮匝肌)、口裂(如口轮匝肌)及鼻孔的周围(图 4-56),收缩时有开大或闭合相应孔裂的作用,同时牵动面部皮肤而产生喜、怒、哀、乐等各种表情,故又称为**表情肌**。颅顶肌又称枕额肌,位于颅顶正中线的两侧,由前方的额腹、后方的枕腹和中间的帽状腱膜构成,它们与颅部的皮肤、浅筋膜紧密连接共同构成**头皮**。

2. 咀嚼肌　配布于颞下颌关节的周围,包括咬肌、颞肌、翼内肌和翼外肌(图 4-57),

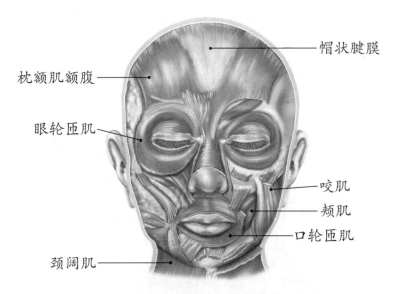

帽状腱膜

枕额肌额腹

眼轮匝肌

咬肌

颊肌

口轮匝肌

颈阔肌

图 4-56　面肌

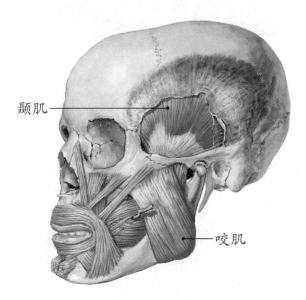

颞肌

咬肌

图 4-57　咀嚼肌

参与咀嚼运动。当牙咬紧时,在下颌角的前上方可摸到坚实的条块状**咬肌**,在颧弓上方可摸到**颞肌**。

三、颈　　肌

颈肌依其所在位置分为颈浅肌、颈前肌和颈深肌 3 群。①颈浅肌,包括颈阔肌和胸锁乳突肌(图 4-58)。**胸锁乳突肌**斜位于颈部两侧,起自胸骨柄和锁骨的胸骨端,两头会合斜向后上方,止于颞骨的乳突。一侧收缩使头向同侧倾斜,面转向对侧;两侧同时收缩

考点提示
通过斜角肌间隙的结构

可使头后仰,在体表可见其轮廓。②颈深肌,主要有前斜角肌、中斜角肌和后斜角肌。其中前、中斜角肌与第1肋围成三角形的**斜角肌间隙**,内有锁骨下动脉和臂丛通过(图4-59)。

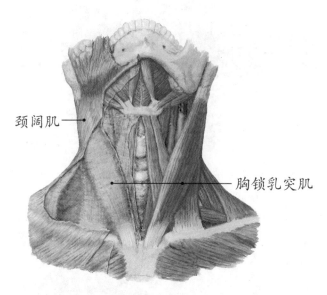

颈阔肌————

————胸锁乳突肌

图 4-58　颈肌

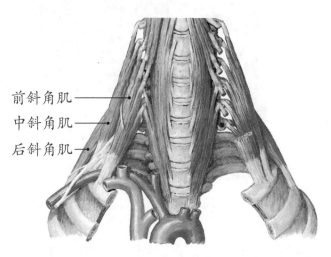

前斜角肌————
中斜角肌————
后斜角肌————

图 4-59　斜角肌间隙

四、躯　干　肌

躯干肌可分为背肌、胸肌、膈、腹肌和会阴肌。

(一)背肌

背肌位于躯干背面,浅层主要有斜方肌和背阔肌,深层主要为竖脊肌(图4-60)。①**斜方肌**,位于项部和背上部,一侧呈三角形,两侧合起来则呈斜方形。收缩时使肩胛骨向脊柱靠拢。如肩胛骨固定,两侧同时收缩可使头后仰。斜方肌瘫痪时出现"塌肩"。②**背阔**

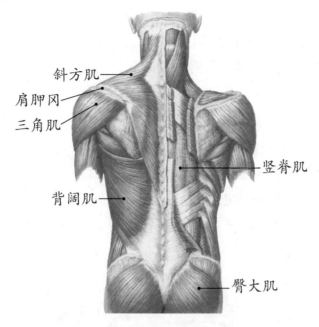

图 4-60　背肌

肌,为全身最大的扁肌,位于背下部,可使肩关节内收、旋内和后伸,即完成"背手"动作。③**竖脊肌**,纵列于脊柱两侧的纵沟内,是维持人体直立姿势的重要肌。两侧同时收缩可使脊柱后伸和仰头,单侧收缩使脊柱侧屈。

（二）胸肌

胸肌包括胸大肌、胸小肌、前锯肌和肋间肌(图 4-61)。①**胸大肌**,位于胸廓前壁上部的浅层,可使肩关节内收、旋内和前屈。如上肢固定则可上提躯干,也可提肋助吸气。

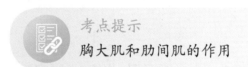

考点提示
胸大肌和肋间肌的作用

②**胸小肌**,位于胸大肌的深面,当肩胛骨固定时,可提肋助吸气。③**前锯肌**,位于胸廓外侧

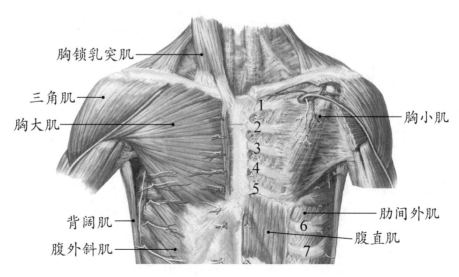

图 4-61　胸肌

壁,收缩时可拉肩胛骨向前紧贴胸廓背面。前锯肌瘫痪时,肩胛下角离开胸廓而突出于皮下,出现"翼状肩"。④**肋间肌**,位于肋间隙内,分为浅层的**肋间外肌**和深层的**肋间内肌**,前者的作用是提肋助吸气,后者的作用是降肋助呼气。

(三)膈

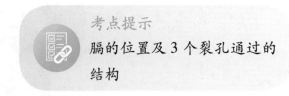
考点提示
膈的位置及 3 个裂孔通过的结构

膈位于胸、腹腔之间,为向上膨隆的穹隆状扁肌,构成胸腔的底和腹腔的顶。由附着于胸廓下口周缘的肌性部和中央的腱膜即**中心腱**构成(图 4-62)。膈有 3 个裂孔,**主动脉裂孔**有主动脉和胸导管通过,**食管裂孔**有食管和迷走神经通过,**腔静脉孔**有下腔静脉通过。

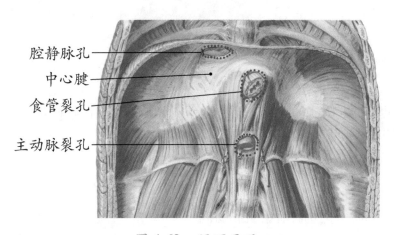

腔静脉孔
中心腱
食管裂孔
主动脉裂孔

图 4-62 膈下面观

膈是主要的呼吸肌,收缩时,膈穹隆下降,胸腔容积扩大,以助吸气;舒张时,膈穹隆上升恢复原位,胸腔容积减小,以助呼气。

(四)腹肌

腹肌位于胸廓与骨盆之间,参与构成腹壁,按其位置分为前外侧群和后群。前外侧群包括腹直肌、腹外斜肌、腹内斜肌和腹横肌(图 4-63),参与腹前外侧壁的构成;后群位于腹后壁脊柱的两侧,有腰大肌和腰方肌。

1. 腹直肌 位于腹前壁正中线两侧的腹直肌鞘内,为上宽下窄的带状多腹肌,其全长被 3~4 条横行的腱划分成多个肌腹。

2. 腹外斜肌 是腹前外侧壁最浅层的扁肌,肌束由外上斜向前下方,在腹直肌外侧缘处移行为腱膜,经腹直肌前面参与构成腹直肌鞘前层(图 4-64)。腹外斜肌腱膜的下缘卷曲增厚,连于髂前上棘与耻骨结节之间,称为**腹股沟韧带**。在耻骨结节外上方,腹外斜肌腱膜形成的三角形裂孔称为**腹股沟管浅(皮下)环**。

3. 腹内斜肌 位于腹外斜肌的深面,呈扇形斜向前上方,大部分肌束至腹直肌外侧缘处移行为腱膜,并分前、后两层包裹腹直肌,终于白线(图 4-64)。腹内斜肌的下部肌束呈

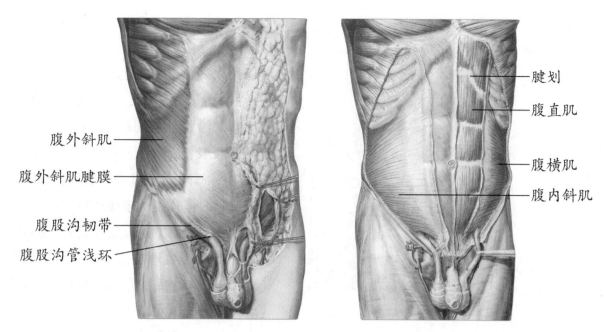

图 4-63　腹前外侧壁肌

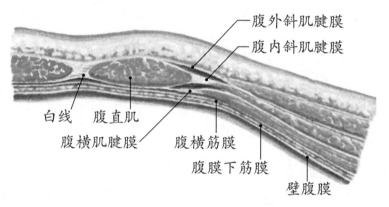

图 4-64　腹前壁横切面(示腹肌和腹直肌鞘)

拱形跨过精索后延续为腱膜,并与腹横肌腱膜会合形成**腹股沟镰**,止于耻骨梳的内侧端和耻骨结节附近。

4. 腹横肌　位于腹内斜肌的深面,肌束横行向前,在腹直肌外侧缘处移行为腱膜,经腹直肌后面参与构成腹直肌鞘后层(图 4-64)。

5. 腹直肌鞘　为包裹腹直肌的纤维性鞘,由腹前外侧壁 3 块扁肌的腱膜共同构成。

6. 白线　位于腹前壁正中线上,由两侧腹直肌鞘的纤维彼此交织而成(图 4-64)。上端起自剑突,下端止于耻骨联合。

7. 腹股沟管　位于腹股沟韧带内侧半的上方,为腹前外侧壁 3 层扁肌之间的一条斜行肌间裂隙,长 4～5cm,男性有精索通过(图 4-65),女性有子宫圆韧带通过。腹股沟

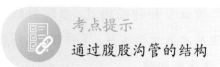

考点提示

通过腹股沟管的结构

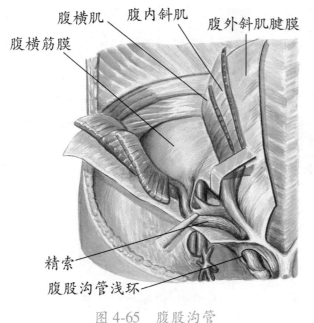

图 4-65　腹股沟管

管有两口和四壁。内口为**腹股沟管深环**（腹环），位于腹股沟韧带中点上方约一横指处，为腹横筋膜向外突出形成的卵圆形孔；外口为腹股沟管浅环（图 4-63）；前壁为腹外斜肌腱膜，后壁为腹横筋膜和腹股沟镰，上壁为腹内斜肌和腹横肌的弓状下缘，下壁为腹股沟韧带。

　　腹肌的作用是保护腹腔器官；收缩时，可增加腹压以协助完成排便、分娩、呕吐和咳嗽等生理功能；还可降肋助呼气，并能使脊柱完成前屈、侧屈和旋转运动。

（五）会阴肌

　　会阴肌是指封闭小骨盆下口诸肌的统称，与相邻的上、下筋膜共同构成盆膈和尿生殖膈，共同参与封闭小骨盆下口，具有承托、支持和固定腹、盆腔器官的作用，并对阴道和肛管有括约作用。

五、四　肢　肌

（一）上肢肌

　　上肢肌按部位分为肩肌、臂肌、前臂肌和手肌。

　　1. 肩肌　位于肩关节周围，包括三角肌、冈上肌、冈下肌、小圆肌、大圆肌和肩胛下肌，能运动肩关节和增强其稳定性。**三角肌**呈三角形，起自锁骨的外侧段、肩峰和肩胛冈，从前、外、后包绕肩关节，止于肱骨的三角肌粗隆，形成肩部明显的圆隆外形（图 4-52），主要作用是使肩关节外展。

　知识拓展

三角肌注射部位的选择

　　三角肌区皮肤较厚，皮下组织较薄，可作小剂量、少次数的肌内注射。将三角肌长宽各分为三等份，分别作水平线和垂直线将全肌分为 9 个区。中 1/3 部上、中区肌肉较厚，深部无大的血管和神经通过，为注射的安全区，即在臂外侧，肩峰下 2~3 横指处（图 4-66），穿经层次依次为皮肤、浅筋膜、深筋膜至三角肌；其他区因有神经、血管通过或肌肉较薄，不宜作注射部位。

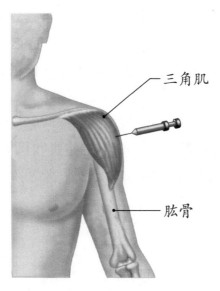

图 4-66　三角肌注射区

2. 臂肌　位于肱骨周围,分前、后两群。前群包括肱二头肌、喙肱肌和肱肌(图 4-67),后群为肱三头肌。**肱二头肌**的两个头均起自肩胛骨,两头向下在臂中部合成一个

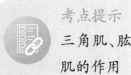

考点提示
三角肌、肱二头肌和肱三头肌的作用

肌腹,下端移行为肌腱,经肘关节的前方止于桡骨粗隆,主要作用是屈肘关节并能使前臂旋后。**肱三头肌**的 3 个头分别起自肩胛骨和肱骨的后面(图 4-68),3 头向下合成肌腹,以一扁腱止于尺骨鹰嘴,主要作用是伸肘关节。

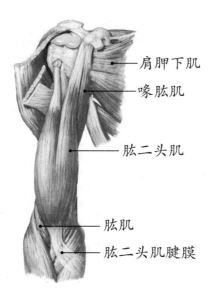

图 4-67　肩肌和臂肌前群

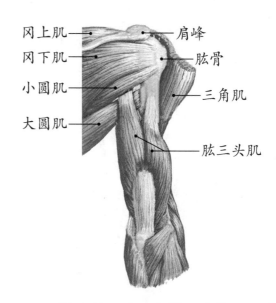

图 4-68　肩肌和臂肌后群

3. 前臂肌　位于尺、桡骨的周围,共有 19 块,分为前、后两群,肌的名称与肌的作用基本一致。

（1）前群：位于前臂的前面和内侧，共有9块，分深、浅两层。浅层有6块，由桡侧向尺侧依次为肱桡肌、旋前圆肌、桡侧腕屈肌、掌长肌、指浅屈肌和尺侧腕屈肌（图4-69）；深层有3块，即拇长屈肌、指深屈肌和旋前方肌。使前臂旋前的肌是**旋前圆肌**和**旋前方肌**。

（2）后群：位于前臂的后面，共有10块，分浅、深两层。浅层有5块，由桡侧向尺侧依次为桡侧腕长伸肌、桡侧腕短伸肌、指伸肌、小指伸肌和尺侧腕伸肌（图4-70）；深层有5块，自上而下由桡侧向尺侧依次为旋后肌、拇长展肌、拇短伸肌、拇长伸肌和示指伸肌。使前臂旋后的肌是**旋后肌**和**肱二头肌**。

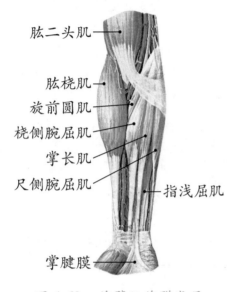

图4-69　前臂肌前群浅层

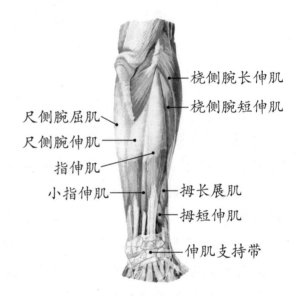

图4-70　前臂肌后群

4. 手肌　位于手的掌侧面，分为3群（图4-52，图4-71）。外侧群在手掌桡侧形成丰满的隆起**鱼际**，可使拇指做屈、内收、外展和对掌运动；内侧群形成手掌尺侧较隆起的**小鱼际**，可使小指做屈、外展和对掌运动；中间群位于掌心及各掌骨之间，运动第2~5指。

5. 上肢的局部结构

（1）腋窝：是位于臂上部内侧与胸外侧壁之间的锥体形腔隙。窝内除了有分布于上肢的血管和神经通过外，还有大量的脂肪组织及淋巴结、淋巴管等。临床上常在此测量体温。

（2）肘窝：是位于肘关节前面的倒三角形浅窝（图4-52）。其上界为肱骨内、外上髁之间的连线，外侧界为肱桡肌，内侧界为旋前圆肌。窝内有血管、神经和肱二头肌腱通过。

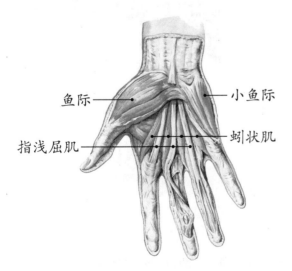

图4-71　手肌

（二）下肢肌

下肢肌按部位分为髋肌、大腿肌、小腿肌和足肌。

1. 髋肌 位于髋关节周围,主要运动髋关节,按部位分为前、后两群。

（1）前群:主要为**髂腰肌**,由腰大肌和髂肌组成(图4-72),分别起自腰椎和髂窝,两肌向下会合后,经腹股沟韧带深面止于股骨小转子,可使髋关节前屈和旋外。下肢固定时,可使躯干前屈,如仰卧起坐。

（2）后群:位于臀部,故又称臀肌,浅层为臀大肌,深层有臀中肌、臀小肌和梨状肌等(图4-73)。①**臀大肌**,位置表浅,近似四边形,大而肥厚(厚1~3cm),形成特有的臀部膨隆,起自髂骨和骶骨的背面,肌束向外下方集中,止于股骨的臀肌粗隆,可使髋关节后伸和旋外。②**臀中肌**,前上部位居皮下,为臀大肌上缘与髂嵴

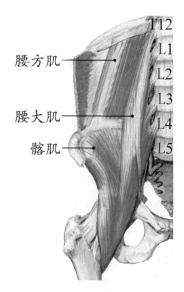

图 4-72　髂腰肌

之间的隆起部分;后下部位于臀大肌的深面。③**臀小肌**,位于臀中肌的深面,臀中肌和臀小肌的总厚度约2.5cm。④**梨状肌**,位于臀中肌内下方,起自骶骨前面,向外穿坐骨大孔,止于股骨大转子,可使髋关节旋外

考点提示
臀大肌、臀中肌与臀小肌的注射部位

和外展。梨状肌将坐骨大孔分隔成梨状肌上孔和梨状肌下孔,孔内均有血管、神经通过。

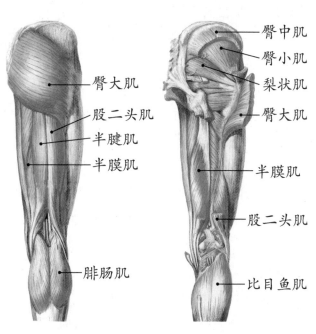

图 4-73　髋肌和大腿肌后群

臀肌注射部位的选择

临床上进行肌内注射,通常选用操作方便、位置表浅、肌腹丰满、且远离较大的血管和神经的部位。最常用的肌内注射部位是臀大肌,其次为臀中肌与臀小肌、股外侧肌和三角肌。臀大肌注射的定位方法有两种:①十字法,先从臀裂顶点向左或右侧画一条水平线,再从髂嵴最高点向下作一条垂线,两线相交成"十"字形,将每侧臀部分为4个象限(图4-74),其外上1/4象限避开内下角为臀大肌注射的最佳部位,由于此区内下角靠近坐骨神经及臀下血管神经等结构;②连线法,取髂前上棘与尾骨连线的外上1/3处为注射部位。

臀中肌与臀小肌注射的定位方法有两种:①髂前上棘后三角区(图4-74),食指和中指尽量分开,指尖分别置于髂前上棘和髂嵴下缘处,使食指、中指和髂嵴构成一个三角形,其食指中指构成的内角,即为注射部位,因为此区域在坐骨神经之上;②髂前上棘后外区,即在髂前

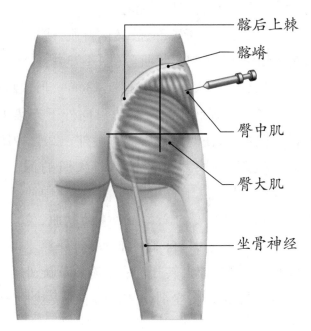

图4-74　臀肌注射区

上棘后外3横指处为注射部位(以患者自己的手指宽度为标准)。2岁以下的婴幼儿因臀大肌不发达,宜选用臀中肌与臀小肌注射。

2. 大腿肌　位于股骨周围,分为前、后和内侧3群。

(1) 前群:位于大腿前面,包括缝匠肌和股四头肌(图4-75)。①**缝匠肌**,是人体内最长的肌,呈扁带状,起自髂前上棘,斜向内下方,止于胫骨上端的内侧面,可以屈髋关节和膝关节。②**股四头肌**,是人体内体积最大的肌。起端有4个头,即股直肌、股内侧肌、股外侧肌和股中间肌,4个头向下会合形成一条肌腱包绕髌骨,向下延为**髌韧带**,止于胫骨粗隆,是膝关节强有力的伸肌。

(2) 内侧群:位于大腿的内侧,分浅、深两层,浅层有耻骨肌、长收肌和股薄肌,深层为短收肌和大收肌(图4-75),主要作用是使髋关节内收。

(3) 后群,位于大腿的后面,包括位于外侧的**股二头肌**和内侧的**半腱肌**、**半膜肌**(图4-73),主要作用是屈膝关节、伸髋关节。

3. 小腿肌　位于胫、腓骨的周围,分为前、后和外侧3群。

（1）前群:位于小腿的前面,由内侧向外侧依次为胫骨前肌、姆长伸肌和趾长伸肌（图 4-76）,可使踝关节背屈、足内翻和伸趾。

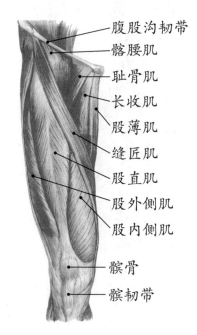

图 4-75　大腿肌前群和内侧群

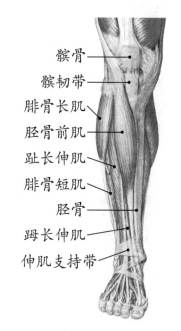

图 4-76　小腿肌前群和外侧群

（2）外侧群:位于腓骨的外侧,浅层为腓骨长肌,深层为腓骨短肌,可使足外翻和足跖屈。

（3）后群:位于小腿的后面,包括浅层强大的小腿三头肌和深层的趾长屈肌、胫骨后肌和姆长屈肌 3 块。**小腿三头肌**由表浅的**腓肠肌内**、**外侧头**和深面的**比目鱼肌**组成

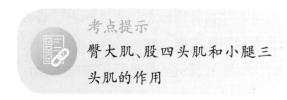

考点提示
臀大肌、股四头肌和小腿三头肌的作用

（图 4-73,图 4-77）,在小腿的上部形成膨隆的"小腿肚",三头会合并向下移行为粗大的**跟腱**,止于跟骨结节,可使踝关节跖屈和上提足跟。

4. 足肌　分为足背肌和足底肌。足背肌协助伸趾,足底肌协助屈趾和维持足弓。

5. 下肢的局部结构

（1）股三角:是位于大腿前面上部的三角形区域。其上界为腹股沟韧带,内侧界为长收肌的内侧缘,外侧界为缝匠肌的内侧缘。股三角内由外侧向内侧依次排列着股神经、股动脉和股静脉等结构（图 4-78）。

（2）腘窝:是位于膝关节后方的菱形窝（图 4-52）。其上外侧界为股二头肌,上内侧界为半腱肌和半膜肌,下外侧界和下内侧界分别为腓肠肌的外侧头和内侧头。窝内有腘血管、胫神经、腓总神经等结构。

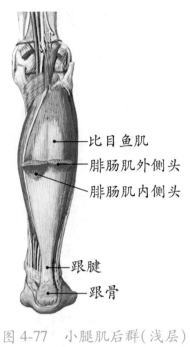

图 4-77 小腿肌后群(浅层)

比目鱼肌
腓肠肌外侧头
腓肠肌内侧头
跟腱
跟骨

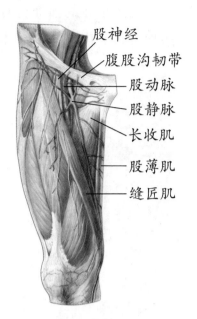

图 4-78 股三角

股神经
腹股沟韧带
股动脉
股静脉
长收肌
股薄肌
缝匠肌

（杨爱连）

第四节　表面解剖学

凡在活体体表可以观察、触摸到的骨性突起和凹陷以及肌肉的轮廓等均称为**体表标志**,主要包括骨性标志和肌性标志。**表面解剖学**是通过观察或触摸体表的骨性或肌性标志,或利用体表标志线或分区,来判断神经血管的走行方向、确定深部器官的位置和在体表投影的一门科学,是进行护理技术操作定位(如肌内注射、穿刺等)、生活护理中的体位选择以及针灸取穴和康复治疗的依据。

一、临床上常用的骨性标志

见表 4-2,图 4-52,图 4-79～图 4-84。

表 4-2　临床上常用的骨性标志及其临床意义

部位	骨性标志名称	临 床 意 义
颅骨	眶上切迹	正常情况下,用指尖压迫眶上切迹时,可刺激眶上神经而产生明显疼痛,故临床上常以此作为鉴别昏迷深浅程度的标志之一
	下颌骨	在咬肌前缘绕下颌骨下缘处,可触及面动脉的搏动
	下颌角	下颌角与锁骨上缘中点连线的上 1/3 处,为颈外静脉的穿刺点
	乳突	化脓性中耳炎时,可出现乳突压痛

部位	骨性标志名称	临床意义
躯干骨	第 7 颈椎棘突	是背部计数椎骨序数和针灸取穴的重要标志,大椎穴位于其下方
	腰椎棘突	相邻腰椎棘突间隙大,是腰椎穿刺的部位
	骶角	是骶管麻醉时进针的定位标志
	胸骨角	两侧平对第 2 肋,是胸部计数肋和肋间隙序数的重要标志
	肋弓	是临床上腹部触诊确定肝、脾、胆囊位置的重要标志
上肢骨	锁骨	左锁骨中线内侧 1~2cm 与左侧第 5 肋间隙交点处可扪及心尖的搏动
	肩峰	是肩部的最高点
	肩胛冈	两侧肩胛冈内侧端的连线经过第 3 胸椎的棘突,是计数棘突的标志
	肩胛下角	平对第 7 肋骨或第 7 肋间隙,两侧肩胛下角的连线平对第 7 胸椎棘突,是背部计数肋骨和胸椎序数的标志之一
	肱骨内、外上髁	当肘关节屈至 90° 时,肱骨内、外上髁和尺骨鹰嘴三点的连线构成一个尖朝下的等腰三角形,称为肘后三角。肘关节发生后脱位时,鹰嘴向后上移位,三点的位置关系则发生改变
	尺骨鹰嘴	当肘关节伸直时,肱骨内、外上髁和尺骨鹰嘴三点成一直线
	桡骨茎突	前面内侧有桡动脉通过
下肢骨	髂嵴	两侧髂嵴最高点的连线约平对第 4 腰椎棘突或第 3、4 腰椎棘突间隙,是临床进行腰椎穿刺的定位标志
	髂前上棘	脐与右髂前上棘连线的中、外 1/3 交界处为麦氏点,是阑尾根部的体表投影点
	髂结节	是腹部分区的重要标志之一
	耻骨结节	耻骨结节与髂前上棘之间连有腹股沟韧带
	髂后上棘	平对骶髂关节的中部
	腓骨头	腓骨头下方外伤时易伤及腓总神经
	坐骨结节大转子	自坐骨结节与大转子之间的中点至股骨内、外侧髁之间中点的连线为坐骨神经在大腿部的体表投影

部位	骨性标志名称	临床意义
下肢骨	内踝	内踝前方有大隐静脉越过,在做静脉注射或静脉切开时,内踝可作为临床上寻找大隐静脉的标志
	外踝	内、外踝连线中点的下方是足背动脉的压迫止血点

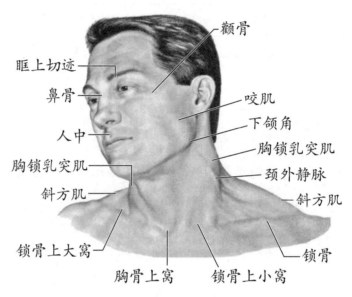

图 4-79　头颈部体表标志

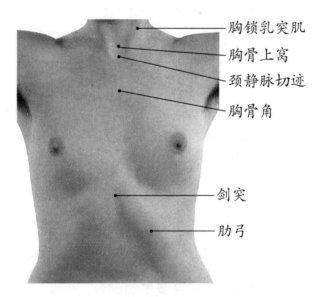

图 4-80　躯干前面体表标志

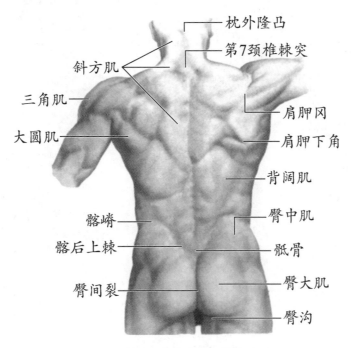

斜方肌
三角肌
大圆肌

枕外隆凸
第7颈椎棘突
肩胛冈
肩胛下角
背阔肌
臀中肌
骶骨
臀大肌
臀沟

髂嵴
髂后上棘
臀间裂

图 4-81　腰背部体表标志

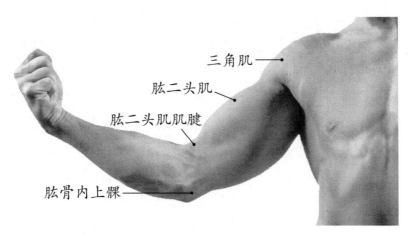

三角肌
肱二头肌
肱二头肌肌腱
肱骨内上髁

图 4-82　臂部体表标志

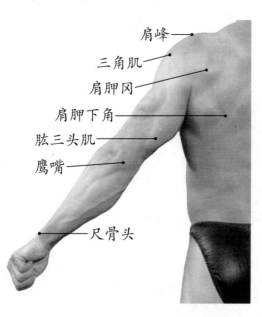

图 4-83　上肢体表标志

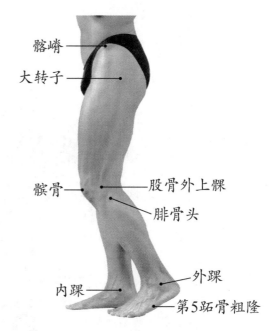

图 4-84　下肢体表标志

二、不同卧位易受压的骨性突起

卧位是患者休息、检查及治疗时采取的姿势。骨性突起部位无肌肉包裹或肌肉较薄、缺乏脂肪组织保护,长期卧床的患者,骨性突起部位容易受压,若发生持续性的缺血、缺氧、营养不良,则可导致压疮的发生,故在临床工作中一定要重视易受压骨性突起部位的护理。不同卧位易受压的骨性突起有(图 4-85):①仰卧位,枕外隆凸、肩胛冈、尺骨鹰嘴、椎骨的棘突、骶骨、尾骨、髂后上棘和跟骨等处,最常发生于骶尾处;②侧卧位,肩峰、肋骨、肱骨外上髁、髂结节、股骨大转子、股骨内外侧髁、腓骨头、内踝和外踝等处;③俯卧位,额骨、下颌骨颏部、胸骨、肋骨、髂前上棘、髌骨和足尖等处;④坐位,坐骨结节、足跟等处。

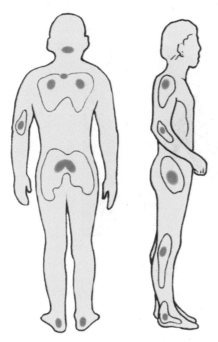

图 4-85　仰卧位和侧卧位易受
压部位(红色区)

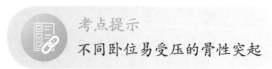

考点提示
不同卧位易受压的骨性突起

三、临床上常用的肌性标志

临床上常用的肌性标志有咬肌、胸锁乳突肌、竖脊肌、三角肌、肱二头肌、掌长肌腱、指伸肌腱、臀大肌、臀中肌、腹股沟、股四头肌、髌韧带、小腿三头肌、跟腱（表 4-3，图 4-52，图 4-79~图 4-84）等。

表 4-3　临床上常用的肌性标志及其临床意义

肌性标志名称	临 床 意 义
咬肌	当面部出血时，可在咬肌前缘与下颌骨下缘交界处进行面动脉压迫止血
胸锁乳突肌	如头颈部出血时，在胸锁乳突肌前缘，相当于环状软骨平面，可将颈总动脉向后压在第 6 颈椎横突上进行止血；胸锁乳突肌后缘中点处是颈部皮神经阻滞麻醉的部位
锁骨上小窝	为胸锁乳突肌胸骨头和锁骨头与锁骨上缘之间形成的三角形小窝，其深面有颈总动脉通过
锁骨上大窝	位于锁骨中 1/3 的上方，是胸锁乳突肌后缘与斜方肌前缘之间的三角形凹陷，窝内可触及条索状的臂丛和行径第 1 肋骨上面锁骨下动脉的搏动，上肢外伤出血时可在此压迫止血；胸锁乳突肌后缘与锁骨形成的夹角处向外 0.5~1.0cm 处为锁骨下静脉锁骨上入路穿刺的进针点
竖脊肌	竖脊肌外侧缘与第 12 肋形成的夹角称为肾区，是临床上肾囊封闭常用的进针部位
三角肌	在臂外侧，肩峰下 2~3 横指处是三角肌注射的安全区
肱二头肌	在肘窝中央，肱二头肌腱的内侧可触及肱动脉搏动，测量血压时，通常将听诊器的胸件置于肱二头肌腱的稍内侧
掌长肌腱	当用力半握拳并屈腕时，在腕掌侧中份上方可见掌长肌腱（图 4-86）。正中神经位于其桡侧，掌长肌腱是正中神经浸润麻醉的进针标志
腹股沟	是腹部与大腿部（股部）的分界线，深面有腹股沟韧带
髌韧带	半屈膝时最为明显，是临床上检查膝反射的叩击部位
跟腱	在踝部后面可触及，是临床上检查跟腱反射的叩击部位

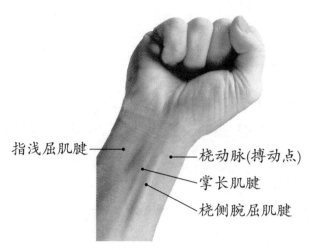

指浅屈肌腱 —

— 桡动脉(搏动点)

— 掌长肌腱

— 桡侧腕屈肌腱

图 4-86　前臂的肌性标志

四、胸部的标志线和腹部的分区

内脏各器官在胸、腹腔内均有较恒定的位置,为了便于描述各器官的位置及其体表投影,通常在胸、腹部表面设定若干标志线,并将腹部分为若干区(图4-87,图4-88)。

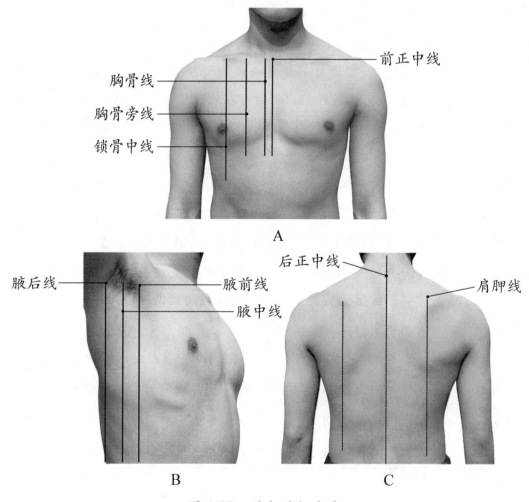

胸骨线 —

胸骨旁线 —

锁骨中线 —

— 前正中线

A

腋后线 —

— 腋前线

— 腋中线

后正中线 —

— 肩胛线

B

C

图 4-87　胸部的标志线

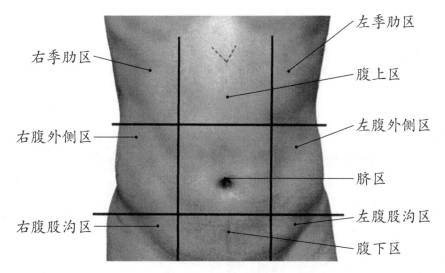

图 4-88　腹部的分区

（一）胸部的标志线

胸部的标志线有：①**前正中线**,沿身体前面正中所作的垂直线;②**胸骨线**,沿胸骨最宽处外侧缘所作的垂直线;③**锁骨中线**,通过锁骨中点所作的垂直线;④**胸骨旁线**,经胸骨线与锁骨中线之间连线的中点所作的垂直线;⑤**腋前线**,沿腋前襞所作的垂直线;⑥**腋后线**,沿腋后襞所作的垂直线;⑦**腋中线**,通过腋前线与腋后线之间连线的中点所作的垂直线;⑧**肩胛线**,通过肩胛下角所作的垂直线;⑨**后正中线**,沿身体后面正中(即沿各椎骨棘突)所作的垂直线。

（二）腹部的分区

1. 九区划分法　通常用两条横线和两条纵线将腹部划分为 9 个区。两条横线分别是通过两侧肋弓最低点的连线和两侧髂结节的连线;两条纵线分别是通过左、右腹股沟韧带中点所作的垂直线。9 个区分别为左季肋区、腹上区、右季肋区、左腹外侧区、脐区、右腹外侧区、左髂区(左腹股沟区)、腹下区(耻区)和右髂区(右腹股沟区)。

2. 四区划分法　临床上常通过脐作一水平线和垂直线,将腹部分为左上腹、右上腹、左下腹和右下腹 4 个区。

（杨爱连）

本章小结

运动系统由骨、骨连结和骨骼肌 3 部分组成。全身各骨借骨连结构成了人体坚硬的主体框架。关节是运动的枢纽。在某种意义上讲,没有关节,就没有运动。肌的配布反映了人类直立姿势和从事劳动的特点,小腿三头肌、股四头肌、臀大肌和竖脊肌是维持人体直立姿势的主要肌。由于上、下肢的分工和劳动的影响,上肢肌适应灵活运动,屈肌比伸肌发达,肌形细巧,数目较多,手肌比足肌分化程度高。下肢肌适应支持和移动身体,下肢肌则比上肢肌强大有力,数目较少。骨性标志和肌性标志在确定器官、血管和神经的位置以及外科手术的定位中发挥重要作用。

A1 型题

1. 关于骨的描述,错误的是
   A. 骨是一坚硬的器官
   B. 成人共有 206 块
   C. 骨又称为骨骼
   D. 按形态骨分为 4 类
   E. 按部位分为躯干骨、颅骨和四肢骨 3 部分

2. 不属于躯干骨的是
   A. 胸骨
   B. 髋骨
   C. 骶骨
   D. 椎骨
   E. 肋骨

3. 屈颈时,项部最明显的隆起是
   A. 第 1 胸椎棘突
   B. 第 2 胸椎棘突
   C. 第 5 颈椎棘突
   D. 第 6 颈椎棘突
   E. 第 7 颈椎棘突

4. 骶管麻醉的部位和必须摸认的标志是
   A. 骶前孔、骶骨的岬
   B. 骶管裂孔、骶角
   C. 骶管、骶骨的岬
   D. 骶后孔、骶角
   E. 骶角

5. 胸骨角两侧平对
   A. 第 3 肋
   B. 第 2 肋间隙
   C. 第 1 肋
   D. 第 2 肋
   E. 第 4 肋间隙

6. 属于脑颅骨的是
   A. 蝶骨
   B. 下颌骨
   C. 鼻骨
   D. 颧骨
   E. 上颌骨

7. 前囟闭合的时间是
   A. 出生前
   B. 生后 3 个月
   C. 生后 6 个月
   D. 生后 1~1.5 岁
   E. 出生后不久

8. 解剖学姿势时,朝向前的结构是
   A. 胸椎棘突
   B. 冈上窝
   C. 肩胛下窝
   D. 肩胛冈
   E. 臀肌粗隆

9. 两侧髂嵴最高点的连线约平对
   A. 第 1 腰椎棘突
   B. 第 2 腰椎棘突
   C. 第 3 腰椎棘突
   D. 第 4 腰椎棘突
   E. 第 5 腰椎棘突

10. 体表可摸到的骨性标志应除外
    A. 髂嵴
    B. 坐骨结节
    C. 髂前上棘

D. 大转子   E. 耻骨联合面

11. 下列搭配错误的是
    A. 颈椎—横突孔   B. 腓骨—外踝   C. 肱骨—桡神经沟
    D. 尺骨—尺神经沟   E. 胫骨—内踝

12. 沿矢状轴进行的运动是
    A. 屈和伸   B. 收和展   C. 环转
    D. 旋内   E. 旋外

13. 腰椎穿刺时,穿刺针最后通过的韧带是
    A. 后纵韧带   B. 棘上韧带   C. 黄韧带
    D. 棘间韧带   E. 前纵韧带

14. 不参与胸廓构成的结构是
    A. 胸骨   B. 肋骨   C. 肋软骨
    D. 肩胛骨   E. 胸椎

15. 不参与桡腕关节构成的骨是
    A. 手舟骨   B. 尺骨下端   C. 桡骨下端
    D. 月骨   E. 三角骨

16. 参与骨盆构成的结构应除外
    A. 骶骨和尾骨   B. 骶髂关节   C. 左、右髋骨
    D. 耻骨联合   E. 股骨

17. 膝关节的构成不包括
    A. 股骨下端   B. 髌骨   C. 胫骨上端
    D. 腓骨上端   E. 前交叉韧带

18. 当上、下颌紧咬时,在下颌角前上方可以摸到的肌是
    A. 咬肌   B. 颞肌   C. 翼内肌
    D. 翼外肌   E. 颊肌

19. 临床上最常用的测量体温部位在
    A. 肘窝   B. 腋窝   C. 腘窝
    D. 锁骨上大窝   E. 锁骨上小窝

20. 患者不能完成"背手"动作,提示可能是何肌瘫痪所致
    A. 背阔肌   B. 前锯肌   C. 胸大肌
    D. 斜方肌   E. 三角肌

21. 人体主要的呼吸肌是
    A. 胸大肌   B. 胸小肌   C. 肋间肌
    D. 膈   E. 腹肌

22. 测量血压时,为寻找肱动脉,在肘窝中央需首先摸到的结构是

A. 肱肌腱　　　　　　　　　　B. 肱二头肌腱　　　　　　　C. 肱三头肌腱

D. 旋前圆肌　　　　　　　　　E. 掌长肌腱

23. 有关肌作用的搭配,错误的是

    A. 三角肌—肩关节外展　　　　　　　　B. 肱三头肌—屈肘关节

    C. 股四头肌—伸膝关节　　　　　　　　D. 背阔肌—肩关节内收、旋内

    E. 缝匠肌—屈髋关节和膝关节

24. 压疮的好发部位不包括

    A. 头高足低位—足跟　　　　B. 侧卧位—踝部　　　　C. 俯卧位—膝部

    D. 坐位—坐骨结节　　　　　E. 仰卧位—髂前上棘

A2 型题

25. 患儿,男,1 岁 8 个月。因肺炎需肌内注射青霉素,其注射部位最好选用

    A. 臀大肌　　　　　　　　　B. 股外侧肌　　　　　　　C. 三角肌下缘

    D. 股四头肌　　　　　　　　E. 臀中肌与臀小肌

第五章 | 呼吸系统

05章 数字资源

学习目标

1. 掌握:呼吸系统的组成及上、下呼吸道的概念;鼻旁窦的开口部位;咽的分部及交通;左、右主支气管的形态差异及临床意义;喉腔的分部;肺的位置、形态和分叶;肋膈隐窝的位置及临床意义;声门裂、呼吸膜、胸膜腔和纵隔的概念。

2. 熟悉:鼻腔的分部及各部的形态结构;喉软骨的组成;气管切开术的部位;壁胸膜的分部;胸膜下界与肺下界的体表投影。

3. 了解:外鼻的形态结构及鼻黏膜的分部;气管与主支气管的微细结构;肺段的概念;肺导气部和呼吸部的组成;纵隔的境界及分区。

呼吸系统(respiratory system)由传送气体的呼吸道和进行气体交换的肺两部分组成(图 5-1)。呼吸道包括鼻、咽、喉、气管和各级支气管。临床上,通常把鼻、咽和喉称为**上呼吸道**,把气管和各级支气管称为**下呼吸道**。呼吸系统的主要功能是进行气体交换,即吸入 O_2,呼出 CO_2。

考点提示
上、下呼吸道的概念

案例5-1

患者,女,10 岁。因感冒后经常出现头痛、鼻塞、流稠黄鼻涕等不适症状而来医院就诊。经耳鼻咽喉科医生检查,考虑可能患有鼻旁窦炎。

请问:1. 鼻腔外侧壁有哪些重要结构?

2. 鼻旁窦有哪几对? 中鼻道的分泌物可能来自于何处?

3. 患者站立时,分泌物最不容易引流的鼻旁窦是哪一对? 为什么?

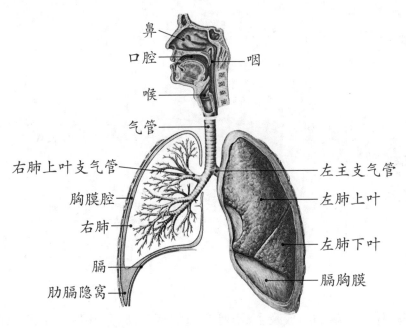

图 5-1 呼吸系统概况

第一节 呼吸道

一、鼻

鼻是呼吸道的起始部,也是嗅觉器官,由外鼻、鼻腔和鼻旁窦 3 部分组成。

(一)外鼻

外鼻位于面部的中央,呈锥体形,以鼻骨和软骨为支架,外覆皮肤和少量皮下组织而构成。外鼻上端位于两眼之间的狭窄部分称为**鼻根**,向下延成为**鼻背**,末端为**鼻尖**(图 5-2)。鼻尖两侧的弧形隆起为**鼻翼**,在呼吸困难时,可见鼻翼扇动。从鼻翼向外下方至口角的浅沟称为**鼻唇沟**,正常人左右对称,面瘫患者患侧鼻唇沟变浅或消失。外鼻下方有一对**鼻孔**,是气体进出呼吸道的门户。

(二)鼻腔

鼻腔是由骨和软骨内衬黏膜和皮肤而围成的腔,被鼻中隔分为左、右两腔。每侧鼻腔向前经鼻孔通外界,向后经鼻后孔通鼻咽部。每侧鼻腔以鼻阈为界(图 5-3),分为鼻前庭和固有鼻腔两部分。

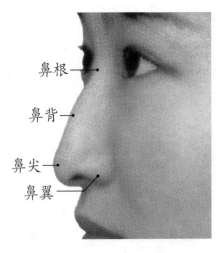

图 5-2 外鼻

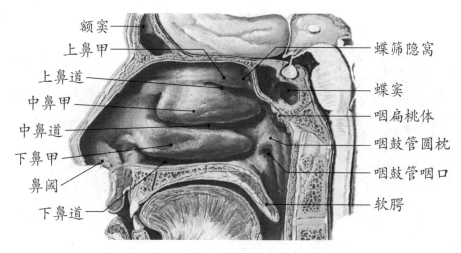

图 5-3 鼻腔外侧壁的结构(右侧)

1. 鼻前庭 为鼻翼所遮盖的部分,内面衬以皮肤,并生有鼻毛,具有滤过和净化空气的作用。

2. 固有鼻腔 位于鼻腔的后上部,为鼻腔的主要部分,通常简称**鼻腔**。由骨性鼻腔内衬黏膜而构成,其形态与骨性鼻腔大致相同。内侧壁为鼻中隔,外侧壁自上而下有上鼻甲、中鼻甲和下鼻甲,以及各鼻甲下方的上鼻道、中鼻道和下鼻道。下鼻道的前部有鼻泪管的开口。在上鼻甲后上方与鼻腔顶部之间的凹陷,称为**蝶筛隐窝**。

鼻黏膜按生理功能分为嗅区和呼吸区。**嗅区**是位于上鼻甲内侧面以及与其相对的鼻中隔部分的黏膜,内含嗅细胞,具有嗅觉功能。**呼吸区**为嗅区以外的黏膜,活体呈粉红色,内含丰富的血管和腺体,对吸入的空气起加温、湿润和净化作用。鼻中隔前下部的黏膜较薄且血管特别丰富,90% 左右的鼻出血均发生于此区,故称为**易出血区**。

（三）鼻旁窦

鼻旁窦又称**副鼻窦**,由骨性鼻旁窦内衬黏膜而构成,对吸入的空气有加温、湿润作用,并对发音起共鸣作用。鼻旁窦共 4 对,即**上颌窦**、**额窦**、**蝶窦**和**筛窦**(图 5-4),其中上颌窦、额窦和前筛窦、中筛窦均开口于中鼻道,后筛窦开口于上鼻道,蝶窦开口于蝶筛隐窝(图 5-5)。

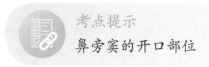

考点提示
鼻旁窦的开口部位

知识拓展

上 颌 窦 炎

鼻旁窦黏膜与鼻腔黏膜相延续,故鼻腔黏膜的炎症可蔓延引起鼻旁窦炎。上颌窦是容积最大的一对鼻旁窦,窦口位置高于窦底,炎症时分泌物引流不畅,故上颌窦的慢性炎症较为多见,治疗时须行上颌窦体位引流或穿刺冲洗清除脓液。

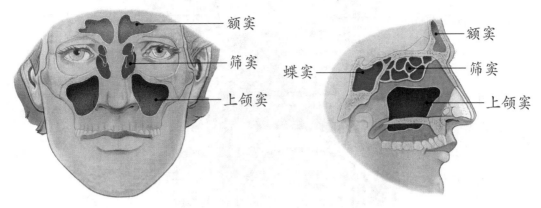

图5-4 鼻旁窦示意图

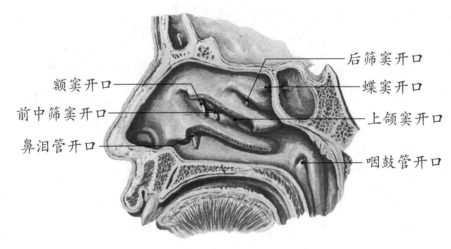

图5-5 鼻旁窦的开口位置(鼻甲已部分切除)

二、咽

(一)咽的形态和位置

咽是一前后略扁的漏斗状肌性管道,位于颈椎的前方,上起自颅底,下至第6颈椎体下缘平面与食管相续,长约12cm。咽的前壁不完整,分别与鼻腔、口腔和喉腔相通(图5-6),故咽是消化道和呼吸道的共同通道。

(二)咽的分部

咽以软腭和会厌上缘平面为界,分为鼻咽、口咽和喉咽3部分(图5-6)。

1. 鼻咽 位于鼻腔的后方,介于颅底与软腭平面之间,向前经鼻后孔与鼻腔相通。咽后上壁的黏膜内有咽扁桃体。在鼻咽的侧壁上,相当于下鼻甲后方约1cm处有一**咽鼓管咽口**,借咽鼓管通向中耳鼓室。咽鼓管咽口前上后方的弧形隆起为**咽鼓**

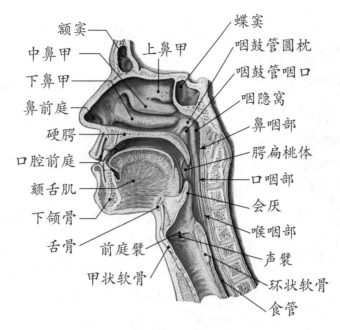

図中标注（从上到下、从左到右）：

额窦　蝶窦
中鼻甲　上鼻甲　咽鼓管圆枕
下鼻甲　咽鼓管咽口
鼻前庭　咽隐窝
硬腭　鼻咽部
口腔前庭　腭扁桃体
颏舌肌　口咽部
下颌骨　会厌
舌骨　喉咽部
前庭襞　声襞
甲状软骨　环状软骨
食管

图 5-6　头颈部正中矢状切面

管圆枕，是寻认咽鼓管咽口的标志。咽鼓管圆枕后方的纵行凹陷称为**咽隐窝**，为鼻咽癌的好发部位。

2. 口咽　位于口腔的后方，介于软腭与会厌上缘平面之间，向前经咽峡与口腔相通。口咽侧壁腭舌弓与腭咽弓之间的凹窝内容纳腭扁桃体，它属于淋巴器官，具有防御功能。

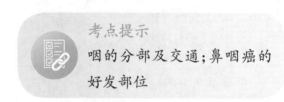

考点提示
咽的分部及交通；鼻咽癌的好发部位

咽扁桃体、腭扁桃体和舌扁桃体等共同围成**咽淋巴环**，是呼吸道和消化道的重要防御结构。

3. 喉咽　位于会厌上缘与第 6 颈椎体下缘平面之间，向下与食管相续，向前经喉口与喉腔相通。在喉口的两侧各有一深窝，称为**梨状隐窝**（图 5-7），是异物（如鱼刺）易滞留的部位。

三、喉

（一）喉的位置与毗邻

喉既是呼吸的管道，又是发音的器官，位于颈前部中份的皮下，相当于第 3~6 颈椎的高度。上借甲状舌骨膜与舌骨相连，向下与气管相续（图 5-8）。后方是喉咽部，两侧邻近颈部的大血管、神经和甲状腺侧叶等。由于喉与舌骨和咽连结紧密，故当吞咽时喉可上、下移动。

（二）喉的结构

喉是复杂的中空性器官，以软骨为支架，借关节、韧带和肌肉连结，内衬黏膜而构成。

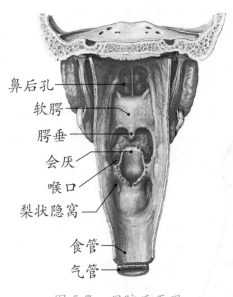

鼻后孔——

软腭——

腭垂——

会厌——

喉口——

梨状隐窝——

食管——

气管——

图 5-7　咽腔后面观

1. 喉软骨及其连结　喉软骨包括不成对的**甲状软骨**、**环状软骨**、**会厌软骨**和成对的**杓状软骨**(图 5-8)。

（1）甲状软骨：位于舌骨的下方，构成喉的前外侧壁，其前上部向前突出称为**喉结**，是成年男性颈部的重要标志。甲状软骨上缘借**甲状舌骨膜**与舌骨相连，下缘借**环甲正中韧带**与环状软骨弓相连。当急性喉阻塞来不及进行气管切开术时，可切开环甲正中韧带或在此作穿刺以建立暂时的通气道，以抢救患者生命。

（2）环状软骨：位于甲状软骨的下方，由前部低窄的环状软骨弓和后部高宽的环状软骨板构成。

环状软骨弓后方平对第 6 颈椎，是颈部重要的体表标志之一。环状软骨是喉软骨中唯一完整的软骨环，对保持呼吸道畅通有重要作用。

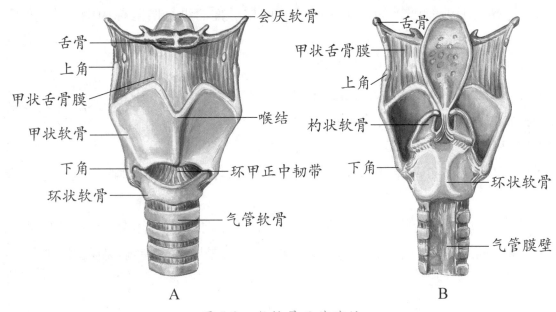

舌骨——

上角——

甲状舌骨膜——

甲状软骨——

下角——

环状软骨——

——会厌软骨

——喉结

——环甲正中韧带

——气管软骨

——舌骨

甲状舌骨膜——

上角——

杓状软骨——

下角——

——环状软骨

——气管膜壁

A　　　　　　　　　B

图 5-8　喉软骨及其连结

A. 前面观；B. 后面观。

（3）会厌软骨：位于甲状软骨的后上方，形似上宽下窄的树叶状，由弹性软骨构成。会厌软骨被覆黏膜构成**会厌**。当吞咽时，喉上提，会厌关闭喉口，可防止食物误入喉腔。

（4）杓状软骨：位于环状软骨板的上方，是一对呈底朝下的三棱锥体形软骨，杓状软骨底的前端与甲状软骨内面间有一条**声韧带**相连。

2. 喉肌　为附着在喉软骨上的数块细小骨骼肌，具有紧张或松弛声带、开大或缩小声

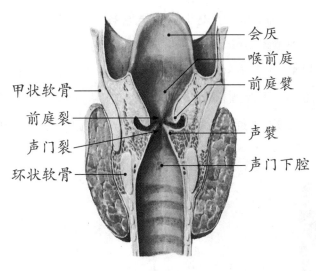

图 5-9　喉腔冠状切面(后面观)

会厌
喉前庭
前庭襞
甲状软骨
前庭裂
声襞
声门裂
声门下腔
环状软骨

门裂等作用,可控制发音的强弱和调节音调的高低。

(三)喉腔

喉的内腔称为**喉腔**,向上经喉口与喉咽部相交通,向下与气管内腔相延续。喉腔的入口称为**喉口**,朝向后上方。喉腔中部两侧壁有上、下两对呈前后方向走行的黏膜皱襞,上方的一对为**前庭襞**(图 5-9),两侧前庭襞之间的裂隙称为**前庭裂**;下方的一对为**声襞**,两侧声襞之间的裂隙称为**声门裂**,简称**声门**,是喉腔最狭窄的部位。气流通过声门裂时,引起声带振动而发出声音(图 5-10)。

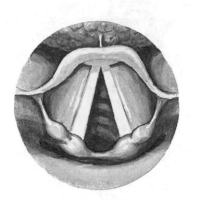
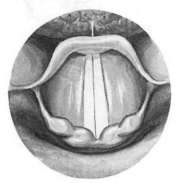

声门开放　　　　　声门关闭

图 5-10　声门

喉腔借前庭襞和声襞分为 3 部分:①**喉前庭**,是位于喉口与前庭裂之间的部分;②**喉中间腔**,是位于前庭裂与声门裂之间的部分,该腔向两侧延伸至前庭襞与声襞之间的梭形隐

考点提示
喉软骨的组成;喉腔的分部

窝称为**喉室**;③**声门下腔**,是位于声门裂与环状软骨下缘之间的部分,此区黏膜下组织较疏松,炎症时易引起水肿,尤其是婴幼儿喉腔较窄小,喉水肿时易引起喉阻塞而导致呼吸困难。

四、气管与主支气管

(一)气管

气管位于食管的前方,上接环状软骨,经颈前正中下行进入胸腔,至胸骨角平面(平对第4胸椎体下缘)分为左、右主支气管(图5-11)。分叉处称为**气管杈**。气管杈内面有一向上隆凸并略偏向左侧的半月形嵴,称为**气管隆嵴**,是支气管镜检查的定位标志。气管颈部位于颈前正中,位置表浅,在颈静脉切迹上方可触及,临床上常在第3~5气管软骨环处进行气管切开术。当肺或胸膜疾患时,气管颈部可发生偏移,临床上具有诊断价值。气管由14~17个"C"形的气管软骨环以及连接各环之间的平滑肌和结缔组织构成。

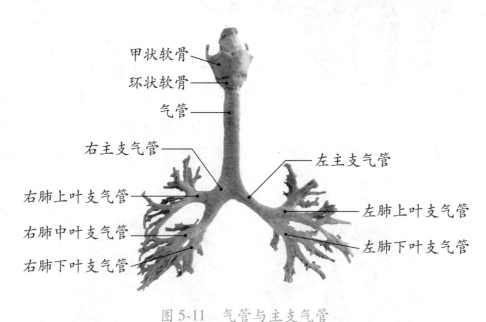

甲状软骨
环状软骨
气管
右主支气管
左主支气管
右肺上叶支气管
左肺上叶支气管
右肺中叶支气管
左肺下叶支气管
右肺下叶支气管

图 5-11　气管与主支气管

(二) 主支气管

左、右主支气管由气管分出后(图5-1,图5-11),行向外下方。**左主支气管**细长而走行倾斜(近于水平),经左肺门入肺。**右主支气管**粗短而走行陡直,经右肺门入肺。由于右主支气管较左主支气管短而粗,与气管

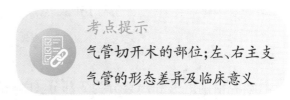

考点提示
气管切开术的部位;左、右主支气管的形态差异及临床意义

中线延长线形成的夹角较小,以及气管隆嵴常偏向左侧和右肺的通气量较大等缘故,故气管内异物多坠入右主支气管。

(三) 气管与主支气管的微细结构

气管与主支气管的管壁由内向外依次为黏膜、黏膜下层和外膜(图5-12)。①黏膜,由上皮和固有层构成,上皮为假复层纤毛柱状上皮。②黏膜下层,为疏松结缔组织,含有较多的气管腺。气管腺和上皮杯状细胞的分泌物覆盖在上皮表面,可黏附吸入空气中的细菌及尘埃颗粒,经纤毛的节律性摆动,将黏附物推向咽部成痰而被咳出。③外膜,主要含"C"形透明软骨环,软骨环之间及后面的缺口处有富含弹性纤维的致密结缔组织相连接,软骨环缺口处还有平滑肌束封闭。

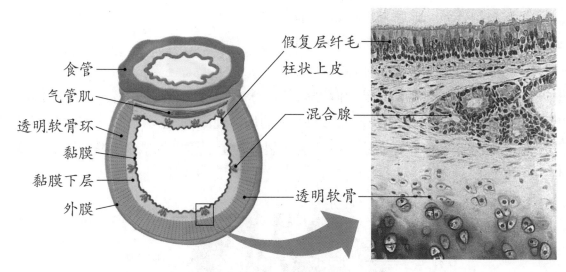

图 5-12　气管壁微细结构

第二节　肺

一、肺的位置和形态

1. 肺的位置　肺(lung)左、右各一,位于胸腔内纵隔的两侧,膈的上方(图 5-13)。因受肝以及心脏位置偏左的影响,故右肺较宽短,左肺较狭长。肺质软而轻,呈海绵状富有弹性。婴幼儿的肺呈淡红色,随着年龄增长,吸入空气中尘埃的不断沉积,肺渐变为暗红色或深灰色,吸烟者尤为明显。

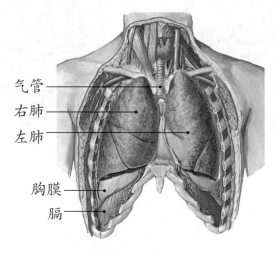

图 5-13　肺的位置

2. 肺的形态　肺形似圆锥形,具有一尖、一底、两面(肋面、内侧面)和三缘(前缘、后缘和下缘)(图 5-14,图 5-15)。肺的上端钝圆为**肺尖**,经胸廓上口突至颈根部,超出锁骨内

侧 1/3 段上方 2~3cm。**肺底**与膈相邻,略向
上凹陷,又称膈面。外侧面与肋和肋间肌相
邻,故称肋面;内侧面朝向纵隔,又称纵隔面,

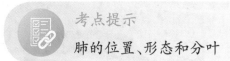
其中央凹陷处称为**肺门**,是支气管、肺动脉、肺静脉、淋巴管和神经等出入肺的部位,这些
进出肺门的结构被结缔组织包绕构成**肺根**。肺的后缘钝圆,前缘和下缘均较锐薄,左肺前
缘下份有一弧形凹陷,称为**心切迹**。左肺被斜裂分为上、下两叶,右肺被斜裂和水平裂分
为上、中、下 3 叶。

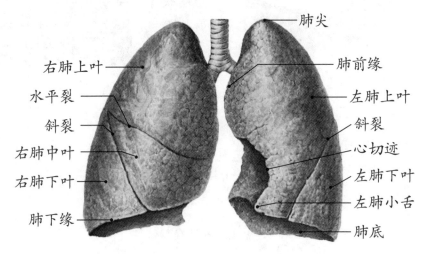

图 5-14　肺的形态(前面观)

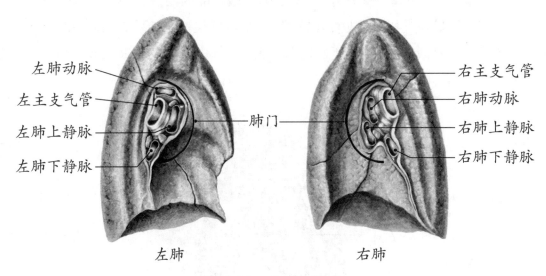

图 5-15　肺的内侧面

二、支气管肺段

主支气管进入肺门后,左主支气管分为上、下两支,右主支气管分为上、中、下 3 支,分
别进入相应的肺叶,称为**肺叶支气管**(图 5-11)。肺叶支气管在各肺叶内再分支为**肺段支**

气管。每一肺段支气管及其分支和所属的肺组织构成一个**支气管肺段**,简称**肺段**(图 5-16)。各肺段略呈圆锥形,尖端朝向肺门,底朝向肺表面。左、右两肺各分为 10 个肺段。由于肺段结构和功能的相对独立性,故临床上常以肺段为单位进行定位诊断或做肺段切除。

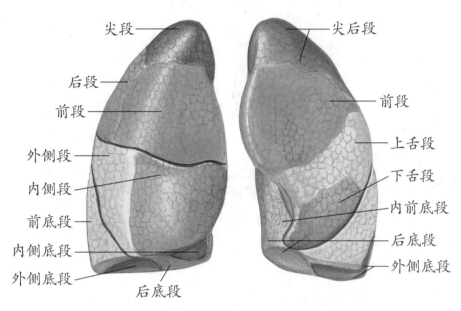

尖段 —— 　　 —— 尖后段
后段 ——
前段 —— 　　 —— 前段
　　　　 —— 上舌段
外侧段 ——　　 —— 下舌段
内侧段 ——　　 —— 内前底段
前底段 ——　　 —— 后底段
内侧底段 ——　　 —— 外侧底段
外侧底段 ——
后底段

图 5-16　肺段(前面观)

三、肺的微细结构

肺的表面被覆有一层光滑的浆膜,即胸膜的脏层。肺组织分为实质和间质两部分。肺间质是肺内各级支气管道之间的结缔组织及血管、淋巴管和神经等。肺实质是指肺内支气管的各级分支及其终末的大量肺泡,约有 24 级分支,依次为肺叶支气管、肺段支气管、小支气管、细支气管、终末细支气管、呼吸性细支气管、肺泡管、肺泡囊及肺泡。因主支气管反复分支呈树枝状,形似一棵倒置的树,故称为**支气管树**(图 5-17)。按功能不同,肺实质又可分为肺导气部和肺呼吸部两部分(图 5-18)。

(一)肺导气部

肺导气部包括**肺叶支气管**、**肺段支气管**、**小支气管**、**细支气管**和**终末细支气管**,只有输送气体的功能,不能进行气体交换。每一条

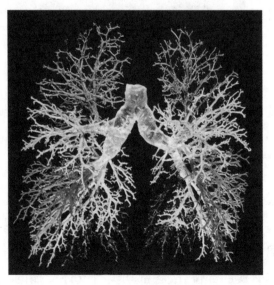

图 5-17　支气管树

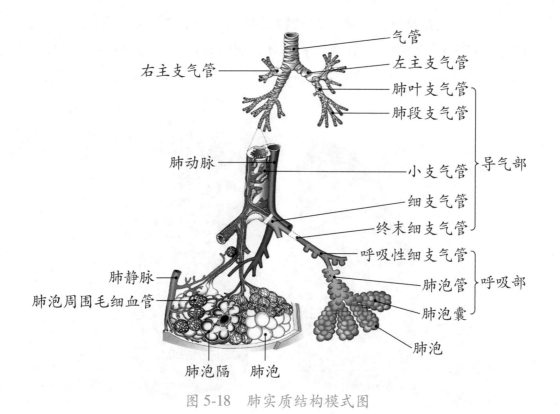

图 5-18　肺实质结构模式图

细支气管连同它的各级分支和肺泡构成一个**肺小叶**(图 5-18)。临床上称仅累及若干肺小叶的炎症,称为小叶性肺炎。

　　肺导气部管壁结构与主支气管基本相似,但随着分支,管径渐细,管壁变薄,至终末细支气管,管壁结构的变化是:①上皮为单层柱状上皮;②杯状细胞、腺体和软骨全部消失;③平滑肌已形成完整的环行肌缠绕管壁。

知识拓展

哮　　喘

　　哮喘是过敏反应引起的呼吸困难。在发生过敏反应时,肺间质内的肥大细胞释放大量组胺和白三烯等,引起细支气管和终末细支气管平滑肌收缩,由于管壁失去软骨支撑,加之气道内分泌物增多、黏稠,从而引发呼吸困难。

(二)肺呼吸部

　　肺呼吸部是指呼吸性细支气管至肺泡的各级分支,包括**呼吸性细支气管**、**肺泡管**、**肺泡囊**和**肺泡**(图 5-18,图 5-19)。其特点是各部管壁都不同程度地出现肺泡,肺泡是进行气体交换的部位,故各部均具有气体交换的功能。

　　肺泡是支气管树的终末部分,是构成肺的主要结构。成人每侧肺有 3 亿～4 亿个肺

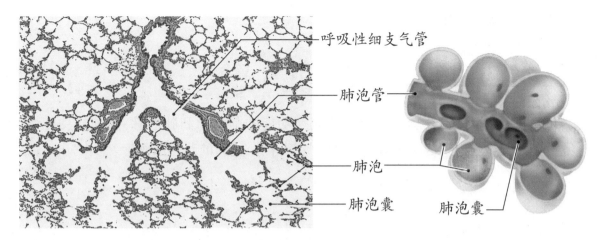

图 5-19　肺呼吸部的结构

泡,吸气时总表面积可达 $70\sim80m^2$。肺泡壁很薄,由单层肺泡上皮和基膜构成。肺泡上皮由以下两种细胞组成(图 5-20):①**Ⅰ型肺泡细胞**,细胞扁平,覆盖了肺泡约 95% 的表面积,是进行气体交换的部位,参与气-血屏障的构成。②**Ⅱ型肺泡细胞**,呈立方形或圆形,散在分布于Ⅰ型肺泡细胞之间,覆盖了肺泡约 5% 的表面积。它能分泌**表面活性物质**,具有降低肺泡表面张力、稳定肺泡大小的重要作用。

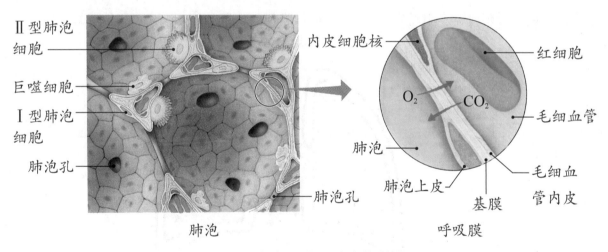

图 5-20　肺泡和呼吸膜结构模式图

相邻肺泡之间气体流通的小孔称为**肺泡孔**(图 5-20),肺部感染时,肺泡孔可成为炎症扩散的渠道。相邻肺泡之间的薄层结缔组织称为**肺泡隔**,即肺间质,内含丰富的毛细血管、大量的弹性纤维以及散在分布的肺巨噬细胞和肥大细胞等,其弹性纤维有助于肺泡扩张后的回缩。**肺巨噬细胞**来源于血液中的单核细胞,具有活跃的吞噬功能。吞噬了大量尘粒的肺巨噬细胞称为**尘细胞**。肺泡与肺泡隔毛细血管内血液之间进行气体交换所通过的结构称为**气-血屏障**,又称**呼吸膜**。由肺泡表面活性物质层、Ⅰ型肺泡细胞与基膜、薄层

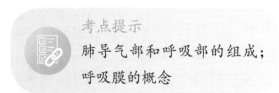

考点提示
肺导气部和呼吸部的组成;
呼吸膜的概念

结缔组织、毛细血管基膜与内皮构成。

四、肺 的 血 管

肺有两套血管系统：一套是完成气体交换功能的肺动脉和肺静脉，是肺的功能性血管；另一套是营养肺组织的支气管动脉和支气管静脉，是肺的营养性血管。

第三节 胸   膜

一、胸膜与胸膜腔的概念

1. 胸膜 是一层薄而光滑的**浆膜**，可分为相互移行的脏胸膜和壁胸膜两部分。**脏胸膜**紧贴在肺表面。**壁胸膜**贴附于胸壁内面、膈上面和纵隔两侧面，依其贴附部位不同分为相互转折移行的**肋胸膜**、**膈胸膜**、**纵隔胸膜**和**胸膜顶** 4 部分（图 5-21）。胸膜顶是肋胸膜与纵隔胸膜上延至胸廓上口平面以上，覆盖在肺尖上方的部分，高出锁骨内侧 1/3 段上方 2~3cm。在锁骨上方进行针刺或臂丛阻滞麻醉时，应注意胸膜顶的位置，以免刺破而造成气胸。

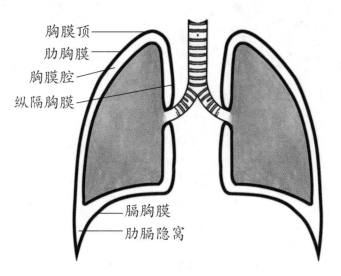

图 5-21 胸膜和胸膜腔示意图

2. 胸膜腔 是由脏胸膜与壁胸膜在肺根处相互移行而形成的一个潜在性密闭腔隙，左右各一，互不相通，腔内呈负压，仅有少量浆液，可减少呼吸时脏、壁胸膜间的摩擦。肋胸膜与膈胸膜转折处形成的半环形隐窝，

考点提示
胸膜腔的概念；肋膈隐窝的位置及临床意义

称为**肋膈隐窝**（图 5-21），是人体直立状态下胸膜腔的最低部位，胸膜腔积液首先积聚于此处。

胸膜腔穿刺术

临床上进行胸膜腔穿刺抽取积液时，应结合 B 型超声检查，根据液体所在部位，选择呼吸音消失、叩诊实音的部位作为穿刺点，通常选择在患侧腋后线第 8、9 肋间隙紧贴肋骨上缘进针较为安全，由浅入深依次穿经皮肤、浅筋膜、深筋膜、胸壁肌、肋间隙（肋间肌）、胸内筋膜、肋胸膜至胸膜腔。

二、胸膜下界与肺下界的体表投影

胸膜的体表投影是指壁胸膜各部之间相互移行形成的返折线在体表的投影位置，投影位置标志着胸膜腔的范围，其中最有实用意义的是胸膜下界的体表投影。胸膜下界是肋胸膜与膈胸膜的反折线，在锁骨中线处与第 8 肋相交，在腋中线处与第 10 肋相交，在肩胛线处与第 11 肋相交，在接近后正中线处平第 12 胸椎棘突的高度（图 5-22）。

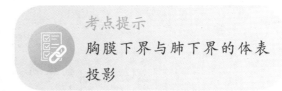
考点提示
胸膜下界与肺下界的体表投影

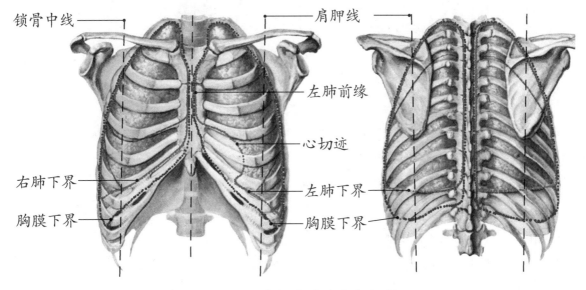

图 5-22　肺与胸膜的体表投影

肺下界的体表投影约高出胸膜下界两个肋的距离（表 5-1）。

表 5-1 肺下界与胸膜下界的体表投影

部位	锁骨中线	腋中线	肩胛线	后正中线
肺下界	第 6 肋	第 8 肋	第 10 肋	第 10 胸椎棘突
胸膜下界	第 8 肋	第 10 肋	第 11 肋	第 12 胸椎棘突

第四节 纵 隔

纵隔是左、右纵隔胸膜之间全部器官、结构与结缔组织的总称。其前界为胸骨,后界为脊柱胸段,两侧界为纵隔胸膜,上界为胸廓上口,下界为膈(图 5-23)。成人纵隔位置略偏左侧。

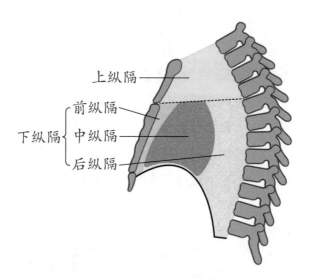

图 5-23 纵隔分区示意图

纵隔的分区通常以胸骨角至第 4 胸椎体下缘平面为界,将纵隔分为**上纵隔**和**下纵隔**。下纵隔又以心包为界分为前纵隔、中纵隔和后纵隔。**前纵隔**位于胸骨与心包之间,**后纵隔**位于心包与脊柱胸段之间,**中纵隔**则位于前、后纵隔之间,内有心包、心和出入心的大血管根部。纵隔内主要有心包、心、出入心的大血管、胸腺、气管、主支气管、食管、神经及胸导管等结构。

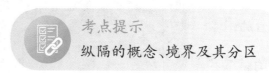

考点提示
纵隔的概念、境界及其分区

呼吸系统由呼吸道和肺两部分组成。呼吸道是传送气体的通道,由鼻、咽、喉、气管和各级支气管组成。鼻是呼吸道通向外界的大门,声门裂是喉腔最狭窄的部位,气管隆嵴是支气管镜检查的定位标志,而气管内异物则多坠入右主支气管。肺是进行气体交换的器官,由实质和间质两部分构成。肺导气部只有输送气体的功能,肺呼吸部则具有气体交换的功能。胸膜腔是左右独立、互不相通的密闭腔隙,肋膈隐窝为胸膜腔的最低部位。

(何希江)

 目标测试

A1 型题

1. 属于下呼吸道的器官是

   A. 口腔　　　　　　　B. 咽　　　　　　　　C. 气管

   D. 喉　　　　　　　　E. 鼻

2. 鼻出血的好发部位在

   A. 鼻中隔上部　　　　B. 鼻腔外侧壁　　　　C. 蝶筛隐窝

   D. 中鼻甲　　　　　　E. 鼻中隔前下部

3. 关于鼻旁窦的描述,错误的是

   A. 黏膜与鼻腔黏膜相延续　　　　　　B. 上颌窦是容积最大的一对

   C. 蝶窦开口于蝶筛隐窝　　　　　　　D. 各鼻道均有鼻旁窦的开口

   E. 包括额窦、上颌窦、筛窦和蝶窦

4. 鼻咽癌的好发部位在

   A. 咽隐窝　　　　　　B. 咽鼓管圆枕　　　　C. 腭扁桃体窝

   D. 梨状隐窝　　　　　E. 下鼻甲后方约 1cm 处

5. 上呼吸道最狭窄处位于

   A. 鼻后孔　　　　　　B. 声门裂　　　　　　C. 前庭裂

   D. 喉口　　　　　　　E. 喉中间腔

6. 进行支气管镜检查时的定位标志是

   A. 气管分叉处　　　　B. 左主支气管　　　　C. 声门裂

   D. 气管隆嵴　　　　　E. 右主支气管

7. 临床上气管切开的部位通常选择在

   A. 第 1~3 气管软骨环处　　　　　　B. 第 2~4 气管软骨环处

   C. 第 3~5 气管软骨环处　　　　　　D. 第 4~6 气管软骨环处

E. 第 5~7 气管软骨环处

8. 关于肺的描述,错误的是
    A. 心切迹位于左肺前缘下份
    B. 右肺较左肺粗短
    C. 内侧面与纵隔相邻
    D. 右肺分为上、中、下 3 叶
    E. 两肺均有斜裂和水平裂

9. 不属于肺呼吸部的结构是
    A. 肺泡囊
    B. 终末细支气管
    C. 肺泡
    D. 呼吸性细支气管
    E. 肺泡管

10. 肺内进行气体交换的部位在
    A. 肺泡
    B. 终末细支气管
    C. 呼吸性细支气管
    D. 肺泡囊
    E. 肺泡管

11. 能分泌表面活性物质的细胞是
    A. Ⅰ型肺泡细胞
    B. 杯状细胞
    C. Ⅱ型肺泡细胞
    D. 尘细胞
    E. Ⅰ型肺泡细胞和Ⅱ型肺泡细胞

12. 壁胸膜的分部不包括
    A. 胸膜顶
    B. 肋胸膜
    C. 膈胸膜
    D. 肺胸膜
    E. 纵隔胸膜

13. 关于胸膜腔的描述,错误的是
    A. 是由脏胸膜与壁胸膜移行而成的密闭腔隙
    B. 左右各一,互不相通
    C. 肺位于胸膜腔内
    D. 胸膜腔内呈负压
    E. 胸膜腔积液首先积聚于肋膈隐窝

14. 肺下界的体表投影在锁骨中线处与
    A. 第 6 肋相交
    B. 第 7 肋相交
    C. 第 8 肋相交
    D. 第 9 肋相交
    E. 第 10 肋相交

A2 型题

15. 患者,男,6 岁。因午餐吃鱼时不慎将鱼刺嵌顿在咽喉部而来医院就诊。经内镜检查喉咽部,医生找到了鱼刺并顺利取出。请问咽腔异物容易滞留的部位是
    A. 腭扁桃体窝
    B. 蝶筛隐窝
    C. 咽峡
    D. 咽隐窝
    E. 梨状隐窝

第六章 ┃ 消化系统

06章

06章 数字资源

1. 掌握:消化系统的组成及上、下消化道的概念;咽峡的组成;牙的形态和构造;食管3处狭窄的位置及距中切牙的距离;胃的形态、位置和分部;盲肠和结肠的特征性结构;阑尾、肝的形态和位置;肝、阑尾根部和胆囊底的体表投影;胆汁的产生部位及排出途径。

2. 熟悉:舌的黏膜特征;大唾液腺的位置及腺管的开口部位;小肠和结肠的分部;食管、胃和小肠黏膜的结构特点;肛管黏膜形成的结构;输胆管道的组成;胆囊和胰的位置及分部。

3. 了解:消化管壁的一般结构;口腔的分部及境界;舌的形态;牙的分类、萌出和排列;空肠和回肠的位置;直肠的形态;肝和胰的微细结构。

消化系统(alimentary system)由消化管和消化腺两部分组成(图6-1)。消化管又称消化道,包括口腔、咽、食管、胃、小肠(十二指肠、空肠和回肠)和大肠(盲肠、阑尾、结肠、直肠和肛管)。临床上,通常把从口腔至十二指肠的一段消化管称为**上消化道**,空肠以下的消化管则称为**下消化道**。消化腺包括位于消化管壁之外独立的大消化腺(大唾液腺、肝和胰)和存在于消化管壁内的小消化腺(如食管腺、胃腺等),它们均开口于消化管,分泌的消化液参与食物的化学性消化。

考点提示
上、下消化道的概念

消化系统的主要功能是摄取和消化食物、吸收营养物质并排出食物残渣。

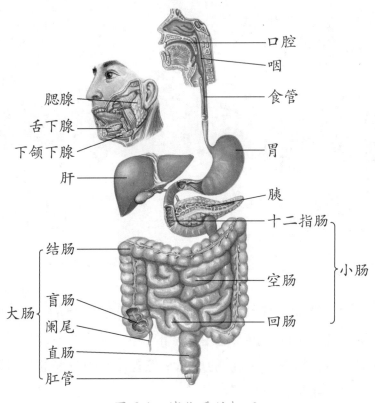

图 6-1　消化系统概况

口腔
咽
食管
胃
胰
十二指肠
空肠　小肠
回肠
腮腺
舌下腺
下颌下腺
肝
结肠
盲肠
阑尾　大肠
直肠
肛管

第一节　消　化　管

 案例6-1

患者,男,38 岁。多年来感到胃部疼痛不适,时好时坏,食欲减退,曾服用大量胃药仍不见好转而来医院就诊。医生决定用胃镜为其检查以利明确诊断。

请问:1. 胃镜从口腔经过哪些器官才能够到达胃内?

2. 胃镜要通过哪些狭窄才能够到达胃内? 如何确定狭窄的位置?

一、消化管壁的一般结构

除口腔和咽外,消化管壁由内向外依次分为黏膜、黏膜下层、肌层和外膜 4 层(图 6-2)。

1. 黏膜　由上皮、固有层和黏膜肌层组成,在各段消化管中结构差异较大。上皮覆盖在消化管的腔面,在口腔、咽、食管和肛门处为复层扁平上皮,以保护功能为主;胃、肠为单

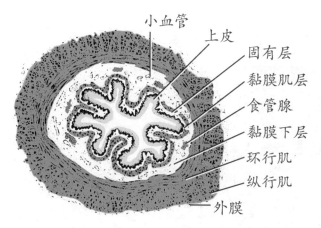

图 6-2 消化管壁（食管横切面）微细结构模式图

小血管
上皮
固有层
黏膜肌层
食管腺
黏膜下层
环行肌
纵行肌
外膜

层柱状上皮，以消化、吸收功能为主。固有层为疏松结缔组织，胃肠固有层内含有大量小消化腺和淋巴组织。黏膜肌层为薄层平滑肌，其收缩可促进固有层内腺体分泌物的排出和血液运行，有利于食物的消化和吸收。

2. 黏膜下层　为较致密的结缔组织，在食管和十二指肠的黏膜下层内含有腺体。在食管、胃和小肠等部位，黏膜与黏膜下层共同向管腔内突起形成**皱襞**，具有扩大黏膜表面积的作用。

3. 肌层　除口腔、咽、食管上段的肌层和肛门外括约肌为骨骼肌外，其余大部分为平滑肌。一般分为内环行、外纵行两层。在某些部位，环行肌局部增厚形成括约肌。

4. 外膜　食管和大肠末段的外膜为薄层结缔组织构成的纤维膜，胃、大部分小肠和大肠的外膜是由薄层结缔组织和间皮构成的光滑**浆膜**，即腹膜的脏层，有利于胃肠的活动。

二、口　　腔

口腔是消化管的起始部，其上壁为腭，下壁为口腔底，前壁为上、下唇，两侧壁为颊。口腔向前经口裂通向外界，向后经咽峡与咽相续。口腔以上、下牙弓为界，分为前外侧的口腔前庭和后内侧的固有口腔。当上、下牙列咬合时，两者借第 3 磨牙后方的间隙相交通。临床上，可通过此间隙对牙关紧闭的患者注入营养物质或药物。

（一）口唇和颊

口唇分为上唇和下唇，两者之间的裂隙称为**口裂**，上、下唇两侧结合处为**口角**。在上唇外面正中线上有一纵行浅沟，称为**人中**，其中、上 1/3 交界处为人中穴，昏迷患者急救时常在此处进行指压或针刺。上唇两侧与颊交界处的弧形浅沟，称为**鼻唇沟**。唇皮肤与黏膜的移行部为红色的**唇红**，富含毛细血管，机体缺 O_2 时呈绛紫色，临床上称之为发绀。

颊为口腔的两侧壁，在平对上颌第 2 磨牙相对的颊黏膜上有腮腺管的开口。

（二）腭

腭分隔鼻腔与口腔，前 2/3 为硬腭，后 1/3 为软腭（图 6-3）。软腭后缘游离，中央有一向下的乳头状突起，称为**腭垂**或**悬雍垂**。腭垂两侧各有两条弓状黏膜皱襞，前方的为**腭舌弓**，后方的称**腭咽弓**。腭垂、两侧的腭舌弓与舌根共同围成**咽峡**，是口腔与咽的分界。

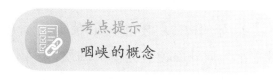

考点提示
咽峡的概念

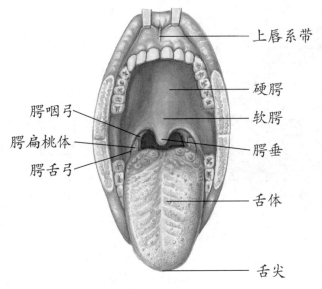

图 6-3　口腔及咽峡

图中标注：
上唇系带
硬腭
软腭
腭咽弓
腭扁桃体
腭垂
腭舌弓
舌体
舌尖

（三）牙

牙是人体内最坚硬的器官,嵌于上、下颌骨的牙槽内,具有咬切、撕裂和磨碎食物以及协助发音等功能。

1. 牙的形态　牙在外形上分为牙冠、牙根和牙颈 3 部分(图 6-4)。暴露在口腔内的部分为**牙冠**,嵌入牙槽骨内的部分称**牙根**,介于牙冠与牙根之间的交界部分为**牙颈**,通常被牙龈所包绕。

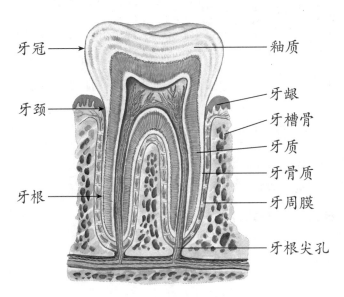

图中标注：
牙冠
釉质
牙颈
牙龈
牙槽骨
牙质
牙骨质
牙根
牙周膜
牙根尖孔

图 6-4　牙的形态和构造

2. 牙的构造　牙由牙质、釉质、牙骨质和牙髓构成(图 6-4)。**牙质**构成牙的主体,在牙冠部牙质外面覆有光滑的**釉质**,是人体内最坚硬的组织。在牙颈和牙根处,牙质的外面覆有**牙骨质**。牙内的空腔称为**牙腔**或**牙髓**

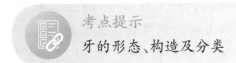

考点提示
牙的形态、构造及分类

腔,容纳牙髓。牙髓为疏松结缔组织,内含由根尖孔出入牙髓腔的血管、淋巴管和神经。当牙髓发炎时,常引起剧烈的疼痛。

3. 牙的分类、萌出和排列　人的一生中先后萌出两套牙,即乳牙和恒牙。根据牙的形态和功能,**乳牙**分为乳切牙、乳尖牙和乳磨牙3种(图6-5),**恒牙**分为切牙、尖牙、前磨牙和磨牙4种(图6-6)。乳牙从出生后6个月开始陆续萌出,至2~2.5岁出齐,共20个,上、下颌的左半和右半各5个。6岁左右乳牙开始逐渐脱落,在14岁左右基本出齐。唯有第3磨牙萌出最迟,故又称**迟牙**或**智牙**,其终生不萌出者约占30%。恒牙全部出齐共32个,上、下颌的左半和右半各8个。

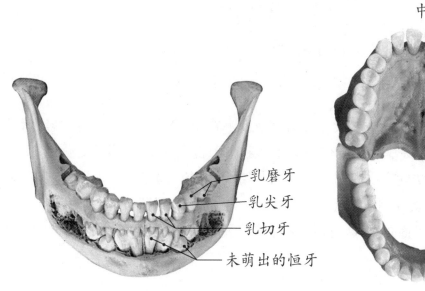

图6-5　乳牙的名称和排列

乳磨牙
乳尖牙
乳切牙
未萌出的恒牙

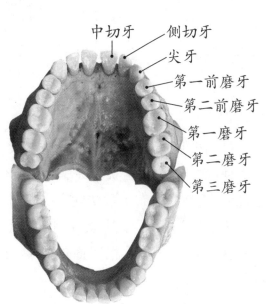

图6-6　恒牙的名称和排列

中切牙　侧切牙
尖牙
第一前磨牙
第二前磨牙
第一磨牙
第二磨牙
第三磨牙

临床上,为了便于记录牙的位置,常以被检查者的解剖方位为准,以"十"记号划分成上、下颌及左、右4个区,并以罗马数字 I ~ V 标示乳牙,用阿拉伯数字1~8标示恒牙,如"Ⅴ"则表示左上颌第2乳磨牙,"5"表示左下颌第2前磨牙。

4. 牙周组织　包括牙周膜、牙槽骨和牙龈3部分(图6-4),对牙起固定、保护和支持作用。**牙周膜**是介于牙根与牙槽骨之间的致密结缔组织。**牙龈**是覆盖在牙槽骨和牙颈表面的淡红色口腔黏膜。老年人牙周膜萎缩后,常可引起牙齿松动或脱落。

（四）舌

舌位于口腔底,为一运动灵活的肌性器官,由骨骼肌被覆黏膜而构成,具有搅拌食物、协助吞咽、感受味觉和辅助发音等功能。口腔底部的上皮菲薄,通透性高,有利于某些药物的吸收,如用于抢救治疗心绞痛的硝酸甘油即可置于舌下含化。

1. 舌的形态　舌有上、下两面,上面又称舌背,以"∧"形界沟分为前2/3的舌体和后1/3的舌根两部分(图6-3),舌体的前端为舌尖。舌下面的正中线上有一条连于口腔底的纵行黏膜皱襞,称为**舌系带**(图6-7),其根部两侧各有一小圆形黏膜隆起,称为**舌下阜**。舌下阜向后外侧延续为带状的**舌下襞**,其深面有舌下腺。

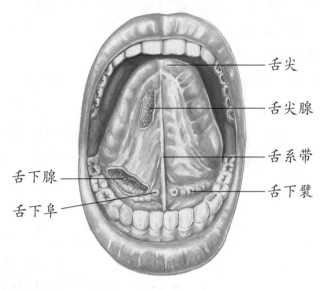

图 6-7 舌下面

2. 舌黏膜　呈淡粉色,舌背黏膜上形成许多乳头状隆起,称为**舌乳头**。按其形状分为 3 种(图 6-8):①**丝状乳头**,呈白色丝绒状,几乎遍布于舌背前 2/3,能感受触觉;②**菌状乳头**,为散在分布于丝状乳头之间的红色小点状结构;③**轮廓乳头**,位于界沟前方,体积最大、数量最少。菌状乳头和轮廓乳头均含有味觉感受器-**味蕾**,能感受酸、甜、苦、咸等味觉功能。在舌根背面的黏膜内,可见许多由淋巴组织构成的突起,称为**舌扁桃体**。

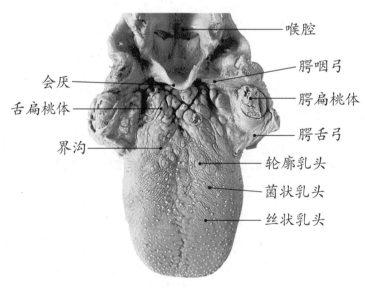

图 6-8　舌上面(舌黏膜)

3. 舌肌　为骨骼肌,分为舌内肌和舌外肌两部分。**舌内肌**构成舌的主体,肌纤维纵横交错,收缩时可改变舌的外形。**舌外肌**起自舌外,止于舌内,收缩时可改变舌的位置。其中以**颏舌肌**在临床上最为重要(图 5-6),是一对强有力的伸舌肌。两侧颏舌肌同时收缩,拉舌向前下方,即伸舌;单侧收缩,使舌尖伸向对侧。若一侧颏舌肌瘫痪,伸舌时舌尖偏向患侧。

舌的味觉功能

舌黏膜表面的菌状乳头和轮廓乳头等能感知味觉。舌的不同部位对味觉的感受程度不尽相同,而且味觉也不同。舌尖对甜味最敏感,舌根对苦味敏感,舌尖两侧对咸味最敏感,舌体中部、两侧则对酸味敏感。据测定咸味传递最快,甜味和酸味不快不慢,苦味停留时间最长。味觉可以提示某些疾病,如"口甜"可能患有糖尿病,"口苦"则提示消化系统可能有病。

（五）口腔腺

口腔腺又称**唾液腺**,其分泌的唾液具有清洁、湿润口腔黏膜和帮助消化等作用。唾液腺有大、小之分,小唾液腺数目较多,如唇腺、颊腺等。大唾液腺包括腮腺、下颌下腺和舌下腺 3 对(图 6-9)。①**腮腺**,是最大的一对唾液腺,呈不规则的三角形,位于耳郭前下方,腮腺管开口于上颌第 2 磨牙平对的颊黏膜上。②**下颌下腺**,位于下颌体的内面,导管开口于舌下阜。③**舌下腺**,位于舌下襞的深面,导管分别开口于舌下襞和舌下阜。

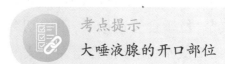

考点提示
大唾液腺的开口部位

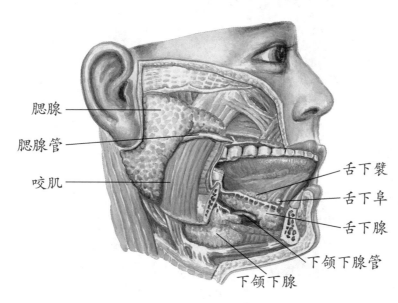

腮腺
腮腺管
咬肌
舌下襞
舌下阜
舌下腺
下颌下腺管
下颌下腺

图 6-9　唾液腺

三、咽

咽是消化道与呼吸道的共同通道,详见"第五章 呼吸系统"。

四、食 管

(一) 食管的位置、形态和分部

食管为一前后略扁的肌性管道,长约25cm。上端在第6颈椎体下缘与咽相接,向下沿脊柱前方下行,经胸廓上口入胸腔,穿膈的食管裂孔进入腹腔,在第11胸椎体的左侧与胃的贲门相连接。依其行程以颈静脉切迹和食管裂孔为界,将食管分为颈部、胸部和腹部3部分。颈部前邻气管(图6-10),后贴颈椎,两侧有颈部的大血管伴行。

(二) 食管的狭窄部

食管全长有3处生理性狭窄(图6-10):①第1狭窄,位于食管起始处,距中切牙约15cm;②第2狭窄,位于食管与左主支气管交叉处,距中切牙约25cm;③第3狭窄,位于食管穿膈的食管裂孔处,距中切牙约40cm。各狭窄处常是食管异物滞留及食管癌的好发部位。临床上进行食管插管时,要牢记3处狭窄距中切牙的距离,以免损伤食管。

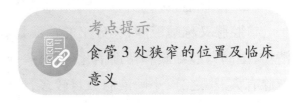

考点提示
食管3处狭窄的位置及临床意义

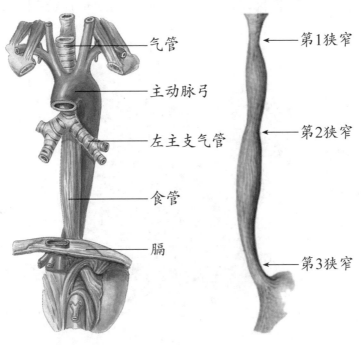

图6-10 食管及其主要毗邻(前面观)

气管
主动脉弓
左主支气管
食管
膈

第1狭窄
第2狭窄
第3狭窄

（三）食管壁的微细结构特点

食管黏膜的上皮为复层扁平上皮（图 6-2）；黏膜下层内含有较多食管腺，其分泌的黏液有润滑食管壁的作用；肌层的上 1/3 段为骨骼肌，下 1/3 段为平滑肌，中 1/3 段则由骨骼肌和平滑肌共同构成。

五、胃

（一）胃的形态和分部

1. 胃的形态　胃（stomach）是消化管中最膨大的部分，成人容量约 1 500ml，具有容纳食物、分泌胃液和初步消化食物的功能。胃分为前后两壁、大小两弯和出入两口。胃的入口称**贲门**（图 6-11），与食管相续，距中切牙约 40cm；出口叫**幽门**，与十二指肠相连。**胃小弯**较短，凹向右上方，其最低点转折处形成一切迹，称为**角切迹**；**胃大弯**较长，凸向左下方。

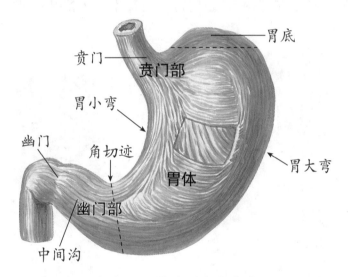

图 6-11　胃的形态和分部

2. 胃的分部　胃分为 4 部：①**贲门部**，是位于贲门附近的部分；②**胃底**，贲门平面以上向左上方膨出的部分；③**胃体**，为胃底与角切迹之间的部分；④**幽门部**，为角切迹与幽门之间的部分，临床上称之为**胃窦**。在幽门部

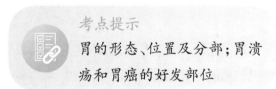

考点提示
胃的形态、位置及分部；胃溃疡和胃癌的好发部位

的大弯侧有一不甚明显的中间沟，将幽门部分为右侧的**幽门管**和左侧的**幽门窦**。胃溃疡和胃癌多发生于幽门窦近胃小弯处。

（二）胃的位置

胃的位置常因体型、体位及胃的充盈程度不同而有较大变化。胃在中等程度充盈时，大部分位于左季肋区，小部分位于腹上区（图 6-12）。在剑突下胃前壁直接与腹前壁相贴，是临床触诊胃的部位。

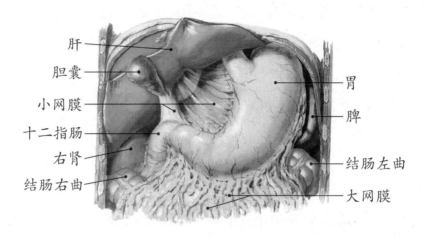

图 6-12　胃的位置与毗邻

（三）胃壁的微细结构特点

胃壁具有消化管壁的 4 层结构,其结构特点主要体现在黏膜和肌层(图 6-13)。

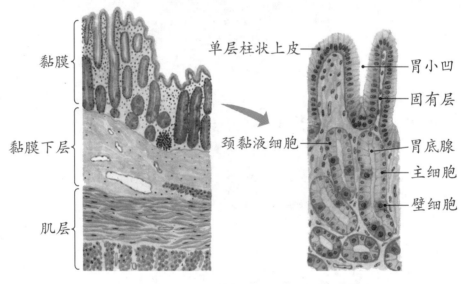

图 6-13　胃壁的微细结构

1. 黏膜　胃空虚时形成许多纵行皱襞。黏膜表面布满许多不规则的小孔,称为**胃小凹**,其底部有胃腺的开口。

（1）上皮:主要由单层柱状的表面黏液细胞组成。该细胞分泌含高浓度碳酸氢根离子(HCO_3^-)的不溶性黏液,覆盖于上皮表面,可防止盐酸和胃蛋白酶对胃黏膜的自身消化。

（2）固有层:内有大量管状的胃腺,依据所在部位可分为胃底腺、贲门腺和幽门腺3 种。①**贲门腺**和**幽门腺**,分别位于贲门部和幽门部,分泌黏液和溶菌酶。②**胃底腺**,位

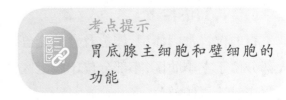

考点提示

胃底腺主细胞和壁细胞的功能

于胃底和胃体,是分泌胃液的主要腺体,由主细胞、壁细胞和颈黏液细胞等构成。**主细胞**又称胃酶细胞,数量最多,能分泌**胃蛋白酶原**,胃蛋白酶原经盐酸激活后,转变成有活性的胃蛋白酶,对蛋白质进行初步分解。**壁细胞**又称**泌酸细胞**,能分泌盐酸和内因子。盐酸具有激活胃蛋白酶原和杀菌作用,内因子能促进回肠吸收维生素 B_{12},供给红细胞生成所需。内因子缺乏(如萎缩性胃炎)可使维生素 B_{12} 吸收障碍,导致恶性贫血。颈黏液细胞分泌可溶性的酸性黏液。

2. 肌层　较厚,由内斜行、中环行和外纵行 3 层平滑肌构成。环行肌在贲门和幽门处增厚,分别形成贲门和幽门括约肌。

知识拓展

您知道吗?

一小儿不慎误食一枣核后,不久在粪便中出现,枣核依次经过的器官是口腔→口咽→喉咽→食管→胃→十二指肠→空肠→回肠→盲肠→升结肠→横结肠→降结肠→乙状结肠→直肠→肛管→肛门→排出体外。

六、小　　肠

小肠是消化管中最长的一段,上起幽门,下接盲肠,全长 5~7m,分为十二指肠、空肠和回肠 3 部分(图 6-1),是进行消化和吸收食物的主要部位。

(一)十二指肠

十二指肠介于幽门与空肠之间,长约25cm,紧贴腹后壁,呈"C"形从右侧包绕胰头,分为上部、降部、水平部和升部 4 部分(图6-14)。上部靠近幽门的一段肠管肠壁较薄,

考点提示
十二指肠溃疡的好发部位;
十二指肠大乳头的位置

黏膜光滑无皱襞,称为**十二指肠球**,是十二指肠溃疡的好发部位。降部沿第 1~3 腰椎右侧下行,在其后内侧壁上有一纵行黏膜皱襞,称为十二指肠纵襞,其下端的圆形隆起称为**十二指肠大乳头**,为肝胰壶腹的开口处,距中切牙约 75cm,是临床上寻找胆总管和胰管开口的标志。升部斜向左上至第 2 腰椎体左侧急转向前下方形成十二指肠空肠曲,移行为空肠。**十二指肠悬韧带**(临床上称 Treitz 韧带)将十二指肠空肠曲固定于腹后壁,是手术中确认空肠起始部的重要标志。

(二)空肠和回肠

空肠始于十二指肠空肠曲,**回肠**在右髂窝内接续盲肠,两者借腹膜形成的肠系膜连于腹后壁,活动度较大。空肠与回肠之间无明显的解剖标志,通常将近侧的 2/5 称

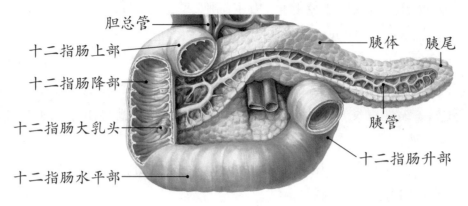

图 6-14 胰和十二指肠(前面观)

为空肠,位于腹腔的左上部;远侧的 3/5 称为回肠,位于腹腔的右下部,部分位于盆腔内。

(三) 小肠黏膜的结构特点

小肠黏膜的结构特点主要体现在两个方面:一是小肠腔面有许多环行皱襞和肠绒毛;二是固有层内含有大量的肠腺和丰富的淋巴组织。

1. 环行皱襞 在十二指肠末段和空肠头段最发达,空肠环行皱襞高而密,回肠则低而稀疏(图 6-15),至回肠中段以下基本消失。

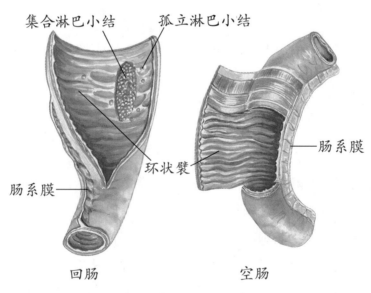

图 6-15 空肠与回肠的比较

2. 肠绒毛 是由上皮和固有层向肠腔内突起形成的许多细小突起(图 6-16),是小肠黏膜的特征性结构。上皮为单层柱状,游离面可见密集的微绒毛。绒毛中轴的结缔组织内,有 1~2 条以盲端起始的纵行毛细淋巴管,称为**中央乳糜管**(图 6-17),其周围有丰富的毛细血管和散在的纵行平滑肌纤维。

小肠的吸收面积因环行皱襞、肠绒毛和柱状细胞游离面的微绒毛而扩大了约 600 倍,

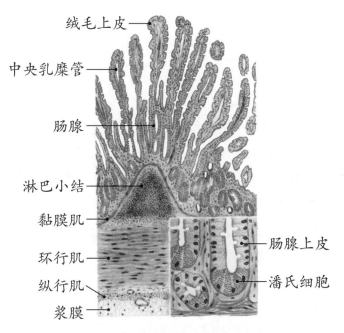

绒毛上皮——

中央乳糜管——

肠腺——

淋巴小结——

黏膜肌——

环行肌——

纵行肌——

浆膜——

——肠腺上皮

——潘氏细胞

图 6-16　小肠黏膜的微细结构

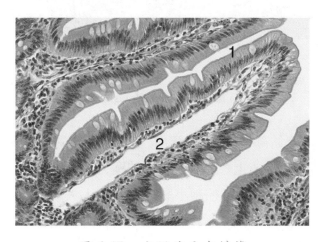

图 6-17　小肠绒毛光镜像

1. 柱状细胞;2. 中央乳糜管。

有利于对营养物质的吸收。

3. 肠腺　是肠绒毛根部的上皮陷入固有层内形成的管状腺,直接开口于肠腔（图 6-16）,由柱状细胞、杯状细胞、帕内特细胞（潘氏细胞）等构成,能分泌多种消化酶。**帕内特细胞**常三五成群分布于肠腺底部,能分泌防御素和溶菌酶等物质,对肠道微生物有杀灭作用。位于黏膜下层内的十二指肠腺分泌的碱性黏液,可保护十二指肠黏膜免受胃酸的侵蚀。

4. 淋巴组织　固有层内的淋巴组织丰富,是小肠重要的防御结构。在十二指肠和空肠多为**孤立淋巴小结**,在回肠则为众多淋巴小结聚集而成的**集合淋巴小结**（图 6-15）。

七、大　肠

大肠全长约 1.5m，分为盲肠、阑尾、结肠、直肠和肛管 5 部分（图 5-1）。盲肠和结肠在外形上具有 3 种特征性结构（图 6-18）：①**结肠带**，由肠壁的纵行肌局部增厚而形成，沿肠的纵轴排列，3 条结肠带均汇集于阑尾

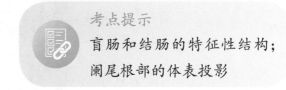

考点提示
盲肠和结肠的特征性结构；
阑尾根部的体表投影

根部；②**结肠袋**，是由横沟隔开向外膨出的囊状突起；③**肠脂垂**，是附着在结肠带两侧的大小不等的脂肪突起。以上 3 个形态特点是腹部手术时鉴别大肠和小肠的标志。

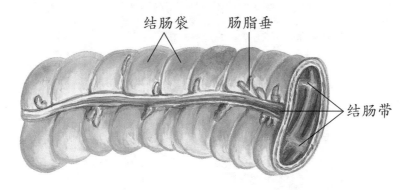

图 6-18　结肠的特征性结构

1. 盲肠　是大肠的起始部，位于右髂窝内，长 6~8cm，左接回肠，上续升结肠，下端为盲端。回肠末端突入盲肠，形成上、下两个唇状皱襞，称为**回盲瓣**（图 6-19），在其下方约 2cm 处，有阑尾的开口。回盲瓣既可控制小肠内容物流入大肠的速度，又可防止大肠内容物逆流到回肠。临床上常将回肠末端、盲肠和阑尾合称为**回盲部**。

2. 阑尾　是连于盲肠后内侧壁的一条蚓状盲管（图 6-19），多位于右髂窝内，长 6~8cm。因其末端游离，故位置变化较大。但其根部位置相对固定，3 条结肠带汇集于此，沿结肠带向下追踪，是寻找阑尾的可靠方法，故临床上有"顺着结肠带找阑尾"之说。

阑尾根部的体表投影在以脐与右髂前上棘连线的中、外 1/3 交点处，称为**麦氏**（McBurney）**点**（图 6-20）。急性阑尾炎时，此点常有明显压痛，有一定的诊断价值。

3. 结肠　是介于盲肠与直肠之间的一段肠管，呈"M"形围绕在空、回肠的周围。依据行程特点分为**升结肠**、**横结肠**、**降结肠**和**乙状结肠** 4 部分（图 6-21）。其中乙状结肠是从左髂嵴至第 3 骶椎平面的一段，是溃疡和肿瘤的多发部位。临床护理工作中，为了缓解便秘，常按升结肠、横结肠、降结肠、乙状结肠的顺序帮助患者做腹部环形按摩，以刺激肠蠕动，增加腹内压力，从而促进排便。

4. 直肠　位于盆腔的后部，长 10~14cm。上端在第 3 骶椎前方续于乙状结肠，沿骶骨和尾骨的前面下行，穿过盆膈移行为肛管（图 6-21）。直肠并不直，在矢状面上形成两个弯

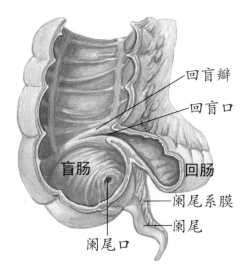

图 6-19 回盲部

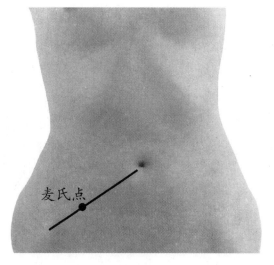

图 6-20 阑尾根部的体表投影

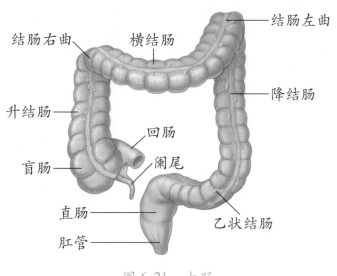

图 6-21 大肠

曲,上部的**骶曲**沿骶骨盆面凸向后,下部的**会阴曲**绕过尾骨尖凸向前。

直肠下段肠腔膨大,称为**直肠壶腹**,腔面有 3 个由黏膜和环行肌形成的半月形皱襞,称为**直肠横襞**(图 6-22)。其中最大且恒定的直肠横襞位于右前壁上,距肛门约 7cm。临床上进行直肠镜或乙状结肠镜检查时,应注意上述弯曲和横襞。

直肠的毗邻男、女性有所不同,男性直肠的前方与膀胱、前列腺、精囊和输精管末端相邻,女性直肠的前方则与子宫、阴道和直肠子宫陷凹相邻。直肠指诊时可触及上述器官。

5. 肛管 上端接续直肠,下端终于肛门,长约 4cm。肛管内面有 6~10 条纵行的黏膜皱襞,称为**肛柱**(图 6-22)。相邻肛柱下端之间借半月形黏膜皱襞**肛瓣**相连。肛瓣与相邻

考点提示

结肠的分部;齿状线的临床意义

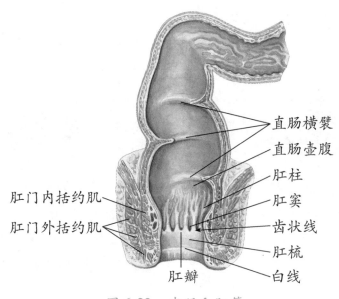

图 6-22 直肠和肛管

肛柱下端围成开口向上的小隐窝,称为**肛窦**,窦内常积存粪屑,易发生感染。各肛柱的下端与肛瓣的边缘共同连接成锯齿状的环行线,称为**齿状线**或**肛皮线**。在齿状线下方有宽约1cm的环行带状区,称为**肛梳**或**痔环**。临床上行肛管排气时,插入肛门的合适深度为15~18cm。

肛管周围有肛门内、外括约肌环绕。**肛门内括约肌**由肛管的环行平滑肌增厚形成,有协助排便的作用。**肛门外括约肌**是围绕在肛门内括约肌外周和下方的骨骼肌,具有括约肛门和控制排便的作用。若手术时不慎完全切断,可造成大便失禁。

 知识拓展

齿状线的临床意义

齿状线是重要的解剖结构,具有一定的临床意义:①齿状线是黏膜与皮肤的分界线,齿状线以上的上皮为单层柱状上皮,以下的为复层扁平上皮。②齿状线以上由内脏神经分布,以下由躯体神经分布。③齿状线是区分内、外痔的标志,齿状线以上的静脉曲张为内痔,以下的为外痔,而在其上、下方同时出现的则为混合痔。

第二节 消 化 腺

 案例6-2

患者,男,38岁。因进食高脂肪晚餐后数小时,突发右上腹绞痛,并向右肩放射而急诊入院。体格检查:右上腹部压痛明显,墨菲征阳性。B型超声检查提示:胆囊体积增大明显,并见结石阴影。血常规检查:WBC 10×10^9/L,中性粒细胞比例增高(0.85)。临床诊断:急性胆囊炎,胆囊结石。

请问:1. 胆囊位于何处? 有何功能?

2. 在何部位可隔腹前壁触及胆囊底?

3. 胆囊切除术时,寻找胆囊动脉的标志是什么?

一、肝

肝(liver)是人体内最大的外分泌腺,呈棕红色,质软而脆,受暴力打击易破裂出血。肝不仅能分泌胆汁,参与食物的消化,而且还具有参与物质代谢、解毒和吞噬防御等功能。

(一)肝的形态和位置

1. 肝的形态　肝似楔形,可分为前、后两缘和上、下两面。前缘锐利,后缘钝圆,朝向脊柱。上面隆凸,与膈相贴,又称膈面,借矢状位的**镰状韧带**分为肝左叶和肝右叶(图6-23)。下面凹凸不平,与腹腔器官相邻,又称脏面。脏面中部有一呈"H"形的3条沟,

考点提示
肝的位置和脏面的结构

其正中的横沟称为**肝门**,是肝固有动脉、肝门静脉、肝左右管以及神经和淋巴管出入肝的部位。左侧纵沟的前部有肝圆韧带通过;后部容纳静脉韧带。右侧纵沟的前部为胆囊窝,容纳胆囊;后部有下腔静脉通过。

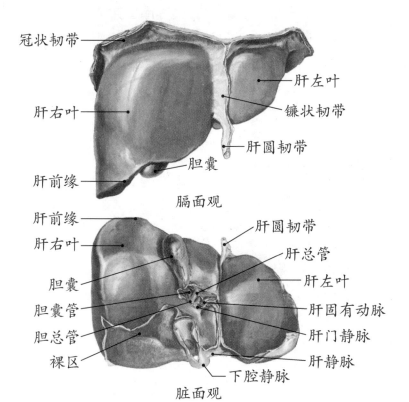

膈面观

脏面观

图6-23　肝的形态

2. 肝的位置　肝大部分位于右季肋区和腹上区,小部分位于左季肋区。肝的上界与膈穹隆一致,其右侧最高点在右锁骨中线与第5肋的交点,左侧在左锁骨中线与第5肋间隙的交点。肝的下界即肝的前缘,右侧与右肋弓一致,在腹上区可达剑突下约3cm(图6-24),故体检时,成人在右肋弓下不能触及肝。若能触及应考虑肝大的可能性。

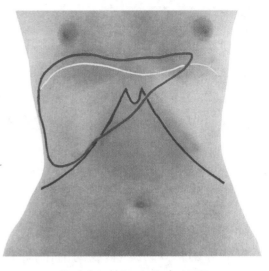

图 6-24　肝的体表投影

（二）肝的微细结构

肝的表面大部分被浆膜覆盖,肝门处的结缔组织随肝固有动脉、肝门静脉等伸入肝实质,将其分隔成许多肝小叶。肝小叶之间各种管道密集的部位为门管区。

1. 肝小叶　是肝的基本结构单位,呈多角棱柱体(图6-25),成人有50万~100万个肝小叶。人的肝小叶之间结缔组织很少,故分界不清(图6-26)。肝小叶中央有一条沿其长轴走行的**中央静脉**。肝细胞以中央静脉为中心呈放射状排列形成**肝板**(图6-27)。肝板在横切面上呈索状,故又称**肝索**。肝细胞内的各种细胞器,是实现肝复杂功能的结构基础。相邻肝板之间,腔大而不规则的间隙称为**肝血窦**,

考点提示
肝血窦、窦周隙和胆小管的概念

实际上是肝的毛细血管,定居有吞噬功能很强的**肝巨噬细胞**(又称**库普弗细胞**)。肝血窦内皮细胞与肝细胞之间的狭窄间隙称为**窦周隙**,是肝细胞与血液之间进行物质交换的场所,内有散在的网状纤维和贮脂细胞。**贮脂细胞**的主要功能是产生网状纤维和贮存维生素 A。相

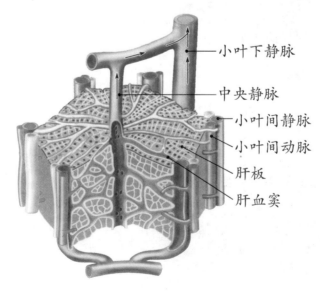

图 6-25　肝小叶立体结构模式图

小叶下静脉
中央静脉
小叶间静脉
小叶间动脉
肝板
肝血窦

126

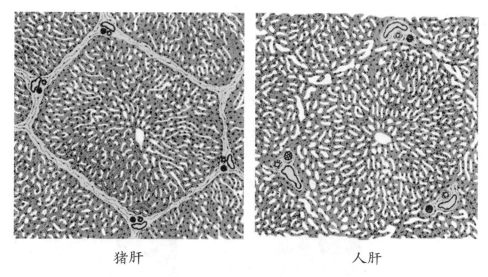

猪肝 人肝

图 6-26 肝小叶横切面图

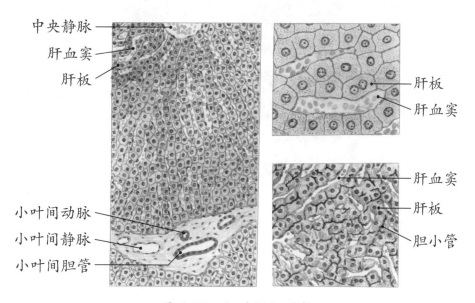

中央静脉
肝血窦
肝板

肝板
肝血窦

肝血窦
肝板
胆小管

小叶间动脉
小叶间静脉
小叶间胆管

图 6-27 肝的微细结构

邻两个肝细胞之间局部细胞膜凹陷围成的微细管道称为**胆小管**。肝细胞分泌的胆汁直接流入胆小管,并循胆小管从肝小叶的中央流向周边,在门管区汇入小叶间胆管。

2. 门管区 为相邻肝小叶之间呈三角形或椭圆形的结缔组织小区,内有伴行的**小叶间静脉**、**小叶间动脉**和**小叶间胆管**通过(图 6-27)。

3. 肝的血液循环 肝是体内唯一享受双重血液供应的器官,由肝门静脉和肝固有动脉两套血管双重供血,故血供丰富。肝门静脉是肝的功能性血管,它将胃肠道吸收的营养物质运送入肝内供肝细胞代谢和转化。肝固有动脉内的血液含 O_2 丰富,是肝的营养性血管。肝的血液循环途径(图 6-25)如下所示:

肝门静脉(入肝)→小叶间静脉

→肝血窦→中央静脉→小叶下静脉→肝静脉→下腔静脉

肝固有动脉(入肝)→小叶间动脉

（三）胆囊与输胆管道

1. **胆囊**　是储存和浓缩胆汁的囊状器官,位于右季肋区肝下面的胆囊窝内(图6-28)。**胆囊**呈长梨形,容量40~60ml,分为**胆囊底、胆囊体、胆囊颈**和**胆囊管**4部分。胆囊

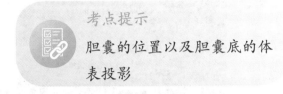
考点提示
胆囊的位置以及胆囊底的体表投影

底多露出于肝前缘与腹前壁的内面相贴,其体表投影在右腹直肌外侧缘(右锁骨中线)与右肋弓相交处。胆囊病变时,此处常有明显压痛,临床上称墨菲(Murphy)征阳性。

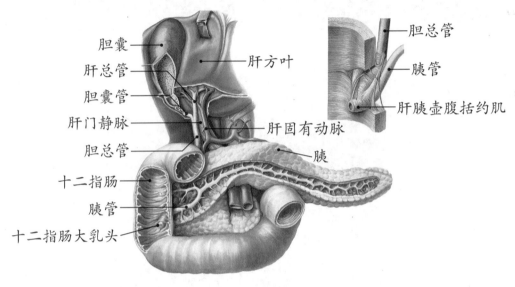

图6-28　肝外胆道

2. **输胆管道**　是将肝细胞分泌的胆汁输送到十二指肠的一系列管道,分为肝内胆道和肝外胆道两部分。**肝内胆道**包括胆小管和小叶间胆管(图6-29)。**肝外胆道**是指出肝门之外的胆道系统,由肝左管、肝右管、肝总管、胆囊和胆总管组成。胆小管汇合成小叶间胆管,小叶间胆管逐渐汇合成肝左管和肝右管,两管出肝门后即汇合成**肝总管**,肝总管下行

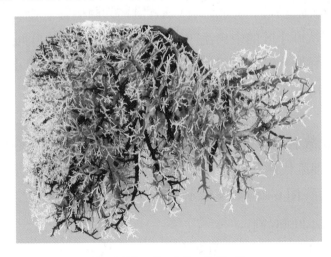

图6-29　肝内胆道铸型

与胆囊管汇合成**胆总管**。胆总管在肝十二指肠韧带内下行，经十二指肠上部后方下行至胰头与十二指肠降部之间，斜穿十二指肠降部后内侧壁与胰管汇合，形成略膨大的**肝胰壶腹**（Vater 壶腹），开口于十二指肠大乳头。在肝胰壶腹的周围，有增厚的环行平滑肌环绕，称为**肝胰壶腹括约肌**或 **Oddi 括约肌**，具有控制和调节胆汁与胰液的排放作用。

由胆囊管、肝总管和肝的脏面围成的三角形区域（图 6-28），称为**胆囊三角**（Calot 三角），胆囊动脉绝大多数（96%）在此三角内经过，故胆囊三角是胆囊摘除手术时，寻找胆囊动脉的标志。

3. 胆汁的产生部位及排出途径　Oddi括约肌平时保持收缩状态，肝细胞分泌的胆汁→胆小管→小叶间胆管→肝左、右管→肝总管→胆囊管→胆囊内储存和浓缩；进食后，

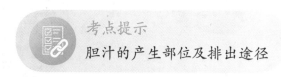
考点提示
胆汁的产生部位及排出途径

由于食物和消化液的刺激，反射性地引起胆囊收缩，Oddi 括约肌舒张，胆囊内的胆汁→胆囊管→胆总管→肝胰壶腹→十二指肠大乳头→排入十二指肠。

二、胰

1. 胰的位置和形态　胰是人体的第二大消化腺，位于胃的后方，是横卧于第 1~2 腰椎体前方、紧贴腹后壁的一个狭长形腺体，分为**胰头**、**胰颈**、**胰体**和**胰尾** 4 部分。胰头为胰右端的膨大部分，被"C"形十二指肠所环抱（图 6-14），胰尾行向左上方抵达脾门。在胰的实质内，有一条横贯全长的**胰管**，约 85% 的人胰管与胆总管汇合形成"共同通道"——肝胰壶腹，开口于十二指肠大乳头。

知识拓展

胰　头　癌

胰头癌占胰腺癌的 70%~80%。胰头后面与胆总管和肝门静脉相邻，因此，胰头癌可因肿块压迫胆总管，影响胆汁的排出而发生阻塞性黄疸；若肿块压迫到肝门静脉起始段，将影响其血液回流，患者可出现腹水、脾大等症状。

2. 胰的微细结构　胰实质由外分泌部和内分泌部组成（图 6-30）。①外分泌部，构成胰的大部分，是重要的消化腺，由腺泡细胞分泌的胰液经胰管、肝胰壶腹排入十二指肠，

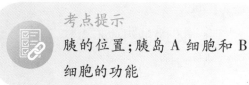
考点提示
胰的位置；胰岛 A 细胞和 B 细胞的功能

参与糖、蛋白质和脂肪等物质的消化。②内分泌部，是散在分布于腺泡之间的、大小不等的小岛状内分泌细胞团，故称为**胰岛**，主要有 A、B、D、PP 4 种细胞。A 细胞分泌**胰高血糖**

素,使血糖升高。B 细胞分泌**胰岛素**,主要作用是降低血糖。若胰岛素分泌不足或胰岛素受体缺乏,可致血糖升高并从尿中排出,即为糖尿病。D 细胞散在分布于 A、B 细胞之间,分泌**生长抑素**,抑制 A、B 细胞和 PP 细胞的分泌活动。PP 细胞分泌胰多肽。

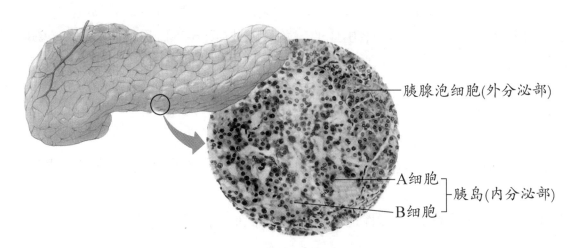

图 6-30　胰的微细结构

本章小结

　　消化系统由消化管和消化腺两部分组成。消化管形态各异,构造独特而奇妙。口腔是消化管的起始部,咽是消化道与呼吸道的共同通道,食管的 3 处狭窄是异物嵌顿滞留及食管癌的好发部位,胃溃疡和胃癌多发生于幽门窦近胃小弯附近,十二指肠球是溃疡的好发部位,Treitz 韧带是腹部手术时确定空肠起始部的重要标志,盲肠和结肠的 3 种特征性结构是手术时鉴别大、小肠的主要依据,阑尾根部的体表投影通常以 McBurney 点为标志,齿状线是区分内、外痔的标志。消化腺有大、小之分,肝内的 4 套管道(肝门静脉、肝固有动脉、肝管和肝静脉)证明了肝的功能极其复杂而重要,"肝胆相照"是对两者局部解剖关系的真实写照,胰随时听从血糖的召唤,对维持血糖的稳定产生举足轻重的影响。

（陈跃祥）

 目标测试

A1 型题

1. 上消化道的组成不包括

  A. 口腔　　　　　　　　B. 胃　　　　　　　　C. 空肠

  D. 咽　　　　　　　　　E. 食管

2. 消化管各层结构中差异较大的部位是

  A. 黏膜下层　　　　　　B. 外膜　　　　　　　C. 肌层

D. 固有层　　　　　　　E. 黏膜

3. 表示左上颌第 2 前磨牙的是

　　A. v|　　　　　　　　B. |v　　　　　　　　C. 5|

　　D. |5　　　　　　　　E. |5

4. 小儿乳牙出齐的时间是

　　A. 2~2.5 岁　　　　　B. 1.5~2 岁　　　　　C. 1~1.5 岁

　　D. 2.5~3 岁　　　　　E. 3~3.5 岁

5. 下颌下腺和舌下腺共同开口于

　　A. 舌系带　　　　　　B. 舌下阜　　　　　　C. 舌下襞

　　D. 舌扁桃体　　　　　E. 舌根

6. 能归属于消化道和呼吸道的器官是

　　A. 口腔　　　　　　　B. 咽　　　　　　　　C. 食管

　　D. 鼻腔　　　　　　　E. 喉腔

7. 食管的第 3 处狭窄距中切牙约

　　A. 15cm　　　　　　　B. 25cm　　　　　　　C. 30cm

　　D. 40cm　　　　　　　E. 50cm

8. 胃的分部不包括

　　A. 胃底　　　　　　　B. 胃体　　　　　　　C. 贲门部

　　D. 幽门部　　　　　　E. 幽门窦

9. 内因子与维生素 B_{12} 的吸收有关,它是由下列哪种细胞产生的

　　A. 胃酶细胞　　　　　B. 潘氏细胞　　　　　C. 壁细胞

　　D. 肠腺细胞　　　　　E. 颈黏液细胞

10. 手术中确定空肠起始部的重要标志是

　　A. 十二指肠纵襞　　　B. Treitz 韧带　　　　C. 十二指肠大乳头

　　D. 角切迹　　　　　　E. 幽门窦

11. 肝胰壶腹开口于

　　A. 十二指肠大乳头　　B. 十二指肠上部　　　C. 十二指肠水平部

　　D. 十二指肠升部　　　E. 十二指肠空肠曲

12. 手术中寻找阑尾最可靠的方法是

　　A. 沿盲肠前壁寻找　　B. 沿回肠末端寻找　　C. 以麦氏点为标志寻找

　　D. 沿结肠带寻找　　　E. 沿盲肠后壁寻找

13. 肛管手术后出现大便失禁,提示手术中可能损伤了

　　A. 肛门内括约肌　　　B. 直肠下份纵行肌　　C. 齿状线

　　D. 白线　　　　　　　E. 肛门外括约肌

14. 不属于肝脏面的结构是

A. 肝圆韧带   B. 镰状韧带   C. 肝门

D. 胆囊窝   E. 静脉韧带

15. 肝细胞分泌的胆汁首先进入

A. 中央静脉   B. 窦周隙   C. 肝血窦

D. 胆小管   E. 小叶间胆管

16. 关于胆囊的描述,错误的是

A. 呈长梨形

B. 容量为 40~60ml

C. 位于肝下面的胆囊窝内

D. 分为胆囊底、体、颈、管 4 部分

E. 具有分泌和浓缩胆汁的功能

17. 在胰岛内,其分泌物能使血糖降低的是

A. A 细胞   B. B 细胞   C. D 细胞

D. PP 细胞   E. C 细胞

18. 下列搭配错误的是

A. 胰岛 A 细胞—分泌胰高血糖素

B. 胃底腺的壁细胞—分泌盐酸和内因子

C. 胃底腺的主细胞—分泌胃蛋白酶

D. 胰岛 B 细胞—分泌胰岛素

E. 肝细胞—分泌胆汁

A2 型题

19. 患者,男,52 岁。患胃溃疡多年,近日症状加重而急诊入院。经各项检查后诊断为胃溃疡合并胃穿孔。请问最有可能发生胃溃疡的部位通常在

A. 胃底   B. 幽门窦近胃小弯处   C. 贲门部

D. 幽门部   E. 胃体

20. 患者,女,48 岁。因近日大便带血而来医院就诊。经检查诊断为痔疮。临床上鉴别内、外痔的标志是

A. 痔环   B. 白线   C. 肛柱

D. 齿状线   E. 肛瓣

第七章 | 泌尿系统

07章

07章 数字资源

1. 掌握：泌尿系统的组成；肾的位置、形态和构造；肾区和滤过膜的概念；输尿管3处狭窄的位置；膀胱三角的概念及临床意义；女性尿道的特点。
2. 熟悉：肾单位和球旁复合体的组成；肾小管各段的结构特点；输尿管间襞的位置；膀胱的形态和位置。
3. 了解：肾的被膜；肾的血液循环特点；输尿管的行程；膀胱的毗邻。

泌尿系统（urinary system）由肾、输尿管、膀胱和尿道组成（图 7-1），主要功能是通过肾产生的尿液，排出机体新陈代谢过程中产生的溶于水的代谢废物（如尿素、尿酸等）及

考点提示
泌尿系统的组成

多余的水分和无机盐等，以维持机体内环境的稳定。肾是人体最重要的排泄器官，肾产生的尿液经输尿管输送至膀胱暂时储存，最终经尿道排出体外。

案例7-1

患者，男，78岁。因无痛性血尿近5个月而来医院就诊，经膀胱镜检发现患有膀胱肿瘤。

请问：1. 膀胱肿瘤的好发部位在何处？

2. 临床上进行膀胱镜检的重点区域是什么？

3. 在膀胱镜下寻找输尿管口的标志是什么？

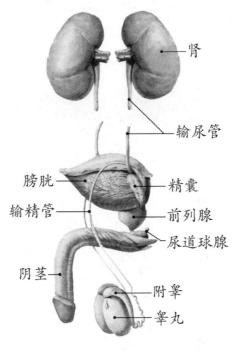

图 7-1　泌尿系统概况

第一节　肾

一、肾的形态和位置

1. 肾的形态　肾（kidney）是成对的实质性器官，形似蚕豆，表面光滑，新鲜时呈红褐色。成年男性肾长 9.9cm、宽 5.9cm、厚 4cm，女性略小。肾可分为上下两端、前后两面和内外侧两缘（图 7-2）。前面凸向前外侧，后面平坦紧贴腹后壁。外侧缘隆凸，内侧缘中部凹陷称为**肾门**，是肾动脉、肾静脉、肾盂、神经和淋巴管出入的部位。出入肾门的各结构被结缔组织包裹形成**肾蒂**，右侧肾蒂较左侧短，故右肾手术较左肾难度大。肾门向肾实质内凹陷形成的潜在性腔隙称为**肾窦**，其内容纳肾动脉的分支、肾静脉的属支、肾小盏、肾大盏、肾盂及脂肪组织等。

2. 肾的位置　肾位于腹膜后脊柱的两侧，属于腹膜外位器官（图 7-3）。左肾在第 11 胸椎体下缘至第 2～3 腰椎椎间盘之间，

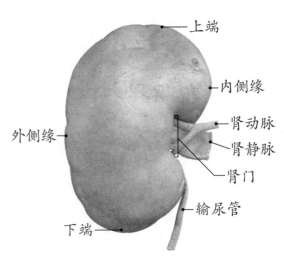

图 7-2　肾的形态

右肾在第 12 胸椎体上缘至第 3 腰椎体上缘之间(图 7-4)。右肾因受肝的影响而较左肾略低 1~2cm,第 12 肋分别斜越左肾后面的中部和右肾后面的上部。肾门约平对第 1 腰椎体平面,在腹后壁的体表投影位于竖脊肌的外侧缘与第 12 肋所构成的夹角处,此处称为**肾区**。某些肾病患者,触压或叩击肾区常引起疼痛。

考点提示
肾门和肾区的概念

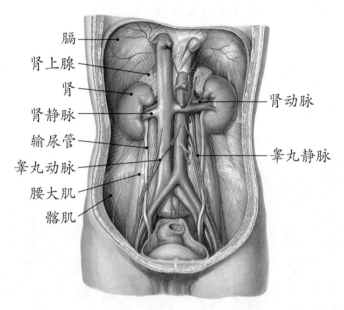

图 7-3 肾和输尿管的位置

膈
肾上腺
肾
肾静脉
输尿管
睾丸动脉
腰大肌
髂肌
肾动脉
睾丸静脉

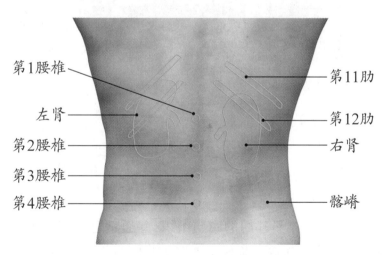

图 7-4 肾在腹后壁的体表投影

第1腰椎
左肾
第2腰椎
第3腰椎
第4腰椎
第11肋
第12肋
右肾
髂嵴

肾的体表投影

在后正中线两侧2.5cm和7.5~8.5cm处各作两条垂线,通过第11胸椎和第3腰椎的棘突分别作一条水平线,两肾即位于上述纵、横标线所构成的两个四边形内。当肾发生病变时,多在此四边形区域内出现疼痛或异常表现。

二、肾的被膜

肾的表面由内向外依次包有纤维囊、脂肪囊和肾筋膜3层被膜(图7-5)。

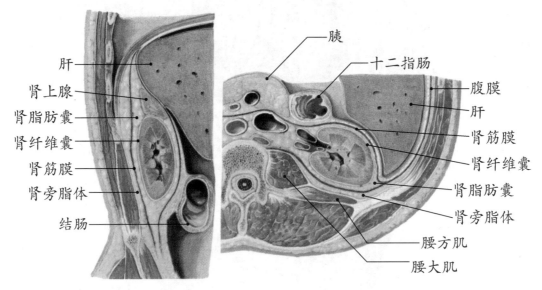

肝
肾上腺
肾脂肪囊
肾纤维囊
肾筋膜
肾旁脂体
结肠

胰
十二指肠
腹膜
肝
肾筋膜
肾纤维囊
肾脂肪囊
肾旁脂体
腰方肌
腰大肌

图 7-5　肾的被膜

1. 纤维囊　为紧贴肾实质表面的一层薄而坚韧的致密结缔组织膜。正常情况下,易与肾剥离,如剥离困难即为病理情况。在肾破裂或肾部分切除时需缝合此膜。

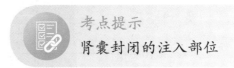
考点提示
肾囊封闭的注入部位

2. 脂肪囊　是包裹在纤维囊外周的脂肪组织,并通过肾门与肾窦内的脂肪组织相延续,对肾起着弹性垫样的保护作用。临床上作肾囊封闭时,就是将药液注入肾脂肪囊内。

3. 肾筋膜　是覆盖在脂肪囊外面的致密结缔组织膜,分前、后两层包裹肾和肾上腺。两层在肾上腺的上方和肾的外侧缘处相互融合,在肾的下方则彼此分离,其间有输尿管通过。由于肾前、后筋膜下方开放,故当肾周脂肪减少或固定结构薄弱时,可出现肾下垂或游走肾。

三、肾的构造

在肾的冠状切面上,肾实质可分为肾皮质和肾髓质两部分(图7-6)。**肾皮质**大部分位于浅层,新鲜标本呈红褐色,主要由肾小体和肾小管构成。肾皮质伸入到肾锥体之间的部分称为**肾柱**。**肾髓质**位于肾皮质的深部,呈淡红色,由15~20个肾锥体构成。**肾锥体**的底朝向皮质,尖端钝圆突入肾窦内形成**肾乳头**,并被漏斗状的**肾小盏**所包绕。每个肾乳头的顶端有许多乳头孔,肾产生的终尿经乳头孔流入肾小盏内。2~3个肾小盏汇合成一个**肾大盏**,2~3个肾大盏最终汇合形成一个扁漏斗状的**肾盂**。肾盂出肾门后向下弯曲,逐渐变细移行为输尿管。

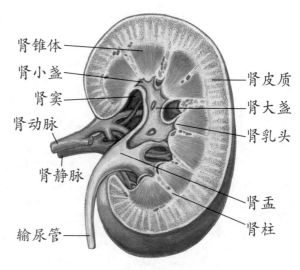

图7-6 肾的冠状切面

四、肾的微细结构

肾实质主要由肾单位和集合管构成,其间有少量结缔组织、血管和神经等构成的肾间质。

(一)肾单位

肾单位由肾小体和肾小管组成(图7-7,图7-8),是肾的结构和功能单位,每个肾约有150万个肾单位。

1. 肾小体 形似球形,位于肾皮质和肾柱内,由血管球和肾小囊两部分组成。

(1)血管球:是位于入球微动脉与出球微动脉之间一团盘曲成球状的毛细血管(图7-7,图7-9),被肾小囊包裹。毛细血管由一层有孔的内皮细胞和基膜构成。由于入球微动脉管径较出球微动脉粗,使血管球毛细血管内形成较高的压力,故有利于血浆成分的滤过。

(2)肾小囊:是肾小管起始端膨大并向内凹陷形成的杯状双层囊,两层之间的狭窄腔隙称为**肾小囊腔**(图7-7)。肾小囊的外层为单层扁平上皮,与近曲小管的上皮相延续。内层由**足细胞**构成,足细胞发出几个粗大的初级突起,初级突起再分出许多指状的次级突起,相邻次级突起互相嵌插成栅栏状,紧贴在毛细血管基膜的外面。次级突起之间有宽约25nm的裂隙,称为**裂孔**,裂孔上覆盖一层极薄的裂孔膜(图7-10)。

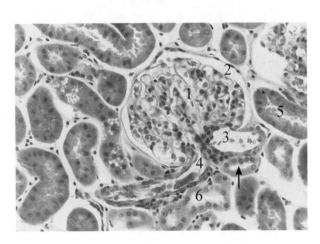

图 7-7　肾皮质光镜结构图

1.血管球;2.肾小囊腔;3.入球微动脉;4.出球微动脉;5.近曲小管;6.远曲小管;↑致密斑。

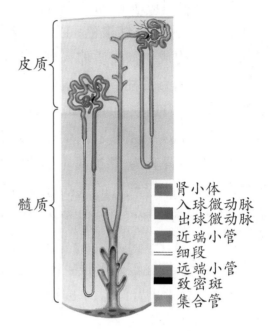

图 7-8　肾小管和集合管模式图

皮质

髓质

肾小体
入球微动脉
出球微动脉
近端小管
细段
远端小管
致密斑
集合管

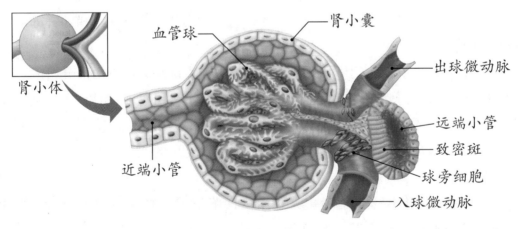

肾小体

血管球
肾小囊
出球微动脉
远端小管
致密斑
球旁细胞
入球微动脉
近端小管

图 7-9　肾小体与球旁复合体模式图

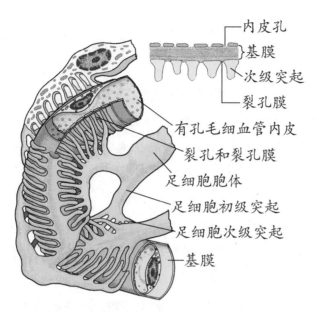

内皮孔
基膜
次级突起
裂孔膜
有孔毛细血管内皮
裂孔和裂孔膜
足细胞胞体
足细胞初级突起
足细胞次级突起
基膜

图 7-10　足细胞和滤过屏障超微结构模式图

（3）滤过屏障：当血液流经血管球毛细血管时，血浆内小分子物质经有孔内皮、基膜和足细胞裂孔膜滤入肾小囊腔，这 3 层结构统称为**滤过屏障**或**滤过膜**（图 7-10）。滤入肾小囊腔的滤液称为**原尿**，成人每 24 小时两肾可产生原尿约 180L（125ml/min）。若滤过膜（如肾小球肾炎）受损，大分子血浆蛋白甚至血细胞可通过滤过膜漏出，而出现蛋白尿或血尿。

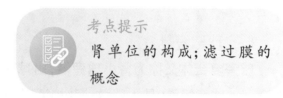

考点提示

肾单位的构成；滤过膜的概念

2. 肾小管　与肾小囊腔相连通，是由单层上皮构成的细长而弯曲的管道，从近端至远端依次分为近端小管、细段和远端小管 3 部分（图 7-8）。

（1）近端小管：是肾小管中最长、最粗的一段，分为**近曲小管**和**近直小管**两段。近端小管管腔不规则，管壁上皮细胞呈立方形或锥体形，细胞分界不清，胞质呈嗜酸性（图 7-7），细胞游离面有刷状缘。近端小管是重吸收原尿成分的主要场所。

（2）细段：是肾小管中管径最细的部分，由单层扁平上皮构成，有利于水和离子通透。

（3）远端小管：包括**远直小管**和**远曲小管**。管腔较大而规则，管壁上皮细胞呈立方形（图 7-7），着色浅，分界较清晰，游离面无刷状缘。远端小管是离子交换的重要部位，对维持体液酸碱平衡起重要作用。

在肾髓质内，由近直小管、细段和远直小管三者构成的"U"形结构，称为**髓袢**或**肾单位袢**（图 7-8）。其主要功能是减缓原尿在肾小管中的流速，有利于肾小管对水和部分离子的重吸收。

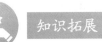

促红细胞生成素

肾小管周围的血管内皮细胞能产生促红细胞生成素,刺激骨髓生成红细胞。肾病晚期,因此处的血管内皮细胞受损,合成促红细胞生成素减少,往往伴有贫血。

（二）集合管

集合管与远曲小管相接,管径由细变粗,在肾皮质和肾锥体内下行,至肾乳头处改称为乳头管,开口于肾小盏。集合管具有重吸收原尿中水和无机盐的功能,使原尿进一步浓缩。

综上所述,肾小体形成的原尿,依次流经近曲小管→近直小管→细段→远直小管→远曲小管→集合管→乳头管（终尿）→肾小盏→肾大盏→肾盂→输尿管→膀胱→尿道→排出体外。每24小时排出的终尿量为1 000～2 000ml,仅为原尿量的1%左右。

（三）球旁复合体

球旁复合体又称为**肾小球旁器**,由球旁细胞、致密斑和球外系膜细胞组成（图7-7,图7-9）。①**球旁细胞**,是入球微动脉接近肾小体处,管壁中膜的平滑肌细胞分化而成的上皮样细胞。球旁细胞分泌的**肾素**能使血压升高。②**致密斑**,为远端小管靠近肾小体侧的上皮细胞增高、变窄而形成的椭圆形斑。致密斑是Na^+感受器,能敏锐地感受远端小管内Na^+浓度的变化。

五、肾的血液循环特点

肾的血液循环与肾功能密切相关,其特点是:①肾动脉直接发自腹主动脉,血管粗短,压力高,血流量大;②入球微动脉较出球微动脉粗,使血管球毛细血管内形成较高的压力,有利于血浆滤过;③两次形成毛细血管,一次是入球微动脉分支形成血管球毛细血管,有利于原尿的形成;二是出球微动脉在肾小管周围形成球后毛细血管网（图7-11）,有利于肾小管和集合管的重吸收。

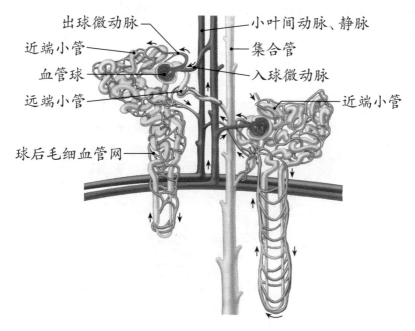

图 7-11　肾的血液循环通路

出球微动脉
近端小管
血管球
远端小管
球后毛细血管网
小叶间动脉、静脉
集合管
入球微动脉
近端小管

第二节　输尿管、膀胱和尿道

一、输　尿　管

输尿管是一对细长的肌性管道,长 20~30cm,管径为 0.5~1.0cm。上端与肾盂相接,在腹膜后沿腰大肌的前面下行,至小骨盆入口处越过髂血管的前方进入盆腔(图 7-3),然后沿盆腔侧壁下行,在膀胱底的外上角,斜穿膀胱壁以输尿管口开口于膀胱底内面。当膀胱充盈时,输尿管壁受压而封闭,可阻止尿液逆流入输尿管。

> **考点提示**
> 输尿管 3 处狭窄的位置

输尿管全长有 3 处狭窄:上狭窄位于输尿管起始处;中狭窄位于小骨盆入口、跨越髂血管处;下狭窄位于输尿管斜穿膀胱壁处。狭窄处常是输尿管结石易嵌留的部位。

二、膀　　胱

膀胱是暂时储存尿液的肌性囊状器官,其形态、大小和位置均随尿液的充盈程度而异。成人膀胱容量为 350~500ml,最大容量可达 800ml,新生儿容量约为成人的 1/10。

1. 膀胱的形态　充盈时的膀胱呈卵圆形。空虚时呈三棱锥体形,分为膀胱尖、膀胱体、膀胱底和膀胱颈 4 部分,各部之间无明显界限。**膀胱尖**朝向前上方,**膀胱底**朝向后下方,膀胱尖与底之间的部分为**膀胱体**,膀胱的最下部为**膀胱颈**(图7-12),颈的下端有尿道内口与尿道相接。

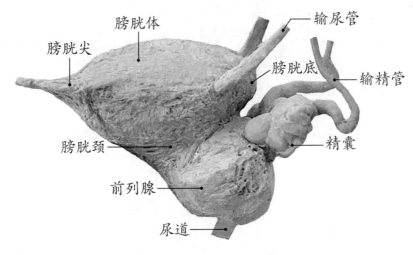

图 7-12　膀胱的形态

2. 膀胱的位置与毗邻　成人膀胱位于盆腔的前部,耻骨联合的后方。空虚时膀胱尖不超过耻骨联合上缘。充盈时的膀胱向上隆凸,腹前壁折向膀胱的腹膜返折线可上移至耻骨联合以上,使膀胱前壁直接与腹前壁相贴,此时在耻骨联合上方进行膀胱穿刺术,既不经过腹膜腔,也不会伤及腹膜和污染腹膜腔。穿刺针依次穿经皮肤、浅筋膜、腹白线、腹横筋膜、膀胱前壁而达膀胱腔。

膀胱前方为耻骨联合,后方在男性与精囊、输精管末端和直肠相邻,在女性则与子宫和阴道相邻;膀胱颈下方男性邻接前列腺,女性邻接尿生殖膈。

3. 膀胱壁的结构特点　膀胱壁由内向外由黏膜、肌层和外膜构成。黏膜上皮为变移上皮。膀胱收缩时,黏膜形成许多皱襞,充盈时皱襞扩展而消失。但在膀胱底内面,两

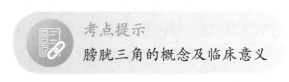

考点提示
膀胱三角的概念及临床意义

输尿管口与尿道内口之间的三角形区域,黏膜与肌层紧密相连,无论膀胱充盈或空虚时,黏膜始终平滑无皱襞,此区称为**膀胱三角**(图7-13),是肿瘤、结核和炎症的好发部位,也是膀胱镜检的重点区域。两输尿管口之间的横行黏膜皱襞,称为**输尿管间襞**,膀胱镜下所见为一苍白带,是临床上寻找输尿管口的标志。肌层由内纵行、中环行和外纵行3层平滑肌构成,各层肌纤维互相交织共同构成膀胱逼尿肌,对排尿起重要作用。

三、尿　　道

尿道是将膀胱内尿液排至体外的一条肌性管道。男性尿道兼有排尿和排精功能,故在男性生殖系统中叙述。

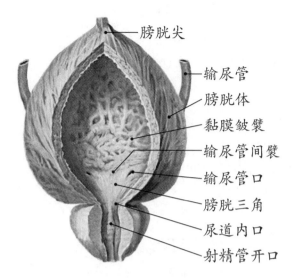

图 7-13　膀胱内面观

膀胱尖
输尿管
膀胱体
黏膜皱襞
输尿管间襞
输尿管口
膀胱三角
尿道内口
射精管开口

女性尿道仅有排尿功能,长 3~5cm,直径约 0.6cm,起自膀胱的尿道内口,穿过尿生殖膈,终于阴道前庭的尿道外口(图 8-18),位于阴道口的前方。在穿过尿生殖膈处,周

考点提示
女性尿道的特点

围有骨骼肌形成的**尿道阴道括约肌**环绕,有控制排尿的作用。与男性尿道比较,女性尿道具有短、宽、直和易于扩张等特点,后方又邻近阴道口和肛门,故易引起逆行性尿路感染。临床上为女性患者插导尿管时,要注意尿道外口的位置,尿管插入尿道的深度为 4~6cm。

本章小结

泌尿系统由肾、输尿管、膀胱和尿道 4 部分组成。肾的排泄功能是通过尿液的生成和排放来实现的。肾单位是形成尿液的结构和功能单位,由肾小体和肾小管组成。肾小体是滤过血液的重要结构,经滤过膜滤入肾小囊腔的原尿,通过肾小管和集合管的繁忙运输与吸收、分泌和排泄,最后形成终尿进入肾小盏、肾大盏和肾盂,经输尿管、膀胱和尿道排出体外。输尿管的 3 处狭窄是结石易嵌留的部位;输尿管间襞是膀胱镜下寻找输尿管口的标志;膀胱三角是肿瘤、结核和炎症的好发部位,也是膀胱镜检的重点区域。

(赵国志)

 目标测试

A1 型题

1. 泌尿系统的组成不包括

A. 尿道   B. 前列腺   C. 肾

   D. 输尿管   E. 膀胱

2. 关于肾的描述,错误的是

   A. 右肾略低于左肾

   B. 属于腹膜外位器官

   C. 右侧肾蒂较左侧短

   D. 肾门约平对第 1 腰椎体平面

   E. 肾柱属于肾髓质的结构

3. 出入肾门的结构不包括

   A. 输尿管   B. 肾静脉   C. 肾盂

   D. 肾动脉   E. 神经

4. 紧贴肾表面的被膜是

   A. 肾筋膜   B. 脏腹膜   C. 脂肪囊

   D. 纤维囊   E. 壁腹膜

5. 临床上作肾囊封闭时是将药液注入

   A. 肾髓质   B. 纤维囊   C. 脂肪囊

   D. 肾皮质   E. 肾筋膜

6. 肾实质不包括

   A. 肾髓质   B. 肾锥体   C. 肾柱

   D. 肾皮质   E. 肾窦

7. 移行为输尿管的结构是

   A. 肾小盏   B. 肾盂   C. 肾大盏

   D. 肾小管   E. 肾乳头

8. 肾乳头管流出的尿液首先排入

   A. 肾大盏   B. 肾小盏   C. 输尿管

   D. 肾盂   E. 肾窦

9. 肾形成尿液的结构和功能单位是

   A. 肾皮质   B. 肾柱   C. 肾小体

   D. 肾单位   E. 肾锥体

10. 不参与肾单位构成的结构是

   A. 肾小管   B. 肾小体   C. 集合管

   D. 血管球   E. 肾小囊

11. 分泌肾素的结构是

   A. 球旁细胞   B. 致密斑   C. 球外系膜细胞

   D. 肾小管上皮细胞   E. 肾小球

12. 关于输尿管的描述,错误的是

    A. 起于肾门,终于膀胱

    B. 长 20~30cm

    C. 为一对细长的肌性管道

    D. 全长有 3 处生理性狭窄

    E. 越过髂血管的前方进入盆腔

13. 临床上进行膀胱镜检的重点区域是

    A. 膀胱体   B. 膀胱三角   C. 膀胱尖

    D. 膀胱颈   E. 输尿管间襞

14. 为成年女性患者导尿时,尿管插入尿道的深度应该是

    A. 3~5cm   B. 8~10cm   C. 6~8cm

    D. 10~12cm   E. 4~6cm

A2 型题

15. 患者,女,28 岁。因近日出现尿频、尿急、尿痛等症状而来医院就诊。经检查诊断为尿路感染。请问女性尿道易引起逆行性感染,主要是因为女性尿道

    A. 紧贴阴道   B. 仅有排尿功能   C. 较短、宽而直

    D. 较长、窄而直   E. 抵抗力弱

第八章 | 生殖系统

08章

08章 数字资源

学习目标

1. 掌握:男、女性生殖系统的组成;睾丸、卵巢的位置及功能;前列腺的形态、位置及前列腺沟的临床意义;男性尿道的分部、狭窄和弯曲;输卵管的分部及临床意义;子宫的形态、位置及固定装置。

2. 熟悉:射精管的合成及其开口部位;精子的产生部位及排出途径;阴道后穹与直肠子宫陷凹的关系;精索、前尿道、乳房悬韧带和产科会阴的概念。

3. 了解:男、女性外生殖器的组成;附睾、精囊、尿道球腺的位置;各级卵泡的结构特点;子宫内膜的周期性变化;阴道的形态和位置。

　　生殖系统(reproductive system)分男性生殖系统(图 8-1)和女性生殖系统。按器官所在位置,分为内生殖器和外生殖器两部分。内生殖器多数位于盆腔内,包括产生生殖细胞和分泌性激素的生殖腺、输送生殖细胞的生殖管道以及开口于生殖管道的附属腺(表8-1);外生殖器则显露于体表,主要为性的交接器官。生殖系统的主要功能是产生生殖细胞,繁殖后代,分泌性激素,形成并维持第二性征。

表 8-1　男、女性生殖系统的组成

组成		男性生殖系统	女性生殖系统
内生殖器	生殖腺	睾丸——产生精子和分泌雄激素	卵巢——产生卵子和分泌雌激素、孕激素
	生殖管道	附睾、输精管、射精管和男性尿道	输卵管、子宫和阴道
	附属腺	精囊、前列腺和尿道球腺	前庭大腺
外生殖器		阴囊和阴茎	女阴

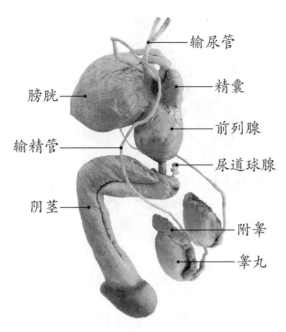

图 8-1　男性生殖系统概况

第一节　男性生殖系统

 案例8-1

患者,男,68 岁。3 年前开始出现夜尿次数增多,排尿时间延长,近半年来尿频、尿急加剧,并出现排尿困难而来医院就诊。直肠指检提示:前列腺增大,前列腺沟消失。临床诊断:前列腺肥大。

请问:1. 前列腺肥大为何会出现排尿困难? 如何诊断前列腺肥大?

2. 做前列腺按摩术时,流出的前列腺液首先排入何处?

3. 为男性患者插导尿管时,应注意哪些问题?

一、男性内生殖器

（一）睾丸

1. 睾丸的位置和形态　**睾丸**位于阴囊内,左右各一,呈扁椭圆形(图 8-2),分上下两端、前后两缘和内外侧面。前缘和下端游离,上端被附睾头遮盖,后缘有血管、神经和淋巴管出入,并与附睾、输精管起始部相接触。睾丸除后缘外都被覆有鞘膜,鞘膜分脏、壁两层,两者在睾丸后缘处相互移行形成一个密闭的**鞘膜腔**,内有少量浆液。炎症时液体增多,形成鞘膜积液。

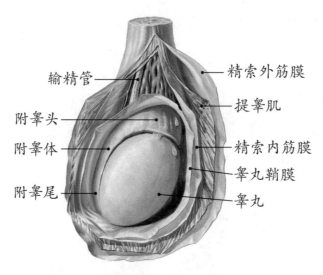

图 8-2 睾丸和附睾

男婴若出生后 3~5 月内双侧或单侧睾丸仍未降至阴囊内,而滞留在腹腔或腹股沟管等处则称为隐睾症,故新生儿男婴出生后均应检查有无隐睾。

2. 睾丸的微细结构 睾丸表面覆以浆膜,即鞘膜脏层,其深部为致密结缔组织构成的**白膜**。白膜在睾丸后缘处增厚并突入睾丸内形成睾丸纵隔。睾丸纵隔发出许多放射状的睾丸小隔,将睾丸实质分隔成约 250 个锥状**睾丸小叶**。每个小叶内有 1~4 条细长而弯曲的生精小管。生精小管在接近睾丸纵隔处变为短而直的直精小管,直精小管进入睾丸纵隔后相互交织形成睾丸网。由睾丸网发出 12~15 条睾丸输出小管,经睾丸后缘上部进入附睾(图 8-3)。

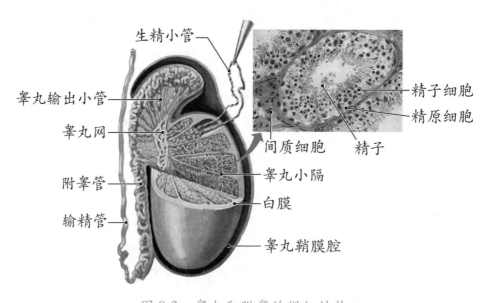

图 8-3 睾丸和附睾的微细结构

(1)生精小管:是产生精子的部位,由生精上皮构成。生精上皮由支持细胞和生精细胞组成。青春期前,生精小管中除了支持细胞外,生精细胞仅为精原细胞。从青春期开始,上皮内可见不同发育阶段的生精细胞,从上皮基底部至腔面依次排列有精原细胞、初级精母细胞、次级精母细胞、精子细胞和精子(图8-3,图8-4)。从精原细胞发育成为精子在人类需(64±4.5)天。进入青春期后,在睾丸分泌的雄激素和腺垂体分泌的卵泡刺激素

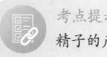

考点提示
精子的产生部位及排出途径

作用下,**精原细胞**不断分裂增殖,其中部分精原细胞经数次分裂后分化为**初级精母细胞**,初级精母细胞经过第1次减数分裂形成2个**次级精母细胞**,次级精母细胞随即进行第2次减数分裂,每个次级精母细胞形成两个**精子细胞**。精子细胞不再分裂,经过复杂的形态变化由圆形渐变为蝌蚪状的**精子**。经过两次减数分裂,一个初级精母细胞形成4个精子细胞,其染色体数目减少一半,其中2个精子的核型是"23,X";另外2个精子的核型是"23,Y"(图8-5)。在生精过程中,各级生精细胞周围的长锥体形**支持细胞**对生精细胞起到了营养、支持和保护作用。

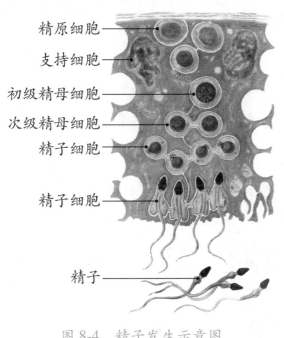

图8-4　精子发生示意图

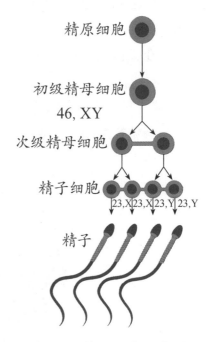

图8-5　精子形成示意图

精子分为头、尾两部分。头部为高度浓缩的细胞核,核的前2/3有顶体覆盖,内含顶体酶,在受精过程中发挥重要作用。尾部是精子的运动装置。精子形成后,依次经过直精小管、睾丸网及睾丸输出小管进入附睾储存,并在附睾内进一步发育成熟,射精时经输精管、射精管和尿道排出体外。精子的生成过程易受理化因素的影响,如高温、放射线、酒精、烟草等均可能影响精子的生成。

(2) 睾丸间质:位于生精小管之间,为富含血管和淋巴管的疏松结缔组织,内含成群分布的、圆形或多边形**间质细胞**(图8-3),胞质呈嗜酸性。从青春期开始,睾丸间质细胞在腺垂体分泌的黄体生成素刺激下,分泌**雄激素**。雄激素能促进男性生殖器官的发育、精子

形成和维持男性第二性征及性功能。

（二）输精管道

1. 附睾　呈新月形,贴附于睾丸的上端和后缘,分为**附睾头**、**附睾体**和**附睾尾**3部(图8-1,图8-2)。附睾头由睾丸输出小管弯曲盘绕而成,其末端汇合成一条附睾管,形成附睾体和附睾尾。附睾尾折而向上移行为输精管。附睾具有暂时储存精子和促进其进一步发育成熟的功能。

2. 输精管和射精管　**输精管**是附睾管的直接延续(图8-1),为一对壁厚腔小的肌性管道。沿附睾内侧上行至睾丸上端,穿过腹股沟管入盆腔,经输尿管末端的前方绕至膀胱底的后面、精囊的内侧,与精囊的排泄管汇合成射精管。**射精管**长约 2cm,向前下斜穿前列腺实质,开口于尿道的前列腺部。

精索是从睾丸上端延伸至腹股沟管腹环之间的一对柔软的圆索状结构,主要由输精管、睾丸动脉、蔓状静脉丛、神经和淋巴管等构成。输精管在睾丸上端至腹股沟管皮下环之间位置表浅,活体触摸呈坚实的圆索状,是输精管结扎的理想部位。

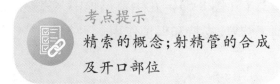

考点提示
精索的概念;射精管的合成及开口部位

（三）附属腺

1. 精囊　为一对长椭圆形囊状腺体,位于膀胱底后方输精管末端的外侧(图8-6)。其排泄管与输精管末端汇合成射精管。精囊的分泌物参与精液的组成。

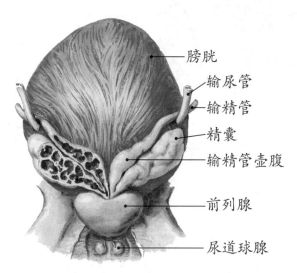

图 8-6　前列腺、精囊和尿道球腺

膀胱
输尿管
输精管
精囊
输精管壶腹
前列腺
尿道球腺

2. 前列腺　是位于膀胱颈与尿生殖膈之间的一个实质性器官,由腺组织、结缔组织和平滑肌构成。**前列腺**前邻耻骨联合,后与直肠相贴,中央有尿道穿过,前列腺肥大时可压迫尿道而导致排尿困难。前列腺形如栗子,上端宽大为前列腺底,下端尖细称前列腺尖

考点提示
前列腺沟的临床意义

（图8-1,图8-6）,底与尖之间的部分为前列腺体,体后面的正中线上有一纵行**前列腺沟**,活体直肠指检时可扪及此沟。前列腺肥大时,此沟变浅或消失,故直肠指检是临床上诊断前列腺增生最简便而重要的检查方法。前列腺分泌的乳白色碱性液体经排泄管排入尿道前列腺部,参与精液的组成。

3. **尿道球腺** 为一对豌豆大小的球形腺体(图8-6),埋藏在尿生殖膈内,以细长的排泄管开口于尿道球部,其分泌物参与精液的组成。

精液是由输精管道和附属腺的分泌物与精子共同组成的乳白色液体,呈弱碱性,以适于精子的生存和活动。正常男性一次射精量3~5ml,含有3亿~5亿个精子。输精管结扎后,精子排出的通路被阻断,从而达到绝育的目的,但各附属腺的分泌和排出则不受影响,故手术后阴茎的勃起和射精没有影响。

二、男性外生殖器

1. **阴囊** 是位于阴茎后下方的皮肤囊袋,主要由皮肤和肉膜构成。皮肤薄而柔软,颜色深暗。肉膜是一薄层含有平滑肌的结缔组织,可随外界温度的变化而反射性舒缩,以调节阴囊内的温度,有利于精子的发育与生存。

2. **阴茎** 为男性的性交器官,呈圆柱状,分为**阴茎头**、**阴茎体**和**阴茎根**3部分(图8-7)。前端膨大为阴茎头,又称**龟头**,其尖端有矢状位的尿道外口。

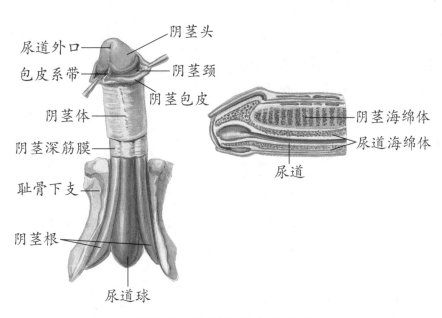

图8-7 阴茎的形态和构造

阴茎由背侧的两条**阴茎海绵体**和腹侧的一条**尿道海绵体**外包筋膜和皮肤而构成。尿道海绵体内有尿道纵行穿过,其前端膨大为阴茎头,后端膨大为尿道球。阴茎的皮肤薄而富有伸展性,包绕阴茎头的双层环形皮肤皱襞,称为**阴茎包皮**。阴茎包皮与尿道外口在腹侧中线处连有一条矢状位的皮肤皱襞,称为**包皮系带**。行包皮环切术时,应注意勿伤及包皮系带,以免影响阴茎的正常勃起。

三、男性尿道

男性尿道起自膀胱的尿道内口,终于阴茎头的尿道外口(图 8-8),长 16~22cm,管径 5~7mm,具有排尿和排精的双重功能。

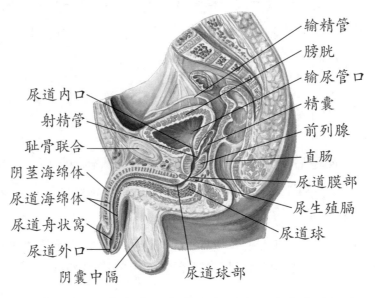

图 8-8　男性盆腔正中矢状切面(示男性尿道)

1. 男性尿道的分部　依其行程分为前列腺部、膜部和海绵体部 3 部。临床上常将尿道的前列腺部和膜部合称为**后尿道**,海绵体部称为**前尿道**。①**前列腺部**,为尿道穿过

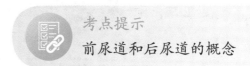

前列腺的部分,长约 3cm,是尿道中较宽和最易扩张的部分。②**膜部**,为尿道穿过尿生殖膈的部分,长约 1.5cm,其周围有骨骼肌形成的尿道外括约肌环绕,有控制排尿的作用。膜部位置比较固定,骨盆骨折或会阴骑跨伤时易损伤此部。③**海绵体部**,为尿道穿过尿道海绵体的部分,长 12~17cm。阴茎头内的尿道呈梭形扩大,称为**舟状窝**。

2. 男性尿道的特点　男性尿道全长粗细不等,有 3 处狭窄和两个弯曲。①3 处狭窄,分别位于尿道内口、尿道膜部和尿道外口,其中以尿道外口最为狭窄。尿道结石易嵌顿在上述狭窄部。②两个弯曲,当阴茎自

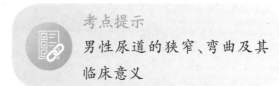

然悬垂时,尿道呈现出两个弯曲,分别是耻骨下弯和耻骨前弯。**耻骨下弯**位于耻骨联合的后下方,凹向前上方,由尿道的前列腺部、膜部和海绵体部的起始段形成,此弯曲恒定而不

能变直。**耻骨前弯**位于耻骨联合的前下方,凹向后下,由阴茎海绵体部自然下垂而成,当阴茎勃起或将阴茎拉向腹前壁时,此弯曲可变直而消失。

 知识拓展

男性导尿术

临床上为男性患者插导尿管时,将阴茎向上提起与腹前壁成60°角,耻骨前弯即可变直而消失。此时,尿道形成一个凹向上的大弯曲,将导尿管轻轻从尿道外口插入20~22cm,见有尿液流出后再插入2cm即可。给男性患者导尿或使用膀胱镜检时,应注意尿道的3处狭窄和两个弯曲,以免损伤尿道。

第二节　女性生殖系统

 案例8-2

患者,女,45岁。因近日感觉下腹部有下坠感,并伴月经量增多及经期延长而来医院妇科就诊。检查发现下腹部正中有一活动性肿块,经B型超声及宫腔镜检查,确诊为子宫肌瘤。

请问:1. 子宫肌瘤发生在子宫壁的哪层结构内?

2. 在行子宫全切术时,需切断子宫的哪些韧带?

3. 在结扎子宫动脉时,应注意与何者的毗邻关系?

一、女性内生殖器

(一)卵巢

1. 卵巢的位置和形态　**卵巢**是成对的扁卵圆形实质性器官,位于小骨盆侧壁,髂内、外动脉之间的卵巢窝内。分上下两端、前后两缘和内外侧面。前缘借卵巢系膜连于子

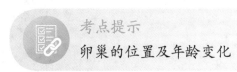
考点提示
卵巢的位置及年龄变化

宫阔韧带的后面,此缘中部有血管、神经和淋巴管等出入,称为**卵巢门**。上端与输卵管伞相接触(图8-9),并借**卵巢悬韧带**(临床上称骨盆漏斗韧带)固定于盆壁,内有卵巢的血管、神经和淋巴管等,是手术时寻找卵巢血管的标志。下端借**卵巢固有韧带**连于子宫底两侧。卵巢的正常位置主要依靠上述韧带的维持。

2. 卵巢的年龄变化　卵巢的形态和大小随年龄而变化。幼女的卵巢较小,表面光滑。

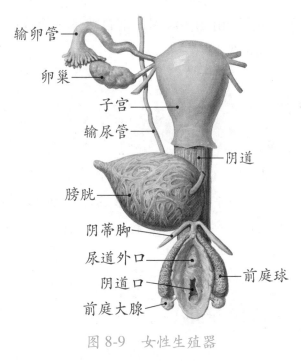

图 8-9 女性生殖器

性成熟期卵巢最大，成年女性的卵巢约为 4cm×3cm×1cm 大小。由于多次排卵，表面出现瘢痕，变得凹凸不平。35~40 岁卵巢开始缩小，50 岁左右逐渐萎缩，月经随之停止。

3. 卵巢的微细结构　卵巢表面覆盖有一层光滑的浆膜，浆膜深面为一薄层致密结缔组织构成的白膜。卵巢实质分为周围的皮质和中央的髓质两部分，两者无明显分界。皮质较厚，主要含有不同发育阶段的卵泡、黄体、白体和退化的闭锁卵泡等（图 8-10）。髓质狭小，由疏松结缔组织构成。

（1）卵泡的发育与成熟：卵泡的发育始于胚胎时期，出生时两侧卵巢共有 70 万~200 万个原始卵泡，至青春期仅存 4 万个左右。从青春期开始，卵巢在腺垂体分泌的促性腺激素作用下，每隔 28 天左右有 15~20 个原始卵泡生长发育，但通常只有一个优势卵泡发育成熟并排卵，其余卵泡均在不同的发育阶段退化为闭锁卵泡。卵泡的发育经历了原始卵泡、初级卵泡、次级卵泡和成熟卵泡 4 个阶段（图 8-10）。

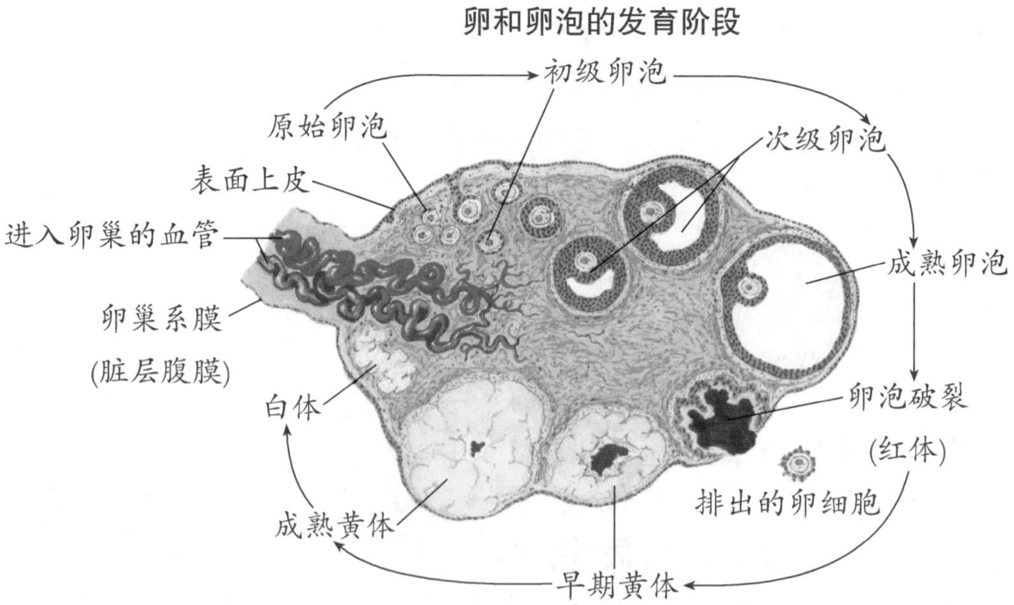

卵和卵泡的发育阶段

图 8-10　卵巢结构模式图

1）原始卵泡：位于皮质的浅层，是数量最多、体积最小的处于静止状态的卵泡，由中央的一个初级卵母细胞和周围的一层扁平卵泡细胞构成。

2）初级卵泡：从青春期开始，部分原始卵泡相继生长发育为初级卵泡。其主要变化是：①初级卵母细胞体积增大；②卵泡细胞由单层变为多层；③在初级卵母细胞与最内层的卵泡细胞之间出现一层由两者共同分泌形成的嗜酸性膜，称为**透明带**；④卵泡周围的结缔组织逐渐分化形成卵泡膜。

3）次级卵泡：由初级卵泡受卵泡刺激素作用发育而成，其主要变化是：①卵泡细胞之间开始出现一些大小不等**卵泡腔**，腔内充满卵泡液；②随着卵泡液的增多及卵泡腔的扩大，初级卵母细胞、透明带及周围的卵泡细胞被推向卵泡腔的一侧，形成一个突入卵泡腔内的**卵丘**（图 8-11）；③紧贴透明带的一层柱状卵泡细胞呈放射状排列，称为**放射冠**；④卵泡膜分化为内、外两层，内层的膜细胞具有内分泌功能。

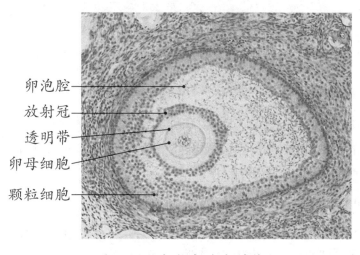

卵泡腔
放射冠
透明带
卵母细胞
颗粒细胞

图 8-11　成熟卵泡光镜像

4）成熟卵泡：是次级卵泡发育的最后阶段。由于卵泡液的急剧增多，卵泡体积显著增大，直径可达 2cm，并向卵巢表面突出，卵泡壁则越来越薄。在排卵前 36~48 小时，初级卵母细胞完成第 1 次减数分裂，形成一个很大的次级卵母细胞和一个很小的第 1 极体。次级卵母细胞随即进行第 2 次减数分裂，但停留在分裂中期。

（2）排卵：是指成熟卵泡破裂，从卵泡壁脱落的次级卵母细胞连同透明带、放射冠与卵泡液一起排出到腹膜腔的过程（图 8-10）。生育期女性一般每隔 28 天左右排一次卵，排卵发生在月经周期的第 14 天左右，一般只排一个卵，两侧卵巢交替排卵。女性一生中约排卵 400 余个。排出的卵是处于第 2 次减数

考点提示
排卵的概念及排卵发生的时间

分裂中期的次级卵母细胞，被输卵管伞"拾取"并运送至输卵管壶腹部停留。排出的次级卵母细胞若 24 小时内未受精，次级卵母细胞便退化并被吸收；若与精子相遇受精，则继续完成第 2 次减数分裂，形成一个成熟的卵子（染色体核型为 23，X）和一个第 2 极体（图 8-12）。

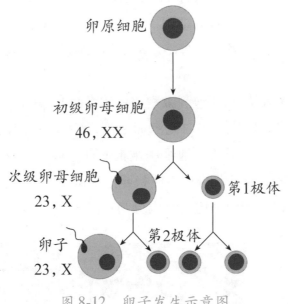

卵原细胞

初级卵母细胞
46，XX

次级卵母细胞
23，X

第1极体

第2极体

卵子
23，X

图 8-12　卵子发生示意图

（3）黄体的形成与退化：排卵后，残留在卵巢内的卵泡壁连同卵泡膜一起向卵泡腔塌陷，在腺垂体分泌的黄体生成素作用下，逐渐发育成为一个体积较大而又富有血管的内分泌细胞团，新鲜时呈黄色，故称为**黄体**（图 8-10）。

黄体维持时间的长短取决于排出的卵是否受精。若排出的卵未受精，黄体仅维持 14 天左右即退化，称为**月经黄体**。若排出的卵已受精，在胎盘分泌的人绒毛膜促性腺激素

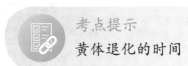

考点提示
黄体退化的时间

作用下，黄体则继续发育增大，称为**妊娠黄体**，可维持约 6 个月。无论何种黄体，最终均要退化，被结缔组织取代成为瘢痕样的**白体**。

（4）卵巢的内分泌功能：卵巢主要分泌**雌激素**和**孕激素**。排卵前主要由卵泡细胞和卵泡膜的膜细胞分泌雌激素，排卵后则由黄体细胞分泌孕激素和雌激素。雌激素的主要作用是促进女性生殖器官的发育和第二性征的出现，并维持其正常状态。

（二）输卵管

1. 输卵管的形态和位置　**输卵管**为一对输送卵子的弯曲肌性管道，长 10～14cm，连于子宫底两侧（图 8-13），包裹于子宫阔韧带的上缘内。

输卵管由内侧向外侧依次分为 4 部：①**输卵管子宫部**，为贯穿子宫壁的一段，借输卵管子宫口通子宫腔；②**输卵管峡**，是子宫部向外延伸短直而狭窄的一段，是输卵管结扎

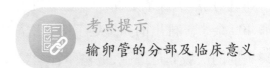

考点提示
输卵管的分部及临床意义

术的常选部位；③**输卵管壶腹**，约占输卵管全长的 2/3，粗而弯曲，卵子通常在此受精；④**输卵管漏斗**，为输卵管外侧端漏斗状的膨大部分，漏斗末端的中央有输卵管腹腔口开口于腹

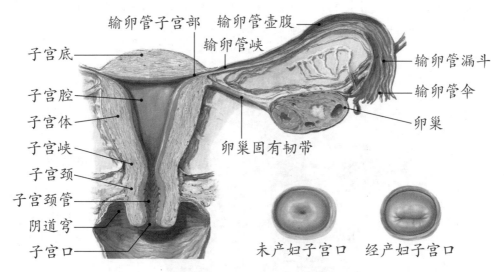

子宫底———
子宫腔———
子宫体———
子宫峡———
子宫颈———
子宫颈管———
阴道穹———
子宫口———

输卵管子宫部　输卵管壶腹
　　　　　输卵管峡
　　　　　　　　　　———输卵管漏斗
　　　　　　　　　　———输卵管伞
　　　　　　　　　　———卵巢
卵巢固有韧带

未产妇子宫口　　经产妇子宫口

图 8-13　子宫和输卵管

膜腔。漏斗的游离缘有许多细长的指状突起,称为**输卵管伞**,是手术时识别输卵管的标志。其中一条最长的突起连于卵巢,称为**卵巢伞**,具有引导卵子进入输卵管的(即"拾卵")作用。

2. 输卵管的微细结构特点　输卵管管壁由黏膜、肌层和浆膜构成。黏膜的上皮为单层柱状上皮,由纤毛细胞和分泌细胞组成。肌层为内环行、外纵行的平滑肌。纤毛的规律性定向摆动和平滑肌的节律性收缩均有助于将卵子或受精卵向子宫腔方向运送。

(三) 子宫

子宫(uterus)是壁厚而腔小、富有伸展性的肌性器官,为孕育胎儿和产生月经的场所。

1. 子宫的形态和分部　成人未孕子宫呈前后略扁、倒置的梨形,长 7~8cm,宽 4~5cm,厚 2~3cm,容量约 5ml。子宫与输卵管相接的部位称为**子宫角**。子宫分为 3 部分(图8-13):①**子宫底**,为两侧输卵管子宫口连线以上的圆凸部分。②**子宫体**,为子宫底与子宫颈之间的部分。③**子宫颈**,为子宫下端狭细呈圆柱状的部分,由突入阴道的**子宫颈阴道部**和阴道以上的**子宫颈阴道上部**组成。子宫颈阴道部为炎症和肿瘤的好发部位。子宫颈与子宫体交界处较为狭细的部分称为**子宫峡**,长约 1cm。妊娠期,子宫峡逐渐伸展变长,妊娠末期显著增长可达 7~10cm,形成"子宫下段",是产科手术学的重要解剖结构,产科常在此处进行剖宫术。

子宫的内腔狭窄,分为上、下两部。上部是位于子宫体内的**子宫腔**,呈前后略扁的倒置三角形。下部是位于子宫颈内的梭形管道,称为**子宫颈管**,上接子宫腔,下经子宫口通向阴道。未产妇子宫口光滑呈圆形,经产妇则呈横裂状。

2. 子宫的位置　子宫位于盆腔的中央,在膀胱与直肠之间(图 8-14),下端接阴道。两侧有卵巢和输卵管,临床上合称为**子宫附件**。当膀胱空虚时,子宫的正常姿势呈轻度的前倾前屈位。前倾是指子宫的长轴与阴道的长轴形成一个向前开放的钝角,前屈是指子宫体与子宫颈之间形成一个向前开放的钝角。子宫的位置可随膀胱和直肠的充盈程度而发生改变,故妇科检查时,常需受检者排空尿液。

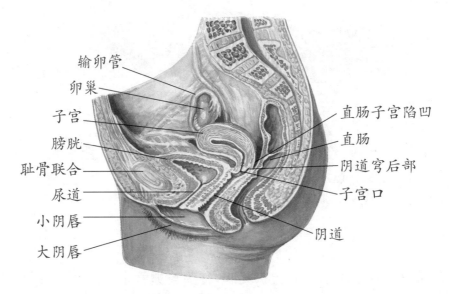

图 8-14　女性盆腔正中矢状切面

3. 子宫的固定装置　子宫的正常位置主要依赖于盆底软组织的承托以及韧带的牵拉与固定。维持子宫正常位置的韧带有(图8-15):①**子宫阔韧带**,为子宫两侧缘延伸至盆侧壁的双层腹膜皱襞,可限制子宫向两侧移位。②**子宫圆韧带**,为起于子宫角的前下方,穿经腹股沟管而止于阴阜和大阴唇皮下的

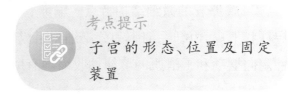

考点提示
子宫的形态、位置及固定装置

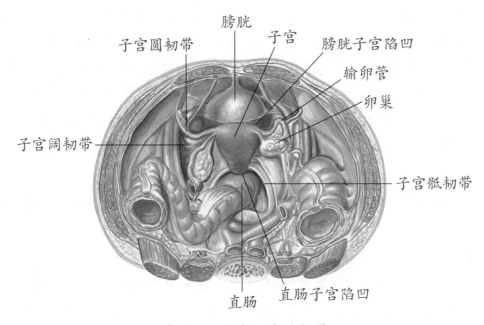

图 8-15　固定子宫的韧带

圆索状结构,是维持子宫前倾的主要结构。③**子宫主韧带**,由平滑肌和结缔组织构成,位于子宫阔韧带下部,为连于子宫颈两侧缘与盆侧壁之间的一对韧带,是维持子宫颈正常位置、防止子宫向下脱垂的主要结构。④**子宫骶韧带**,起于子宫颈的后面,向后绕过直肠的两侧,止于骶骨的前面。子宫骶韧带向后上牵引子宫颈,与子宫圆韧带协同,维持子宫的前倾前屈。

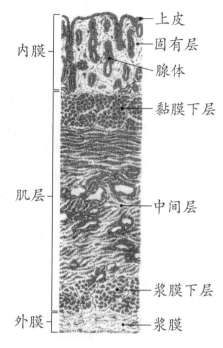

图 8-16 子宫壁的微细结构

4. 子宫壁的微细结构 子宫壁很厚,由外向内分为外膜、肌层和内膜 3 层(图 8-16)。①外膜,在子宫底部和体部为浆膜,子宫颈部为纤维膜。②肌层,很厚,由纵横交错的平滑肌束和束间结缔组织构成。妊娠时,平滑肌纤维受卵巢激素的作用,增生肥大并显著增长,肌层增厚。分娩后,逐渐恢复原状。③内膜,由单层柱状上皮和固有层构成。固有层结缔组织较厚,含有大量低分化的基质细胞、血管和子宫腺等。依其结构和功能特点,子宫内膜分为浅表的**功能层**和深部的**基底层**。功能层较厚,从青春期至绝经期,在卵巢分泌激素的作用下,有发生周期性脱落出血的特点。基底层较薄,不随月经周期性脱落,在月经后期由其增生修复功能层。

5. 子宫内膜的周期性变化(月经周期)

自青春期开始,在卵巢分泌的雌激素和孕激素周期性作用下,子宫底部和体部内膜的功能层每 28 天左右发生一次周期性剥脱、出

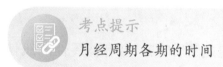

考点提示
月经周期各期的时间

血、增生、修复过程,称为**月经周期**。每个月经周期起于月经第 1 天,止于下次月经来潮前一天,可分为增生期、分泌期和月经期 3 个时期(图 8-17),分别相当于月经周期的第 5~14 天、第 15~28 天和第 1~4 天。

知识拓展

月 经

月经是女性青春期至更年期之间的一种生理现象,是生育期女性生殖功能活动状态的体现和标志。女性一般在 13~14 岁初次出现月经,第 1 次月经称为月经初潮。月经初潮是青春期到来的标志之一,意味着性成熟的开始。生育期女性具有排卵和生育的能力。45~55 岁月经停止,称为绝经。

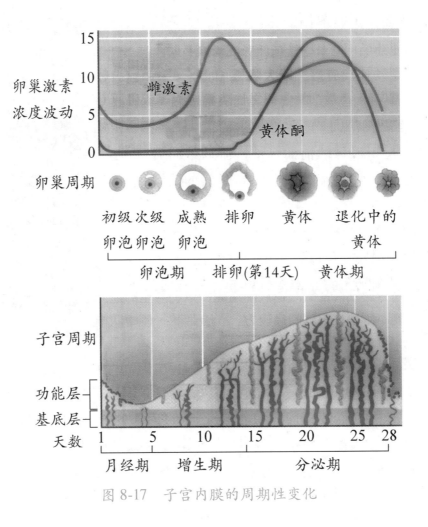

图 8-17 子宫内膜的周期性变化

（四）阴道

阴道是前后略扁、富有伸展性的肌性管道，连接子宫与外生殖器。它既是性交的器官，又是排出月经和胎儿娩出的通道。

阴道位于盆腔中央，前与膀胱和尿道相邻，后与直肠紧贴（图 8-14）。阴道下端较窄，以阴道口开口于阴道前庭，处女的阴道口周围有处女膜附着。阴道上端较宽阔，包绕

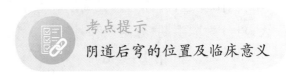

考点提示
阴道后穹的位置及临床意义

子宫颈阴道部，两者之间形成的环形凹陷称为**阴道穹**，分为前、后和左、右侧穹。其中以**阴道后穹**最深，其顶端紧邻腹膜腔的最低部位直肠子宫陷凹，临床上可经此穿刺或引流，以协助临床诊断或治疗。

（五）前庭大腺

前庭大腺是位于阴道口两侧、前庭球后端深面豌豆大小的腺体（图 8-9），相当于男性的尿道球腺，导管向内侧开口于阴道前庭，其分泌物有润滑阴道口的作用。若导管因炎症阻塞，可形成前庭大腺囊肿。

二、女性外生殖器

女性外生殖器又称**女阴**,临床上称之为**外阴**,包括以下结构(图8-18):①**阴阜**,为耻骨联合前面的皮肤隆起,性成熟后长有阴毛。②**大阴唇**,为一对纵长隆起的皮肤皱襞,自阴阜向后延伸至会阴。大阴唇的皮下组织较疏松,血管丰富,外伤后易形成血肿。③**小阴唇**,是位于两侧大阴唇内侧的一对薄皮肤皱襞,表面光滑无阴毛。④**阴道前庭**,是位于两侧小阴唇之间的裂隙,其前部有尿道外口,后部有阴道口。阴道口两侧有前庭大腺导管的开口。⑤**阴蒂**,位于尿道外口的前上方,含有丰富的感觉神经末梢,故感觉敏锐。⑥**前庭球**,相当于男性的尿道海绵体,呈蹄铁形(图8-9),位于尿道外口和阴道口两侧的皮下。

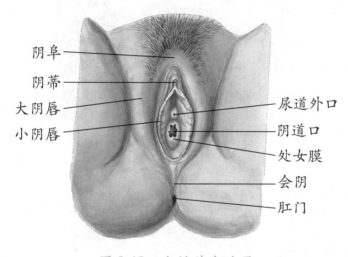

图8-18　女性外生殖器

三、女性乳房

女性乳房是女性的性征器官,于青春期开始发育,构成了女性特有的曲线美,在妊娠末期和哺乳期有分泌活动,被喻为"生命之源泉"。男性乳房不发育,但乳头位置较为恒定,多位于第4肋间隙,常作为定位标志。

1. 乳房的位置和形态　成年未产妇乳房呈半球形(图8-19),紧张而富有弹性,位于胸大肌和胸肌筋膜的表面,居第2~6肋之间的浅筋膜内。**乳房**中央的突起称为**乳头**,其顶端有许多输乳管的开口。乳头周围颜色较深的环状皮肤区称为**乳晕**。

2. 乳房的结构　乳房由皮肤、结缔组织、脂肪组织和乳腺构成(图8-20)。乳腺被结缔组织分隔成15~20个**乳腺叶**。每个乳腺叶内有一条走向乳头的**输乳管**,在近乳头

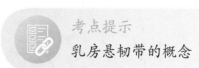

考点提示
乳房悬韧带的概念

处扩大成梭形的**输乳管窦**,开口于乳头。乳腺叶和输乳管均以乳头为中心呈放射状排列,

故乳房手术时应尽量做放射状切口,以减少对输乳管和乳腺叶的损伤。在乳腺与皮肤和胸肌筋膜之间,连有许多小的结缔组织纤维束,称为**乳房悬韧带**或 **Cooper 韧带**,对乳房起支持和固定作用。乳腺癌时,若累及 Cooper 韧带,可使其缩短而致肿瘤表面皮肤凹陷,称"酒窝征",是乳腺癌的常见体征之一。

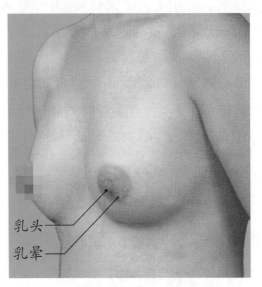

图 8-19 女性乳房

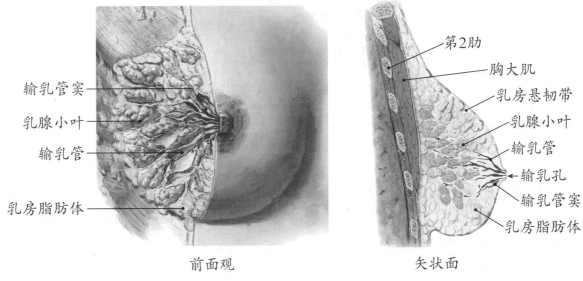

输乳管窦
乳腺小叶
输乳管
乳房脂肪体

前面观

第2肋
胸大肌
乳房悬韧带
乳腺小叶
输乳管
输乳孔
输乳管窦
乳房脂肪体

矢状面

图 8-20 女性乳房的形态和结构

第三节 会 阴

会阴有广义和狭义之分。广义会阴是指封闭小骨盆下口的全部软组织(图 8-21)。此区呈菱形,其前界为耻骨联合下缘,后界为尾骨尖,两侧为耻骨下支、坐骨支、坐骨结节和骶结节韧带。以两侧坐骨结节之间的连线为界,将会阴分为前、后两个三角形的区域。前方的是**尿生殖三角**,男性有尿道通过,女性有尿道和阴道通过;后方的是**肛门三角**,有肛管穿过。会阴的结构,除男性或女性外生殖器外,其深部主要是会阴肌和筋膜。

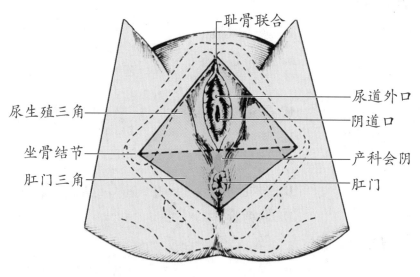

图 8-21　女性会阴

狭义会阴即**产科会阴**,是指阴道口与肛门之间的楔形软组织。产妇分娩时此区承受的压力较大,易发生会阴撕裂,故助产时应注意保护。

考点提示
产科会阴的概念

本章小结

　　人类的生殖充满着无穷的奥秘,它是经过男、女性生殖系统的共同活动来实现的。男性的生殖腺-睾丸具有产生精子和分泌雄激素的功能,睾丸产生的精子被输送至附睾内储存并进一步发育成熟,射精时经输精管、射精管和尿道排出体外,附属腺的分泌物参与精液的组成。女性的生殖腺-卵巢具有产生卵子和分泌雌激素、孕激素的功能,输卵管是输送卵子和受精的场所,子宫是孕育胎儿和产生月经的部位,阴道是排出月经和娩出胎儿的通道,而阴道后穹则是临床上穿刺或引流腹膜腔积液的常用部位。女性生殖器官的功能活动多呈现出明显的周期性变化特征。

（卫　刚）

 目标测试

A1 型题

1. 男性的生殖腺是

A. 附睾   B. 前列腺   C. 睾丸

D. 精囊   E. 尿道球腺

2. 与精子排出无关的结构是

     A. 男性尿道   B. 尿道球腺   C. 输精管

     D. 附睾   E. 射精管

3. 射精管开口于

     A. 尿道膜部   B. 尿道海绵体部   C. 尿道球部

     D. 尿道前列腺部   E. 膀胱

4. 精索内不含有

     A. 射精管   B. 睾丸动脉   C. 蔓状静脉丛

     D. 神经   E. 输精管

5. 男性尿道最狭窄的部位是

     A. 海绵体部   B. 膜部   C. 前列腺部

     D. 尿道内口   E. 尿道外口

6. 为男性患者导尿时,提起阴茎与腹前壁成 $60°$ 角,可使

     A. 尿道外口扩张   B. 耻骨前弯扩大   C. 耻骨前弯消失

     D. 耻骨下弯扩大   E. 耻骨下弯消失

7. 男性骨盆骨折时易损伤尿道的

     A. 球部   B. 膜部   C. 海绵体部

     D. 前列腺部   E. 舟状窝

8. 关于卵巢的描述,错误的是

     A. 为女性的生殖腺

     B. 左、右各一

     C. 大小和形态与年龄变化无关

     D. 上端与输卵管伞相接触

     E. 寻找卵巢血管的重要标志是卵巢悬韧带

9. 手术时识别输卵管的标志是

     A. 输卵管的长度   B. 输卵管壶腹   C. 输卵管峡

     D. 输卵管伞   E. 输卵管子宫部

10. 关于子宫的描述,错误的是

     A. 位于盆腔的中央

     B. 呈前后略扁的倒置梨形

     C. 介于膀胱与直肠之间

     D. 子宫腔位于子宫体内

     E. 子宫分为底、体、峡和颈 4 部分

11. 排卵一般发生在月经周期的

    A. 第 12 天左右   B. 第 14 天左右   C. 第 13 天左右

    D. 第 15 天左右   E. 第 16 天左右

12. 下列搭配错误的是

    A. 输卵管峡—结扎的常选部位

    B. 输卵管壶腹—受精部位

    C. 子宫颈阴道部—肿瘤的好发部位

    D. 子宫主韧带—维持子宫前屈

    E. 子宫圆韧带—维持子宫前倾

13. 从阴道后穹向上穿刺,针尖可刺入

    A. 直肠   B. 子宫腔   C. 直肠子宫陷凹

    D. 膀胱腔   E. 膀胱子宫陷凹

14. 乳房手术应采用放射状切口,主要是因为

    A. 便于延长切口

    B. 可避免切断 Cooper 韧带

    C. 减少损伤皮肤的血管和神经

    D. 易找到发病部位

    E. 可减少对输乳管和乳腺叶的损伤

A2 型题

15. 患者,女,26 岁。2 年前足月分娩一男婴。现进行妇科检查,其子宫口形状应该呈

    A. 横裂状   B. 横椭圆形   C. 梯形

    D. 纵椭圆形   E. 圆形

第九章 | 腹 膜

09章

09 章 数字资源

学习目标

1. 掌握:腹膜腔的概念;男、女性腹膜陷凹的位置及临床意义。
2. 熟悉:腹膜与腹、盆腔器官的关系;小、大网膜的位置。
3. 了解:腹膜的分布及功能;网膜囊的位置;腹膜形成的主要结构。

案例9-1

患者,女,10岁。因1天前无明显诱因出现脐周钝痛,约5小时后疼痛转移至右下腹而急诊入院。体格检查:麦氏点压痛阳性,全腹压痛、反跳痛,叩诊有移动性浊音。血常规检查:WBC 12×10^9/L,中性粒细胞比例增高(0.89)。B超见右下腹液性暗区,未见阑尾。临床诊断:急性阑尾炎穿孔伴急性腹膜炎,建议立即进行手术治疗。

请问:1. 小儿大网膜有何特点?

2. WBC 总数增多和中性粒细胞比例增高说明什么?

3. 手术后患者应采取什么样的护理体位? 为什么?

一、腹膜与腹膜腔的概念

腹膜是覆盖于腹、盆壁的内表面和腹、盆腔器官表面的一层薄而光滑的半透明浆膜。其中覆盖于腹、盆壁内表面的部分称为**壁腹膜**,覆盖于腹、盆腔器官表面的部分称为**脏腹膜**(图 9-1)。壁腹膜与脏腹膜相互延续移行,共同围成不规则的潜在性腔隙,称为**腹膜腔**。

考点提示

腹膜腔的概念;腹膜炎或腹部手术后患者应采取的体位

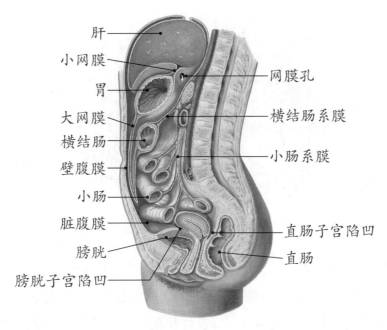

图 9-1　腹、盆腔正中矢状切面（女性）

男性腹膜腔为一完全封闭的腔隙，而女性腹膜腔则借输卵管腹腔口，经输卵管腔、子宫腔和阴道与体外间接相通。

　　腹膜具有分泌、吸收、修复、保护、支持、固定和防御等多种功能。正常情况，腹膜分泌的浆液可减少器官间的摩擦。一般认为，上腹部腹膜的吸收能力强于下腹部，故腹膜炎或腹部手术后的患者多采取半卧位（图 9-2），使有害液体积于下腹部，以减少和延缓腹膜对有害物质的吸收。

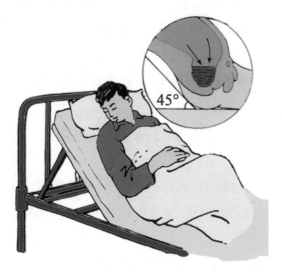

图 9-2　半卧位

二、腹膜与腹、盆腔器官的关系

　　依据器官被腹膜覆盖的范围不同，可将腹、盆腔器官分为 3 类（图 9-1，图 9-3）：①**腹膜**

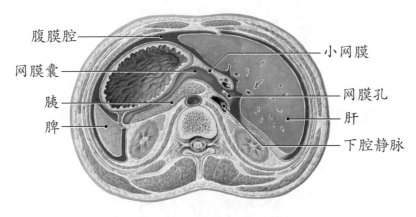

图 9-3 　腹腔通过网膜孔横切面

内位器官,器官表面均由腹膜覆盖,故其活动性大,如胃、十二指肠上部、空肠、回肠、盲肠、阑尾、横结肠、乙状结肠、脾、卵巢和输卵管等;②**腹膜间位器官**,器官表面大部分被腹膜覆盖,如肝、胆囊、升结肠、降结肠、直肠上段、子宫和充盈的膀胱等;③**腹膜外位器官**,器官仅有一个面被腹膜覆盖,其位置较固定,几乎不能活动,如十二指肠降部和水平部、直肠中下段、胰、肾、肾上腺、输尿管和空虚的膀胱等。

 知识拓展

腹腔与腹膜腔的关系

　　腹腔是指小骨盆上口以上由腹壁和膈所围成的腔,其内容纳腹腔器官等,而腹膜腔内无任何器官。腹腔内的所有器官实际上均位于腹膜腔之外。如腹膜内位器官的手术,必须通过腹膜腔才能进行,但对某些腹膜外位器官如肾、膀胱等的手术,可在腹膜腔外施行,可避免腹膜腔的感染或术后器官的粘连,故应明确两者的概念与解剖关系。

三、腹膜形成的主要结构

　　脏、壁腹膜在相互移行的过程中,其移行部分形成了网膜、系膜、韧带和陷凹等腹膜结构(图 9-1,图 9-3,图 9-4)。这些结构不仅起着连接和固定器官的作用,也是血管和神经等出入器官的途径。

　　1. 网膜　是指与胃相连的腹膜结构,包括小网膜和大网膜。

　　(1) 小网膜:是连于肝门与胃小弯和十二指肠上部之间的双层腹膜结构。其中左侧连于肝门与胃小弯之间的部分称为**肝胃韧带**;右侧连于肝门与十二指肠上部之间的部

考点提示
小网膜的概念;小儿大网膜的特点

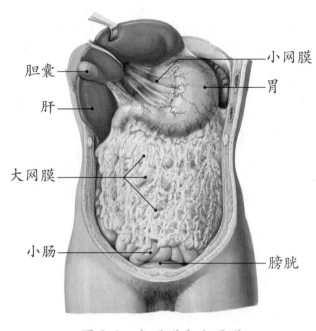

图 9-4　大网膜和小网膜

（图中标注）胆囊　肝　大网膜　小肠　小网膜　胃　膀胱

分称为**肝十二指肠韧带**,内有胆总管、肝固有动脉和肝门静脉等重要结构通过。小网膜右缘游离,其后方为网膜孔,经此孔可进入网膜囊。

（2）大网膜:是连于胃大弯与横结肠之间的4层腹膜结构,呈围裙状悬垂于横结肠和空、回肠的前面,内含丰富的血管、脂肪组织和巨噬细胞等。大网膜的防御功能极强,其下垂部分可向炎症或穿孔器官移动,包裹病灶部位,以限止炎症扩散蔓延,故大网膜有"腹腔卫士"之美称。因此,手术时可借大网膜的移位情况寻找病灶部位。小儿大网膜较短,一般在脐平面以上,故当阑尾炎穿孔或下腹部炎症时,病灶区不易被大网膜包裹而使其局限,常易形成弥漫性腹膜炎。

（3）网膜囊:是位于小网膜和胃后壁后方的一个扁窄间隙,为腹膜腔的一部分,又称**小腹膜腔**。网膜孔是网膜囊通向腹膜腔的唯一通道,当胃后壁穿孔时,胃内容物常聚集于网膜囊内,给早期诊断造成困难。

2. 系膜　是将肠管连于腹、盆后壁的双层腹膜结构,主要有**肠系膜**、**阑尾系膜**、**横结肠系膜**和**乙状结肠系膜**,分别联系同名肠管。因肠系膜和乙状结肠系膜较长,故空、回肠和乙状结肠的活动度较大,较易发生系膜扭转而导致肠梗阻,以儿童较为常见。

3. 韧带　是连于腹壁与器官之间或相邻器官之间的腹膜结构,对器官有固定或悬吊作用,故此韧带不同于骨连结中的韧带,主要有**肝镰状韧带**、**冠状韧带**、**胃脾韧带**和**脾肾韧带**等。

4. 盆腔的腹膜陷凹　是指腹膜在盆腔器官之间移行返折形成较大而恒定的凹陷。男性在膀胱与直肠之间有**直肠膀胱陷凹**;女性在子宫与膀胱之间有**膀胱子宫陷凹**,在直肠与子宫之间有**直肠子宫陷凹**（又称 Doug-las 腔）,与阴道后穹仅隔以薄层脏腹膜和阴道后壁。在站位或半卧位时,男性的直肠膀胱陷凹和女性的直肠子宫陷凹为腹膜腔的最低部位,故腹膜腔积液多聚集于此。临床上可经男性直肠前壁或女性阴道后穹穿刺以进行诊断或治疗。

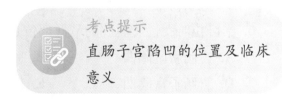

考点提示
直肠子宫陷凹的位置及临床意义

　　腹膜为半透明浆膜,分为壁腹膜和脏腹膜,两者相互延续移行围成腹膜腔。站立或半卧位时,男性的直肠膀胱陷凹和女性的直肠子宫陷凹是腹膜腔的最低部位。依据腹膜与器官的包被关系,将腹、盆腔器官分为腹膜内位器官、腹膜间位器官和腹膜外位器官。腹膜形成的主要结构有网膜、系膜、韧带和腹膜陷凹等。

（张冬华）

 目标测试

A1 型题

1. 关于腹膜腔的描述,错误的是
   A. 腹膜腔内容纳胃、肠等器官 　　　　　　B. 为不规则的潜在性腔隙
   C. 男性腹膜腔完全封闭 　　　　　　　　　D. 女性腹膜腔有潜在途径通向外界
   E. 由脏腹膜与壁腹膜相互移行围成

2. 不属于腹膜内位器官的是
   A. 胃　　　　B. 回肠　　　　C. 肝　　　　D. 阑尾　　　　E. 脾

3. 不经过腹膜腔就能进行手术的器官是
   A. 脾　　　　B. 阑尾　　　　C. 小肠　　　　D. 肾　　　　E. 胃

4. 腹膜炎或腹部手术后患者应采取的护理体位是
   A. 侧卧位 　　　　　　B. 头低足高位 　　　　　　C. 俯卧位
   D. 平卧位 　　　　　　E. 半卧位

5. 不属于腹膜形成的韧带是
   A. 肝胃韧带 　　　　　　B. 腹股沟韧带 　　　　　　C. 脾肾韧带
   D. 冠状韧带 　　　　　　E. 胃脾韧带

6. 半卧位时女性腹膜腔的最低部位是
   A. 直肠膀胱陷凹 　　　　　　B. 膀胱子宫陷凹 　　　　　　C. 盆腔的最低部位
   D. 直肠子宫陷凹 　　　　　　E. 网膜囊

第十章 | 脉管系统

10章

10 章 数字资源

1. 掌握:心血管系统的组成;体循环和肺循环的概念;心的位置、外形及心腔的结构;主动脉的起止及分部;腹腔干和肠系膜上、下动脉的分支;子宫动脉与输尿管的关系;常用测量脉搏的部位;上、下肢浅静脉的行程及注入部位;肝门静脉的组成、主要属支以及与上、下腔静脉系之间的吻合部位;胸导管的起始、行程、注入部位及收集范围。

2. 熟悉:心的体表投影;心传导系的组成;左、右冠状动脉的起始、行径及分布;颈外动脉和锁骨下动脉的主要分支;常用动脉压迫止血点;动脉韧带和危险三角的概念;上、下腔静脉的组成、注入部位及收集范围;淋巴系统的组成;淋巴管道的分类。

3. 了解:血管的吻合;动脉和心壁的结构特点;毛细血管的分类;胸主动脉、髂内动脉的分支;奇静脉的起始及注入部位;淋巴结、脾的位置和形态。

　　脉管系统(vascular system)是人体内执行运输功能的一套连续而密闭的管道系统,包括心血管系统和淋巴系统两部分。心血管系统由心、动脉、毛细血管和静脉组成(图10-1),血液在其内循环流动。淋巴系统由淋巴管道、淋巴器官和淋巴组织组成,内有淋巴流动。

　　脉管系统的主要功能是将消化管吸收的营养物质、肺交换的 O_2 以及内分泌系统分泌的激素等运送到全身各器官的组织和细胞,同时将组织和细胞的代谢产物及 CO_2 等运送到肾、肺和皮肤排出体外,以保证机体新陈代谢的正常进行。

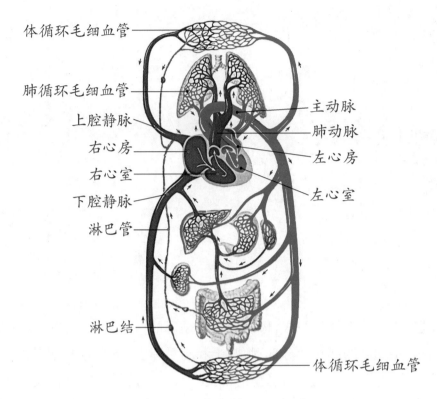

体循环毛细血管

肺循环毛细血管

上腔静脉

右心房

右心室

下腔静脉

淋巴管

主动脉

肺动脉

左心房

左心室

淋巴结

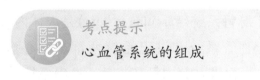

体循环毛细血管

图 10-1　血液循环示意图

第一节　心血管系统概述

一、心血管系统的组成

心血管系统由心和血管组成。血管是输送血液与其他物质的管道,分为动脉(artery)、毛细血管和静脉(vein)3 类。

1. 心　是中空的肌性器官,是连接动、静脉的枢纽和推动血液循环的"动力泵"。心腔被房间隔和室间隔分为互不相通的左、右两半,每半又分为心房和心室,故心有左

心房、左心室、右心房和右心室 4 个腔(图 10-1)。左半心内流动着动脉血,右半心内流动着静脉血。同侧的心房与心室之间借房室口相交通,心室发出动脉,心房接纳静脉。

2. 动脉　是由心室发出导流血液离心的血管(图 10-1)。在行程中不断分支,依次分为**大动脉**、**中动脉**、**小动脉**和**微动脉** 4 级,最后移行为毛细血管。大动脉是指接近心的动脉,管径最粗,如主动脉和肺动脉等;中动脉是指除大动脉外,凡在解剖学上有名称的动脉;小动脉是指管径在 0.3~1mm 之间的动脉。

动脉管壁均分为3层结构(图10-2):①内膜,最薄,由内皮和薄层结缔组织构成的内皮下层组成。②中膜,最厚,由平滑肌、弹性纤维和胶原纤维构成。大动脉的中膜由40~70层弹性膜和大量弹性纤维构成,故又称**弹性动脉**;中动脉(含10~40层)和小动脉(含3~9层)的中膜以环行平滑肌为主,故又称**肌性动脉**。③外膜,由疏松结缔组织构成。

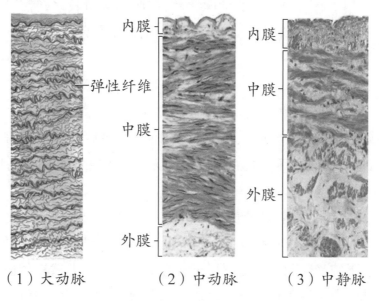

（1）大动脉　　　　（2）中动脉　　　　（3）中静脉

图 10-2　大动脉、中动脉和中静脉光镜结构像

动脉管壁较厚,管腔较小,有弹性,随心的舒缩而明显搏动,故不少表浅动脉常被作为临床上中医诊脉、测量脉搏和压迫止血的部位。

3. **毛细血管**　是连于微动脉与微静脉之间相互交织成网状的微细血管,管径细(管径为6~8μm)、管壁薄(仅由一层内皮细胞和基膜构成)、通透性大、分布广泛、血流缓慢,是血液与周围组织进行物质交换的主要部位。根据电镜下内皮细胞的结构特征,可将毛细血管分为**连续毛细血管**、**有孔毛细血管**和**血窦**3类(图10-3)。其中血窦的通透性最大,

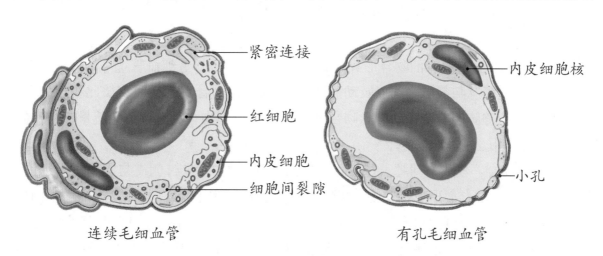

连续毛细血管　　　　　　　　有孔毛细血管

图 10-3　毛细血管的结构与分类

主要分布于肝、脾、骨髓和一些内分泌腺中。

4.静脉　是运送血液回流至心房的血管（图 10-1）。由**微静脉**起自毛细血管，在向心回流的过程中不断接受其属支，逐渐汇合成**小静脉**、**中静脉**和**大静脉**，最后注入心房。大静脉是指管径在 10mm 以上的静脉，如上、下腔静脉和头臂静脉等。除大静脉外，凡有解剖学名称的静脉大都属于中静脉，管径为 2~10mm。静脉管壁的 3 层结构不如动脉明显，外膜常比中膜厚（图 10-2）。与伴行的动脉比较，静脉的数量较多，管壁较薄，管腔大而不规则，管壁中的平滑肌和弹性纤维少，血容量较大而血流缓慢。

二、血液循环途径

血液由心室射出，依次流经动脉、毛细血管和静脉，最后又返回心房，这种周而复始、循环不止的流动，称为**血液循环**。血液循环可分为相互衔接和同时进行的体循环与肺循环（图 10-1）。

1.体循环　当心室收缩时，血液由左心室射入主动脉，再经主动脉的各级分支到达全身各部的毛细血管，血液在此与周围的组织细胞进行物质交换和气体交换后，再经各级静脉回流，最后经上、下腔静脉和冠状窦回流至右心房。血液沿上述途径进行的循环称为**体循环**或**大循环**。其特点是路程长，流经范围广，主要功能是以含 O_2 和营养物质丰富的动脉血营养全身各部，并将其代谢产物和 CO_2 运回心。

2.肺循环　当心室收缩时，血液由右心室射出，经肺动脉干及其各级分支到达肺泡周围毛细血管网进行气体交换，再经肺静脉回流至左心房。血液沿上述途径进行的循环

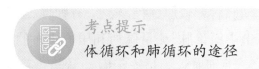

考点提示
体循环和肺循环的途径

称为**肺循环**或**小循环**。其特点是路程短，只流经肺，主要功能是进行气体交换。

三、血管的吻合及其功能意义

1.血管的吻合　血管的吻合形式具有多样性，除经动脉-毛细血管-静脉吻合外，在动脉与动脉之间、静脉与静脉之间以及动静脉之间，均可借吻合支或交通支彼此相连分别形成**动脉间吻合**、**静脉间吻合**和**动静脉吻合**（图 10-4）。血管吻合具有调节血流量、改善局部血液循环等作用。

2.侧支吻合　较大的动脉干在行程中发出与其平行的侧支，侧支与同一主干远侧端发出的返支彼此吻合而形成**侧支吻合**（图 10-4）。当动脉主干阻塞时，侧支逐渐增粗，血流可经扩大的侧支吻合到达阻塞远端的血管主干，使血管受阻区的血液供应得到不同程度的代偿和恢复。这种通过侧支吻合重新建立的循环称为**侧支循环**。侧支循环的建立，对于保证器官在病理状态下的血液供应具有重要意义。

3. 微循环　是指微动脉与微静脉之间微细血管内的血液循环,是血液循环的基本功能单位,是物质交换的场所。典型的微循环由微动脉、后微动脉、毛细血管前括约肌、真毛细血管(即通常所称的毛细血管)、直捷通路、动静脉吻合支和微动脉等7部分组成(图10-5)。

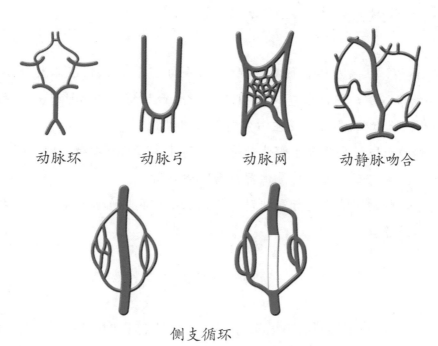

动脉环　　　　动脉弓　　　　动脉网　　　动静脉吻合

侧支循环

图 10-4　血管的吻合形式与侧支循环示意图

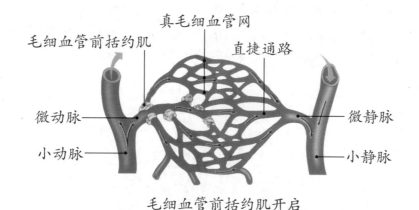

真毛细血管网

毛细血管前括约肌　　　　　　　　　　　直捷通路

微动脉　　　　　　　　　　　　　　　微静脉

小动脉　　　　　　　　　　　　　　　小静脉

毛细血管前括约肌开启

图 10-5　微循环模式图

第二节　心

案例10-1

患者,男,58岁。因突感心前区压榨性疼痛,并向左肩部放射,经休息和含服硝酸甘油后不见好转而急诊入院。体格检查:心率100次/分,血压90/60mmHg。心电图提示ST段抬高。临床诊断:冠心病、急性广泛左心室前壁心肌梗死。

请问:1. 心的血液供应来源于哪些动脉? 分别营养心的哪些部位?

2. 左心室前壁心肌梗死是由哪条动脉阻塞所致?

3. 从左桡动脉插管进行冠状动脉造影,经过哪些动脉才能够找到左、右冠状动脉的开口?

一、心的位置和外形

1. 心的位置　心位于胸腔的中纵隔内,约2/3在人体正中线的左侧,1/3在正中线的右侧。心的上方连有出入心的大血管,下方邻膈(图10-6),两侧与纵隔胸膜和肺相邻,后方平对第5~8胸椎,并与食管和胸主动脉等相邻(图10-7)。前方对着胸骨体和第2~6肋软骨,大部分被肺和胸膜所遮盖,为了不伤及肺和胸膜,临床上常在左侧第4肋间隙靠近胸骨左缘处进行心内注射。

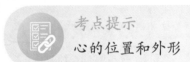

考点提示
心的位置和外形

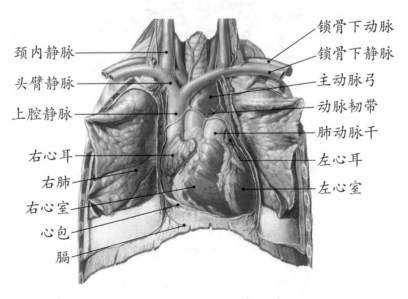

图10-6　心的位置与毗邻

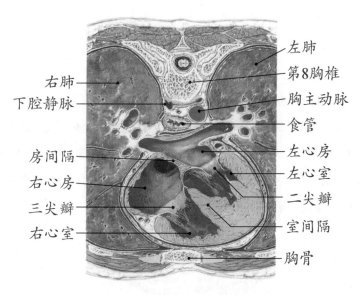

右肺	左肺
下腔静脉	第8胸椎
	胸主动脉
	食管
房间隔	左心房
右心房	左心室
三尖瓣	二尖瓣
右心室	室间隔
	胸骨

图 10-7　心的横断面

2. 心的外形　心似前后略扁、倒置的圆锥体,大小约与本人的拳头相近,可分为一尖、一底、两面、三缘和表面的三条沟(图 10-8)。**心尖**由左心室构成,朝向左前下方,贴近左胸前壁,故在左侧第 5 肋间隙、左锁骨中线内侧 1~2cm 处,可触及心尖搏动。心底朝向右后上方,与出入心的大血管相连。前面与胸骨体和肋软骨相邻,又称胸肋面;下面较平与膈相对,又称膈面。右缘由右心房构成,左缘绝

考点提示
心尖的体表投影和心内注射的部位

大部分由左心室构成,下缘由右心室和心尖构成。在靠近心底处,心的表面有一条几乎呈环形的冠状位浅沟,称为**冠状沟**,是心房与心室在心表面的分界标志。在胸肋面和膈面各有一条自冠状沟向心尖右侧延伸的浅沟,分别称为**前室间沟**和**后室间沟**,是左、右心室在心表面的分界标志。三条沟内均有血管和脂肪组织填充。

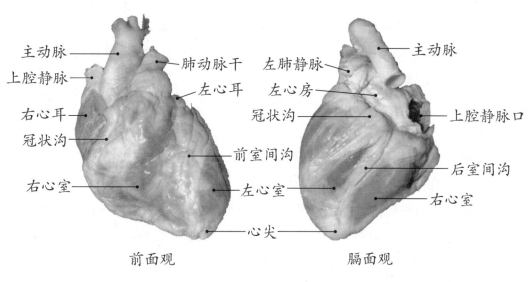

主动脉	肺动脉干	左肺静脉	主动脉
上腔静脉	左心耳	左心房	
右心耳		冠状沟	上腔静脉口
冠状沟			
右心室	前室间沟		后室间沟
	左心室		右心室
	心尖		

前面观　　　　　　　膈面观

图 10-8　心的外形

二、心的体表投影

心在胸前壁的体表投影通常用下列 4 点的连线来确定（图 10-9）。①左上点，在左侧第 2 肋软骨下缘，距胸骨左缘约 1.2cm 处；②右上点，在右侧第 3 肋软骨上缘，距胸骨右缘约 1.0cm 处；③左下点，在左侧第 5 肋间隙，左锁骨中线内侧 1~2cm（或距前正中线 7~9cm）处，即心尖的体表投影；④右下点，在右侧第 7 胸肋关节处。了解心在胸前壁的体表投影，对叩诊时判断心界是否扩大有重要的临床意义。

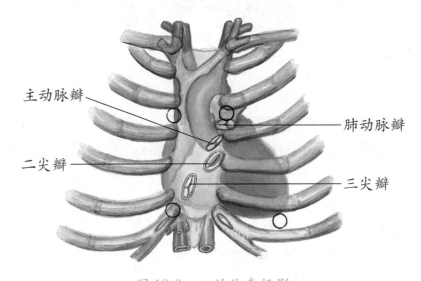

图 10-9　心的体表投影

三、心　　腔

1. **右心房**　位于心的右上部，它向左前方的突出部分称为**右心耳**（图 10-10），内面有许多平行隆起的梳状肌。右心房有 3 个入口：上方有上腔静脉口，下方有下腔静脉口，在下腔静脉口与右房室口之间有冠状窦口。右心房的出口为**右房室口**，血液经此口流入右心室。房间隔右心房面的下部有一卵圆形浅窝，称为**卵圆窝**，是胚胎时期卵圆孔闭锁后的遗迹，是房间隔缺损的好发部位。

2. **右心室**　位于右心房的左前下方，构成心胸肋面的大部分。右心室的入口即右房室口，口周缘由致密结缔组织构成的**纤维环**上附有 3 片三角形的瓣膜，称为**三尖瓣**或**右**

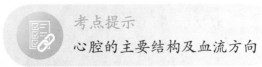

考点提示
心腔的主要结构及血流方向

房室瓣，各瓣膜的游离缘借细丝状的**腱索**连于室壁上的**乳头肌**（图 10-11）。纤维环、三尖瓣、腱索和乳头肌在结构和功能上是一个整体，共同保证血液的定向流动，故合称为**三尖瓣复合体**。右心室的出口为肺动脉口，口周缘的纤维环上附有 3 个袋口向上的半月形瓣膜，称为**肺动脉瓣**。右房室口和肺动脉出口处的瓣膜犹如泵的阀门，当血液顺流时开放，

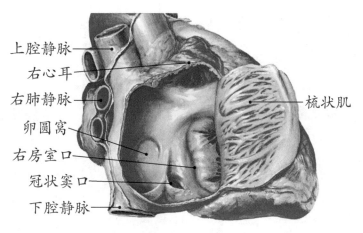

图 10-10　右心房

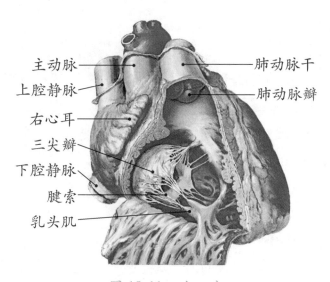

图 10-11　右心室

逆流时关闭,从而保证血液的定向流动。

　　3. 左心房　位于右心房的左后方,构成心底的大部分。前方有升主动脉和肺动脉干,后方直接与食管相贴。左心房前部向右前方的突出部分为**左心耳**(图 10-12),内有与右心耳相似的梳状肌。左心房后部两侧有左右肺上、下静脉的 4 个入口。左心房的出口为左房室口,血液经此口流入左心室。

　　4. 左心室　位于右心室的左后下方,构成心尖及心的左缘。左心室的入口即左房室口,口周缘的纤维环上附有两片三角形的瓣膜,称为**二尖瓣**或**左房室瓣**(图 10-13)。瓣膜也借腱索与室壁上的乳头肌相连,功能与三尖瓣相同。左心室的出口为主动脉口,口周围的纤维环上也附着 3 个袋口向上的半月形瓣膜,称为**主动脉瓣**(图 10-15),其形态和功能与肺动脉瓣相同。

　　两侧心房和心室的收缩与舒张是同步的。当心室收缩时,二尖瓣和三尖瓣关闭,主动脉瓣和肺动脉瓣开放,血液射入动脉;当心室舒张时,二尖瓣和三尖瓣开放,主动脉瓣和肺动脉瓣关闭,血液由心房射入心室。

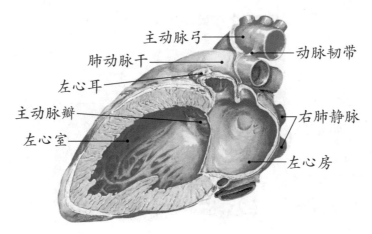

图 10-12　左心房和左心室

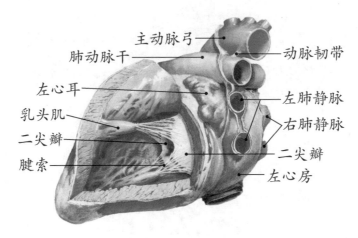

图 10-13　左心室

四、心壁的结构

心壁从内向外依次由心内膜、心肌膜和心外膜构成(图 10-14)。①心内膜,是一层光滑的薄膜,由内皮、内皮下层和心内膜下层构成。内皮与出入心大血管的内皮相延续。心的各瓣膜是由心内膜向心腔内折叠并夹一层致密结缔组织而构成的。②心肌膜,构成心壁的主体,主要由心肌纤维构成。心房肌较薄,心室肌较厚,左心室肌最发达。心房肌和心室肌分别附着于纤维环上,两者互不相连,故心房肌和心室肌可以分别收缩和舒张。室间隔下方的大部分,由心室肌纤维和两侧的心内膜构成,称为肌部(图 10-15)。其上部中份薄而缺乏心肌的部分称为膜部,是室间隔缺损的好发部位。③心外膜,为被覆于心肌层表面的浆膜,即浆膜心包的脏层。

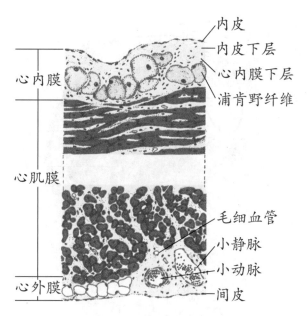

图 10-14　心壁的微细结构

内皮
内皮下层
心内膜下层
浦肯野纤维
心内膜
心肌膜
毛细血管
小静脉
小动脉
心外膜
间皮

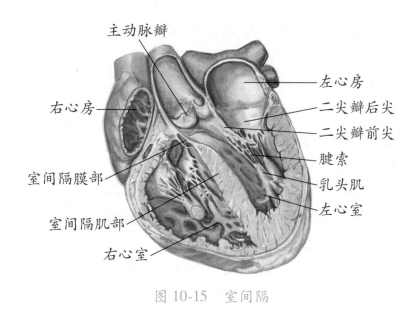

主动脉瓣
左心房
右心房
二尖瓣后尖
二尖瓣前尖
腱索
室间隔膜部
乳头肌
左心室
室间隔肌部
右心室

图 10-15　室间隔

五、心传导系

心传导系位于心壁内,由特殊分化的心肌纤维构成,能产生和传导冲动,控制心的正常节律性活动,包括窦房结、结间束、房室结、房室束、左右束支和浦肯野纤维(Purkinje fiber)网(图 10-16)。**窦房结**是位于上腔静脉与右心房交界处心外膜深面的长梭形小体,是心的正常起搏点。**房室结**呈扁椭圆形,位于冠状窦口前上方心内膜的深面。**房室束**起自房室结前端,沿室间隔膜部下行,至肌部上缘分为**左、右束支**,在室间隔左、右侧心内膜深面下行,再分散成细小的**浦肯野纤维网**,分布于心室肌纤维。

考点提示
心传导系统的组成

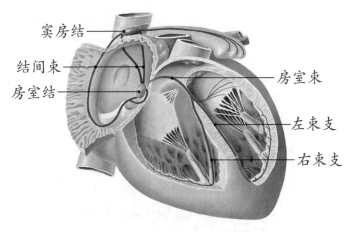

图 10-16　心传导系

六、心的血管

1. 心的动脉　心的血液供应来自左、右冠状动脉(图 10-17,图 10-18),均起自升主动脉根部。

（1）左冠状动脉:经左心耳与肺动脉干之间沿冠状沟左行,随即分为前室间支和旋支。**前室间支**沿前室间沟下行,分布于左心室前壁、右心室前壁的一部分及室间隔的前

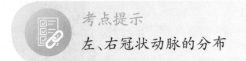

考点提示
左、右冠状动脉的分布

2/3 区域。前室间支阻塞时,可造成左心室前壁、室间隔前部和心尖部的心肌梗死。**旋支**沿冠状沟左行至心膈面,主要分布于左心房、左心室侧壁及膈壁。旋支阻塞时,可造成左心室侧壁和部分膈壁的心肌梗死。

（2）右冠状动脉:经右心耳与肺动脉干之间入冠状沟,向右行绕过心右缘至膈面,移行为**后室间支**,沿后室间沟下行。右冠状动脉主要分布于右心房、右心室、室间隔后 1/3 及部分左心室后壁。

2. 心的静脉　多与动脉伴行(图 10-17,图 10-18),最终在左心房与左心室之间的冠状沟内汇合成**冠状窦**,借冠状窦口注入右心房。

知识拓展

冠心病诊断的"金标准"

冠状动脉造影是诊断冠心病的一种有效方法。将导管经大腿根部股动脉→髂外动脉→髂总动脉→腹主动脉→胸主动脉→升主动脉,然后在升主动脉找到左、右冠状动脉开口,注入造影剂,使冠状动脉显影。这样能较明确地揭示冠状动脉的解剖畸形及其阻塞病变的位置、程度与范围,是目前唯一能直接观察冠状动脉形态的诊断方法,医学界称其为"金标准"。

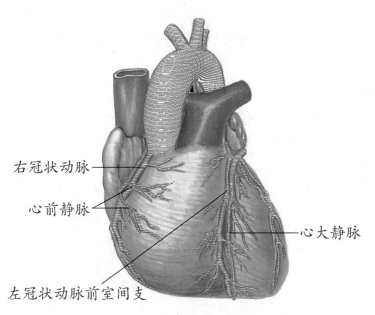

图 10-17　心的血管(前面观)

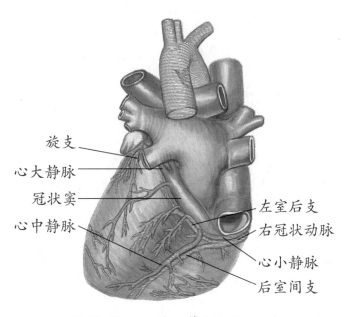

图 10-18　心的血管(后下面观)

七、心 包

　　心包为包裹心和出入心大血管根部的锥体形纤维浆膜囊,分外层的纤维心包和内层的浆膜心包(图 10-19)。**纤维心包**是坚韧的致密结缔组织囊,上方与出入心大血管的外膜相移行,下方附着于膈的中心腱。**浆膜心包**薄而光滑,分为脏、壁两层。脏层紧贴心肌膜表面,即心外膜,壁层衬于纤维心包内面。脏、壁两层在出入心的大血管根部相互移行,形成潜在性的密闭腔隙,称为**心包腔**,内有少量浆液,可减少心搏动时的摩擦。

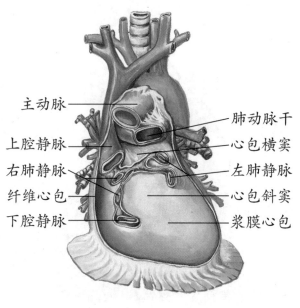

图 10-19　心包

第三节　血　管

案例10-2

患者,男,24 岁。某工地建筑工人,因施工中头部不慎被砸伤而急诊入院。体格检查:左侧颞区皮肤破裂出血,翼点处出现凹陷性骨折。头部 CT 扫描,诊断为硬膜外血肿。

请问:1. 翼点是如何构成的? 翼点处骨折时易伤及何动脉?

2. 硬膜外血肿的形成可能与哪条动脉损伤有关? 该动脉来自何处?

一、肺循环的血管

1. 肺循环的动脉　是从右心室发出的肺动脉干及其分支,输送的是含 CO_2 较多的静脉血。**肺动脉干**是一短而粗的动脉干,起自右心室,至主动脉弓的下方分为左、右肺动脉,经左、右肺门入肺,然后在肺内反复分支,最终形成肺泡毛细血管网。

在肺动脉干分叉处稍左侧与主动脉弓下缘之间有一结缔组织索,称为**动脉韧带**(图 10-12),是胚胎时期动脉导管闭锁后的遗迹。动脉导管若在出生后 6 个月尚未闭锁,则称为动脉导管未闭,是常见的先天性心脏病之一。

考点提示
动脉韧带的概念

2. 肺循环的静脉　肺静脉左、右各两条,分别称为左肺上、下静脉和右肺上、下静脉(图 10-13)。它们均起自肺门,注入左心房。肺静脉输送的是动脉血,有别于体循环的静脉。

二、体循环的动脉

体循环的动脉是从左心室发出的主动脉及其各级分支,输送的是含 O_2 丰富的动脉血。**主动脉**是体循环的动脉主干,按其行程分为**升主动脉**、**主动脉弓**和**降主动脉**,其中降主动脉又以膈的主动脉裂孔为界,分为胸主动脉和腹主动脉(图 10-20)。

(一) 升主动脉

升主动脉起自左心室(图 10-11),向右前上方斜行至右侧第 2 胸肋关节的后方移行为主动脉弓,升主动脉根部发出左、右冠状动脉。

(二) 主动脉弓

主动脉弓是升主动脉的延续,在胸骨柄后方弓行弯向左后方,至第 4 胸椎体下缘移行为胸主动脉。主动脉弓的凸侧从右向左依次发出三大分支,即**头臂干**、**左颈总动脉**和**左锁骨下动脉**(图 10-20)。头臂干上行至右侧胸锁关节后方分为**右颈总动脉**和**右锁骨下动脉**。主动脉弓壁内有压力感受器。在主动脉弓下方近动脉韧带处有 2~3 个粟粒状小体,称为**主动脉小球**,为化学感受器。

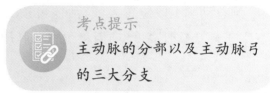

考点提示
主动脉的分部以及主动脉弓的三大分支

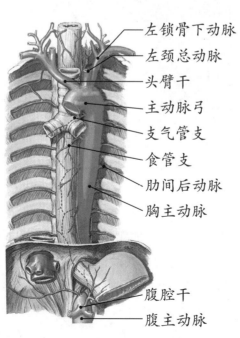

图 10-20　主动脉的分部及其分支

（标注，从上到下）
左锁骨下动脉
左颈总动脉
头臂干
主动脉弓
支气管支
食管支
肋间后动脉
胸主动脉
腹腔干
腹主动脉

器官外动脉的分布规律

动脉离开主干进入器官前的一段称为器官外动脉,进入器官的分支称为器官内动脉。器官外动脉的分布具有以下规律:①动脉的配布多数具有左、右对称性;②躯干部的动脉有壁支和脏支之分;③动脉常以最短的距离到达所分布的器官;④动脉常与静脉、神经伴行;⑤动脉在行程中,多居于身体的屈侧、深部或安全隐蔽不易受到损伤的部位。

1. 颈总动脉　是头颈部的动脉主干,左侧的起自主动脉弓,右侧的发自头臂干。两侧的颈总动脉均在胸锁关节的后方进入颈部,沿食管、气管和喉的外侧上行,至甲状软骨上缘处分为颈内动脉和颈外动脉(图 10-21)。

颈总动脉上段位置表浅,活体可摸到搏动。如头面部大出血时,可在胸锁乳突肌前缘,平于环状软骨高度,向后将颈总动脉压向第 6 颈椎横突上进行急救止血(图 10-22)。

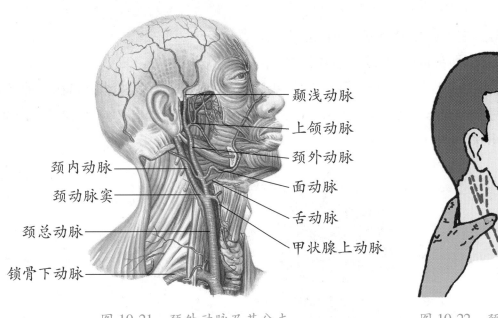

颞浅动脉
上颌动脉
颈外动脉
面动脉
舌动脉
甲状腺上动脉
颈内动脉
颈动脉窦
颈总动脉
锁骨下动脉

图 10-21　颈外动脉及其分支

图 10-22　颈总动脉压
迫止血点

在颈总动脉分叉处有两个重要结构:①**颈动脉窦**,是颈总动脉末端和颈内动脉起始处的膨大部分,壁内有压力感受器。颈动脉窦和主动脉弓壁内的压力感受器可感受血压升高的刺激,反射性地引起心跳减慢,血管扩张,从而引起血压下降。②**颈动脉小球**,是位于颈总动脉分叉处后方的扁椭圆形小体,为

考点提示
颈动脉窦和颈动脉小球的位置

化学感受器。颈动脉小球和主动脉小球能感受血液中 CO_2 浓度升高的刺激,反射性地引起呼吸加深、加快。

（1）颈外动脉：自颈总动脉分出后,在胸锁乳突肌深面上行,在腮腺实质内分为上颌动脉和颞浅动脉两个终支。其主要分支有（图 10-21）:①**甲状腺上动脉**,自颈外动脉起始部发出,行向前下方,分布于甲状腺上部和喉。②**面动脉**,约平下颌角高度发出,向前经下颌下腺深面上行,至咬肌前缘绕过下颌骨下缘至面部,沿口角、鼻翼外侧上行至内眦,改称为**内眦动脉**,分布于面部、下颌下腺和腭扁桃体等处。在咬肌前缘与下颌骨下缘交界处可摸到面动脉搏动。当面部出血时,可在该处进行压迫止血（图 10-23）。③**颞浅动脉**,经外耳门前方至颞部皮下,分布于腮腺和额、颞、顶部的软组织。在外耳门前上方可触及其搏动,当头前外侧部出血时,可在此压迫止血（图 10-24）。④**上颌动脉**,经下颌支深面行向前内,分布于硬脑膜、牙和咀嚼肌等处。其中分布于硬脑膜的分支称为**脑膜中动脉**,向上经棘孔入颅中窝,分为前、后两支。前支粗大,经翼点内面上行,颞部骨折时易受损伤而引起硬脑膜外血肿。

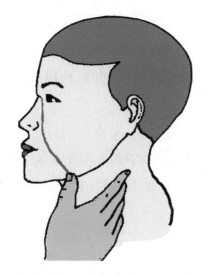 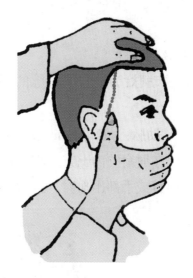

图 10-23　面动脉压迫止血点　　　　图 10-24　颞浅动脉压迫止血点

（2）颈内动脉：由颈总动脉分出后（图 10-21）,垂直上行至颅底,再经颈动脉管入颅腔,分布于脑和视器（详见第十二章神经系统第二节）。

2. 锁骨下动脉　左侧的起自主动脉弓,右侧的发自头臂干。两侧均从胸锁关节后方呈弓状越过胸膜顶前方,向外穿斜角肌间隙至第 1 肋外缘延续为腋动脉。锁骨下动脉的主要分支有**椎动脉**、**胸廓内动脉**和**甲状颈干**等（图 10-25）,其中椎动脉由锁骨下动脉上壁发出,向上穿第 6～1 颈椎的横突孔,经枕骨大孔入颅腔,分布于脑和脊髓（详见第十二章神经系统第二节）。上肢外伤大出血时,可在锁骨中点上方的锁骨上大窝处,向后下将锁骨下动脉压向第 1 肋骨进行止血（图 10-26）。

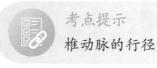
考点提示
椎动脉的行径

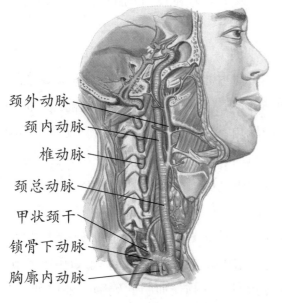

颈外动脉
颈内动脉
椎动脉
颈总动脉
甲状颈干
锁骨下动脉
胸廓内动脉

图 10-25　锁骨下动脉及其分支

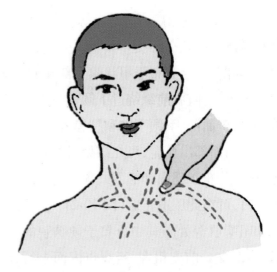

图 10-26　锁骨下动脉压迫止血点

3. 上肢的动脉

（1）腋动脉：为锁骨下动脉的直接延续，向外下进入腋窝，至臂部移行为肱动脉（图 10-27）。

（2）肱动脉：为腋动脉的延续，沿肱二头肌内侧下行至肘窝，平桡骨颈高度分为桡动脉和尺动脉。在肘窝的内上方，肱二头肌腱的内侧可触及肱动脉的搏动，是测量血压时的听诊部位。当前臂或手部出血时，可在臂中部内侧将肱动脉压向肱骨以暂时止血（图 10-28）。

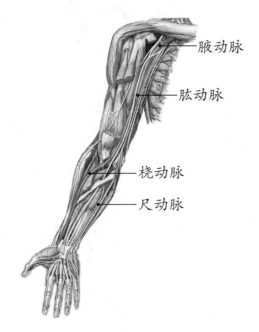

腋动脉
肱动脉
桡动脉
尺动脉

图 10-27　上肢的动脉

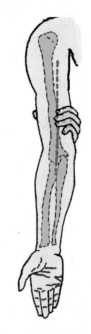

图 10-28　肱动脉压迫止血点

（3）桡动脉和尺动脉：两者均自肱动脉分出后，分别沿前臂前群肌的桡侧和尺侧下行，沿途分布于前臂和手，经腕至手掌形成掌浅弓和掌深弓。桡动脉在桡腕关节桡掌侧上方位置表浅（图10-29），仅被皮肤和筋膜遮盖，是临床上中医诊脉和测量脉搏的首选部

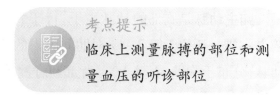
考点提示
临床上测量脉搏的部位和测量血压的听诊部位

位。手部出血时，可在桡腕关节上方掌面的内、外侧，同时将尺、桡动脉分别压向尺、桡骨的下端进行压迫止血（图10-30）。

（4）掌浅弓和掌深弓：由尺动脉和桡动脉的终末支在手掌相互吻合而成（图10-29）。除分布于手掌外，还发出指掌侧固有动脉沿手指掌面的两侧行向指尖，故当手指外伤出血时，可在手指根部两侧压迫进行止血（图10-30）。

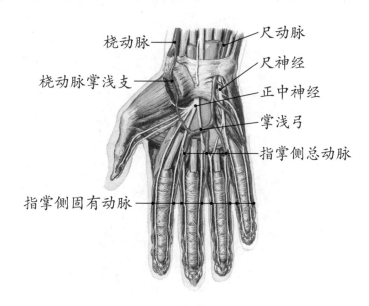

图 10-29　手掌面的动脉

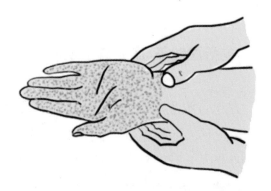
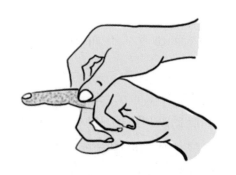

（1）桡、尺动脉压迫止血点　　　　（2）压迫手指两侧止血

图 10-30　手的动脉压迫止血点

（三）胸主动脉

胸主动脉是胸部的动脉主干,行于脊柱的左前方,沿途发出壁支和脏支(图 10-20)。壁支主要包括位于第 3~11 对肋间隙内的 9 对肋间后动脉和位于第 12 肋下方的 1 对肋下动脉,分布于胸壁、腹壁上部、背部和脊髓等处;脏支主要有支气管支、食管支和心包支,分布于同名器官。

（四）腹主动脉

腹主动脉是腹部的动脉主干,自膈的主动脉裂孔处续于胸主动脉,沿脊柱的左前方下行,至第 4 腰椎体下缘处分为左、右髂总动脉。腹主动脉亦有脏支和壁支之分。壁支主要是 4 对腰动脉,分布于腹后壁和脊髓等处;脏支分为成对和不成对的两种。

1. 成对的脏支 主要有**肾上腺中动脉**、**肾动脉**和**睾丸动脉**(女性为**卵巢动脉**)(图 10-31),分布于肾上腺、肾和睾丸(卵巢和输卵管)。

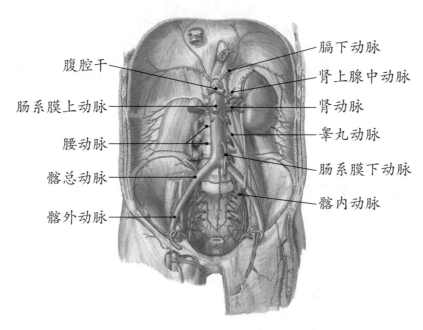

膈下动脉
肾上腺中动脉
肾动脉
睾丸动脉
肠系膜下动脉
髂内动脉

腹腔干
肠系膜上动脉
腰动脉
髂总动脉
髂外动脉

图 10-31 腹主动脉及其分支

2. 不成对的脏支 分布于不成对的器官,包括**腹腔干**、**肠系膜上动脉**和**肠系膜下动脉**。

（1）腹腔干:粗而短,在主动脉裂孔的稍下方起自腹主动脉前壁,随即分为**胃左动脉**、**肝总动脉**和**脾动脉**(图 10-32)。肝总动脉向右行至十二指肠上部的上缘分为肝固有动脉和胃十二指肠动脉。**肝固有动脉**在肝十二指肠韧带内上行,至肝门处分为左、右两支进入肝左、右叶。右支在入肝门前发出**胆囊动脉**,经胆囊三角上行,分布于胆囊。脾动脉沿胰上缘左行至脾门处分数支入脾,在近脾门处还发出胃短动脉和胃网膜左动脉。

（2）肠系膜上动脉:在腹腔干起点的稍下方起自腹主动脉前壁,向下经胰头与十二指肠水平部之间进入肠系膜根内,斜向右下行至右髂窝,沿途发出**空肠动脉**、**回肠动脉**、**回结

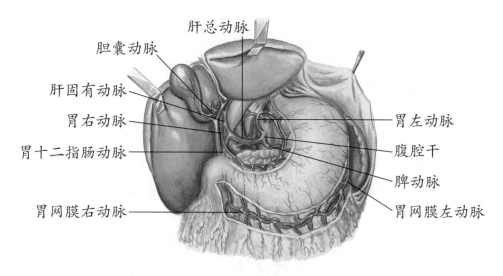

图 10-32　腹腔干及其分支(胃前面观)

肠动脉、**右结肠动脉**和**中结肠动脉**(图 10-33),分布于十二指肠、空肠、回肠、盲肠、阑尾、升结肠、横结肠。其中分布于阑尾的**阑尾动脉**由回结肠动脉发出。

考点提示
腹腔干和肠系膜上、下动脉的主要分支

(3)肠系膜下动脉:约平第 3 腰椎高度起自腹主动脉的前壁,行向左下至左髂窝进入乙状结肠系膜根内,沿途发出**左结肠动脉**、**乙状结肠动脉**和**直肠上动脉**(图 10-34),分布于降结肠、乙状结肠和直肠上部。

(五)髂总动脉

髂总动脉在第 4 腰椎体下缘高度自腹主动脉分出,左、右各一,沿腰大肌的内侧行向外下方,至骶髂关节的前方,分为髂内动脉和髂外动脉。

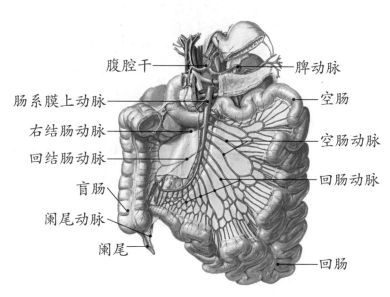

图 10-33　肠系膜上动脉及其分支

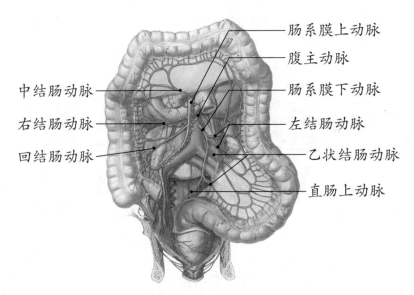

图 10-34　肠系膜下动脉及其分支

1. 髂内动脉　沿盆腔侧壁下行,分为壁支和脏支(图 10-35)。①壁支,主要包括分布于大腿内侧肌群和髋关节的**闭孔动脉**,以及分别经梨状肌上、下孔穿出至臀部分布于臀肌等处的**臀上动脉**和**臀下动脉**。②脏支,主要包括分布于直肠下部的**直肠下动脉**和分布于肛门、会阴部和外生殖器等处的**阴部内动脉**以及女性独有的**子宫动脉**。

考点提示
子宫动脉的行径及其与输尿管的关系

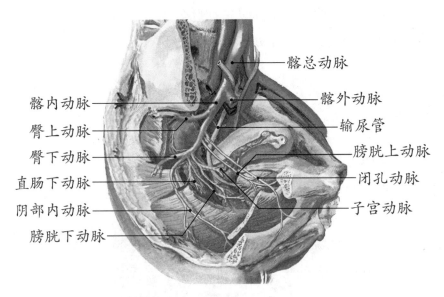

图 10-35　髂总动脉及其分支(女性)

知识拓展

子宫动脉与输尿管的关系

子宫动脉自髂内动脉发出后,沿盆腔侧壁下行进入子宫阔韧带两层腹膜之间,在距子宫颈外侧约 2cm 处跨过输尿管的前上方(图 10-35),再沿子宫侧缘上行至子宫底,分支分布于子宫、输卵管、卵巢和阴道。由于子宫动脉与输尿管交叉形成"小桥(子宫动脉)流水(输尿管)"状,故行子宫切除术结扎子宫动脉时,应注意子宫动脉与输尿管的跨越关系,以免伤及输尿管。

2. 髂外动脉　沿腰大肌的内侧缘下行,经腹股沟韧带中点深面至大腿前部移行为股动脉(图 10-36)。髂外动脉在腹股沟韧带的稍上方发出**腹壁下动脉**,向上进入腹直肌鞘,分布于腹直肌并与胸廓内动脉的终支**腹壁上动脉**吻合。

3. 下肢的动脉

(1)股动脉:是髂外动脉的直接延续(图 10-36),在股三角内下行,经收肌管进入腘窝,移行为腘动脉。股动脉分布于大腿肌和髋关节等处。在腹股沟韧带中点稍下方可触及股动脉搏动,是动脉穿刺和插管的理想部位。

(2)腘动脉:在腘窝深部下行,至腘窝下部分为胫前动脉和胫后动脉。

(3)胫后动脉:沿小腿后群肌浅、深两层之间下行,经内踝后方进入足底,分为**足底内侧动脉**和**足底外侧动脉**。胫后动脉分布于小腿后群肌、外侧群肌和胫腓骨以及足底等处。胫后动脉在内踝与足跟之间位置较表浅,可触及其搏动(图 10-37)。

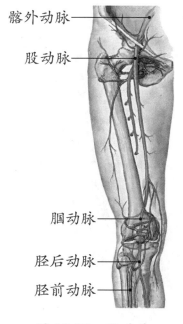

髂外动脉

股动脉

腘动脉

胫后动脉

胫前动脉

图 10-36　股动脉

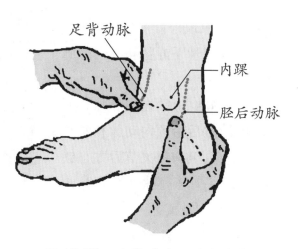

足背动脉

内踝

胫后动脉

图 10-37　足背动脉压迫止血点

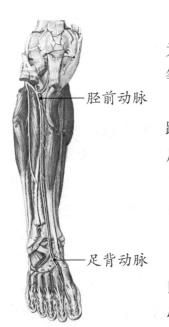

图 10-38　胫前动脉和足背动脉

（4）胫前动脉：在小腿前群肌之间下行，至踝关节前方移行为足背动脉（图 10-38）。胫前动脉分布于小腿前群肌和附近皮肤等处。

（5）足背动脉：是胫前动脉的直接延续。足背动脉位置表浅，在踝关节前方，内、外踝连线的中点、踇长伸肌腱外侧可触及其搏动，足部出血时，可在该处向深部压迫足背动脉进行止血（图 10-37）。

三、体循环的静脉

体循环的静脉在结构和配布方面有如下特点：①与动脉相比，静脉数量多，管径粗，管壁薄而弹性小。②静脉内有成对的向心开放的半月形**静脉瓣**（图 10-39），静脉瓣顺血流开放，逆血流关闭，是防止血液逆流的重要结构。受重力影响较大的下肢，静脉瓣较多，其他部位则较少或无静脉瓣。③静脉有浅、深之分，**浅静脉**位于皮下组织内，不与动脉伴行，可透过皮肤看到，故又称**皮下静脉**，是临床上静脉注射、输液、输血或采血的常用部位。**深静脉**位于深筋膜深面或体腔内，多与同名动脉伴行，收集伴行动脉分布区的静脉血。④静脉之间吻合丰富，浅静脉常吻合成静脉网，深静脉常在某些器官周围吻合形成静脉丛。

体循环的静脉包括上腔静脉系、下腔静脉系（含肝门静脉系）和心静脉系（详见"心的血管"部分内容）。

（一）上腔静脉系

上腔静脉系由上腔静脉及其属支组成，收集头颈部、上肢和胸部（心和肺除外）等上半身的静脉血。

1. 头颈部的静脉　浅静脉有面静脉、下颌后静脉和颈外静脉等，深静脉包括颈内静脉、锁骨下静脉和颅内静脉（图 10-40）。

（1）颈内静脉：上端在颈静脉孔处与乙状窦相续，然后沿颈内动脉和颈总动脉的外侧下行，至胸锁关节后方与锁骨下静脉汇合成头臂静脉。面静脉是颈内静脉颅外的重要属支。

（2）面静脉：起自内眦静脉（图 10-41），伴面动脉至下颌角下方，与下

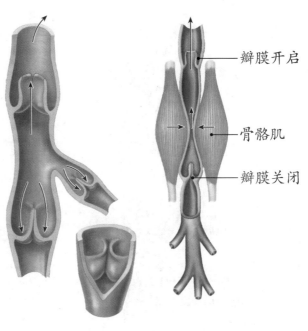

图 10-39　静脉瓣

瓣膜开启

骨骼肌

瓣膜关闭

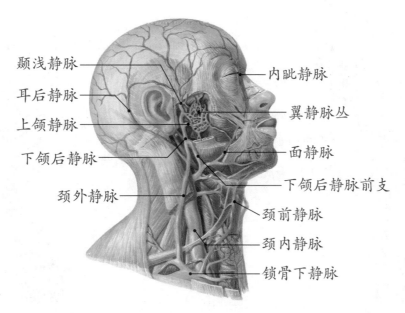

颞浅静脉 —— 内眦静脉

耳后静脉 —— 翼静脉丛

上颌静脉 —— 面静脉

下颌后静脉 —— 下颌后静脉前支

颈外静脉 —— 颈前静脉

颈内静脉

锁骨下静脉

图 10-40 头颈部的静脉

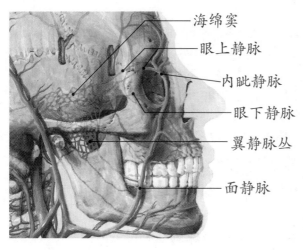

海绵窦

眼上静脉

内眦静脉

眼下静脉

翼静脉丛

面静脉

图 10-41 面静脉交通

颌后静脉前支汇合后注入颈内静脉。面静脉收集面前部软组织的静脉血。面静脉通过内眦静脉、眼静脉与颅内海绵窦相交通,由于面静脉在口角以上部分无静脉瓣,故当面部,尤其是两侧口角至鼻根之间的三角形区域发生化脓性感染时,若处理不当(如挤压化脓处),病菌可沿上述途径蔓延至颅内海绵窦而导致颅内感染,故称此区域为"**危险三角**"。

(3)颈外静脉:是颈部最大的浅静脉,由下颌后静脉后支、耳后静脉和枕静脉汇合而成,沿胸锁乳突肌表面下行,在锁骨中点上方约2cm处穿深筋膜注入锁骨下静脉(图10-40)。颈外静脉位置表浅而恒定,是儿童采血的常用静脉,其最佳穿刺点在下颌角与锁骨上缘中点连线上1/3处。

(4)锁骨下静脉:自第1肋外侧缘续于腋静脉,至胸锁关节后方与颈内静脉汇合成头臂静脉(图10-40)。锁骨下静脉位置恒定,管腔较大,常作为深静脉穿刺或长期置管输液的选择部位。

2.上肢的静脉 分浅静脉和深静脉两种,最终都汇入腋静脉。

(1)上肢深静脉:与同名动脉伴行,多为两条,最后经腋静脉续于锁骨下静脉。

(2)上肢浅静脉:主要包括(图10-42,图10-43):①**手背静脉网**,位于手背皮下,临床上常在此处进行静脉穿刺输液。②**头静脉**,起自手背静脉网的桡侧,沿前臂桡侧上行至肘

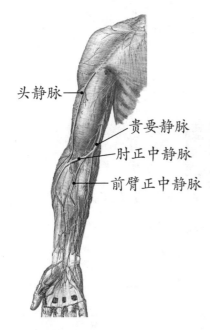

图 10-42　上肢浅静脉

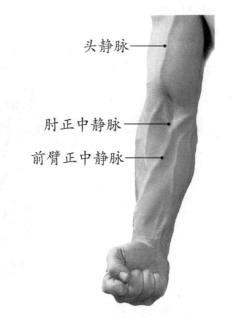

图 10-43　上肢浅静脉(体表)

窝,再沿肱二头肌外侧沟上行,经三角胸大肌间沟,穿深筋膜注入腋静脉或锁骨下静脉。③**贵要静脉**,起自手背静脉网的尺侧,沿前臂尺侧上行,至肘窝处接受肘正中静脉,再沿肱二头肌内侧沟上行至臂中部,穿深筋膜注入

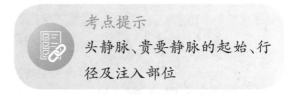

考点提示
头静脉、贵要静脉的起始、行径及注入部位

肱静脉,或伴行肱静脉汇入腋静脉。④**肘正中静脉**,变异较多,于肘窝前部皮下连于头静脉与贵要静脉之间,并接受**前臂正中静脉**。肘正中静脉是临床静脉注射、输液或采血的常用部位。

3. 胸部的静脉　包括头臂静脉、上腔静脉、奇静脉及其属支(图 10-44)。

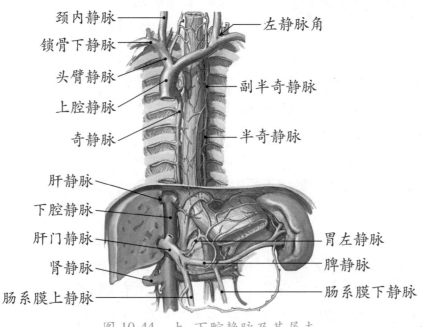

图 10-44　上、下腔静脉及其属支

（1）头臂静脉：左、右各一，由同侧的颈内静脉与锁骨下静脉在胸锁关节后方汇合而成，汇合处形成的夹角称为**静脉角**，是淋巴导管注入静脉的部位。

（2）上腔静脉：是上腔静脉系的主干，由左、右头臂静脉汇合而成，沿升主动脉的右侧垂直下行，注入右心房，注入右心房前还接纳奇静脉。

（3）奇静脉：起自右腰升静脉，穿膈后沿脊柱的右前方上行至第4胸椎体高度，向前绕右肺根上方注入上腔静脉。奇静脉主要收集肋间后静脉、食管静脉、支气管静脉和腹后壁的部分静脉血。

知识拓展

您知道吗？

经手背静脉网桡侧静脉滴注某抗生素，对阑尾炎患者进行治疗，药物到达阑尾的具体途径是：药物→手背静脉网桡侧→头静脉→腋静脉→锁骨下静脉→头臂静脉→上腔静脉→右心房→右房室口→右心室→肺动脉→肺泡毛细血管网→肺静脉→左心房→左房室口→左心室→升主动脉→主动脉弓→胸主动脉→腹主动脉→肠系膜上动脉→回结肠动脉→阑尾动脉→阑尾。

（二）下腔静脉系

下腔静脉系由下腔静脉及其属支组成，收集腹部、盆部和下肢即膈以下下半身的静脉血。

1. 下肢的静脉　分浅静脉和深静脉两种，浅、深静脉之间的交通支丰富。

（1）下肢深静脉：与同名动脉伴行，最终汇合成股静脉，向上至腹股沟韧带深面延续为髂外静脉。在股三角处，腹股沟韧带的稍下方，股静脉位于股动脉的内侧，临床上有时经股静脉穿刺进行采血。

（2）下肢浅静脉：主要包括：①**足背静脉弓**，位于足背远侧的皮下，临床上也可作为静脉穿刺的部位。②**大隐静脉**，是全身最长、最粗的浅静脉，起自足背静脉弓的内侧端，经内踝前方，沿小腿、膝关节和大腿的内侧上行，

考点提示
大隐静脉的起始、行径及注入部位

在耻骨结节外下方3~4cm处穿过深筋膜注入股静脉（图10-45）。大隐静脉经内踝前方位置表浅而恒定，是静脉穿刺或切开插管的常用部位。大隐静脉也是下肢静脉曲张的好发部位。③**小隐静脉**，起于足背静脉弓的外侧端，经外踝后方沿小腿的后面上行，至腘窝处穿过深筋膜注入腘静脉（图10-46）。

2. 盆部的静脉　盆部的静脉主干是髂内静脉，与同侧的髂外静脉在骶髂关节前方汇

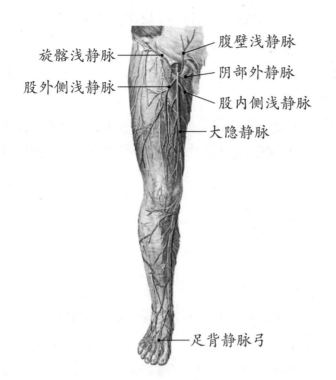

旋髂浅静脉
股外侧浅静脉

腹壁浅静脉
阴部外静脉
股内侧浅静脉
大隐静脉

足背静脉弓

图 10-45　大隐静脉

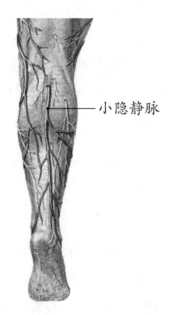

小隐静脉

图 10-46　小隐静脉

合成髂总静脉(图 10-47)。髂内静脉由盆部的静脉汇合而成,其属支包括脏支和壁支,与同名动脉伴行,收集盆部、会阴和外生殖器的静脉血;髂外静脉是股静脉的直接延续,与同名动脉伴行,收集下肢和腹前壁下部的静脉血。

　　3. 腹部的静脉　包括下腔静脉及其属支(分壁支和脏支)和肝门静脉系。

　　(1) 下腔静脉:是人体最粗大的静脉干,由左、右髂总静脉在第 5 腰椎体右前方汇合而成(图 10-47),沿腹主动脉右侧上行,穿膈的腔静脉孔入胸腔,注入右心房。直接注入下腔静脉的属支有壁支(4 对腰静脉)和部分脏支(肾静脉、右肾上腺静脉、右睾丸静脉或右卵巢静脉和肝静脉)两种,而左睾丸静脉或左卵巢静脉、左肾上腺静脉分别注入左肾静脉,然后间接注入下腔静脉。不成对的脏支(肝静脉除外)先汇合成肝门静脉,入肝后再经肝静脉回流至下腔静脉。

　　(2) 肝门静脉系:由肝门静脉及其属支组成,收集肝除外腹腔内不成对器官的静脉血。

　　1) 肝门静脉的组成:**肝门静脉**由肠系膜上静脉和脾静脉在胰颈的后方汇合而成(图 10-48),斜向右上行进入肝十二指肠韧带内,至肝门处分左、右两支入肝。

　　2) 肝门静脉的主要属支:包括脾静脉、肠系膜上静脉、肠系膜下静脉、胃左静脉、胃右静脉、胆囊静脉和附脐静脉(图 10-48)。其中,肠系膜下静脉注入脾静脉或肠系膜上静脉。

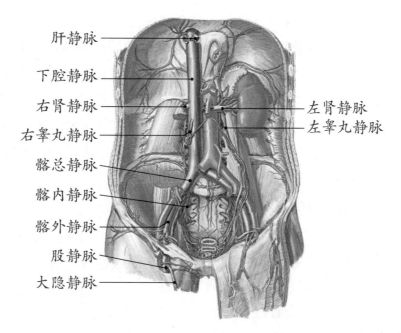

图 10-47　下腔静脉

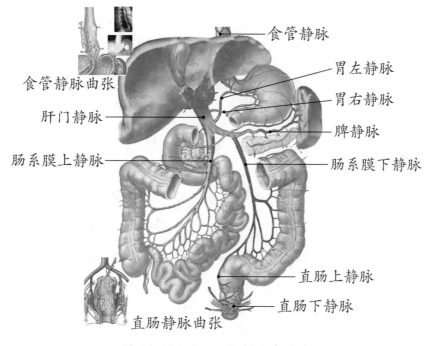

图 10-48　肝门静脉及其属支

知识拓展

肝门静脉的特点

　　肝门静脉起自肠壁等处的毛细血管,终于肝血窦;肝门静脉为入肝的静脉;肝门静脉既有属支又有分支;肝门静脉及其属支内无静脉瓣,故当肝门静脉压力升高时,血液可以发生逆流。

3）肝门静脉系与上、下腔静脉系之间的吻合部位：肝门静脉系与上、下腔静脉系之间存在丰富的吻合，主要吻合有**食管静脉丛**、**直肠静脉丛**和**脐周静脉网**3处（图10-49）。当肝门静脉因病变而回流受阻时，通过上述吻合形成侧支循环途径，其具体路径如下：①肝门静脉→胃左静脉→食管静脉丛→食管静脉→奇静脉→上腔静脉；②肝门静脉→脾静脉→肠系膜下静脉→直肠上静脉→直肠静脉丛→直肠下静脉→髂内静脉→髂总静脉→下腔静脉；③肝门静脉→附脐静脉→脐周静脉网→胸腹壁浅、深静脉→上、下腔静脉。

正常情况下，肝门静脉系与上、下腔静脉系之间的吻合支细小，血流量少，各属支的血液按正常方向回流。如因肝硬化等，肝门静脉回流受阻，由于肝门静脉内缺少静脉瓣，肝门静脉内的血液可通过上述吻合途径建立侧支循环，逆流入上、下腔静脉，从而造成吻合部位的细小静脉曲张，甚至破裂出血。如食管静脉丛曲张破裂造成呕血；直肠静脉丛曲张破裂，导致便血；脐周静脉网曲张称为脐周静脉怒张。

> **考点提示**
>
> 肝门静脉的组成、主要属支、收集范围及与上下腔静脉系之间的吻合部位

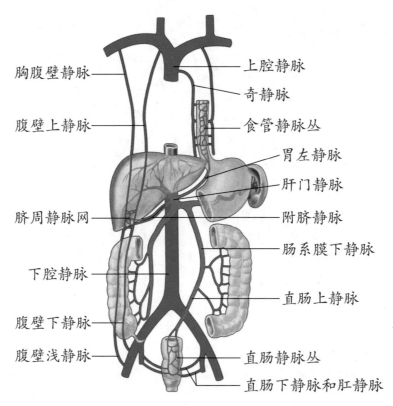

图 10-49　肝门静脉系与上、下腔静脉系之间的吻合途径示意图

第四节 淋 巴 系 统

一、淋巴系统的组成及功能

淋巴系统（lymphatic system）由淋巴管道、淋巴组织和淋巴器官组成（图 10-50）。淋巴管道内流动着无色透明的液体称为**淋巴**（液）。淋巴组织广泛分布于消化道和呼吸

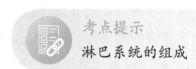

考点提示
淋巴系统的组成

道的黏膜内。当血液流经毛细血管动脉端时，一些成分经毛细血管壁进入组织间隙，形成组织液。组织液与细胞进行物质交换后，大部分从毛细血管静脉端被吸收入血液，小部分则进入毛细淋巴管成为淋巴。淋巴沿着各级淋巴管道向心流动，途经诸多淋巴结的滤过，最终汇入静脉，故淋巴系统可视为静脉的辅助部分。

淋巴系统不仅能协助静脉进行体液回流，淋巴组织和淋巴器官还具有产生淋巴细胞、滤过淋巴和参与免疫应答等功能。

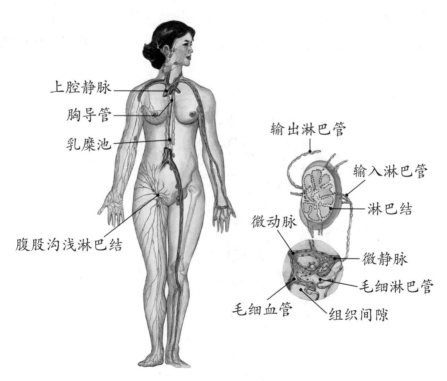

图 10-50 淋巴系统概况

二、淋巴管道

淋巴管道分为毛细淋巴管、淋巴管、淋巴干和淋巴导管。

（一）毛细淋巴管

毛细淋巴管是淋巴管道的起始部,以膨大的盲端起始于组织间隙,彼此吻合成网,几乎遍布全身。其管壁仅由一层叠瓦状邻接的内皮细胞构成,内皮细胞之间有较大的间隙,具有比毛细血管更大的通透性,一些大分子物质,如蛋白质、细菌和癌细胞等容易进入毛细淋巴管。因此,肿瘤或炎症常经淋巴管道转移。

（二）淋巴管

淋巴管由毛细淋巴管汇合而成,结构和配布与静脉相似,内有大量瓣膜。淋巴管可分浅、深两种,两者之间交通广泛。浅淋巴管位于皮下,深淋巴管多与深部的血管伴行。淋巴管在向心的行程中,通常经过一个或多个淋巴结。

（三）淋巴干

全身各部的浅、深淋巴管经过一系列的淋巴结后,由最后一站淋巴结的输出淋巴管汇合成较粗大的淋巴管称为**淋巴干**。全身共有 9 条淋巴干(图 10-51):即收集头颈部淋巴的**左、右颈干**,收集上肢及部分胸壁淋巴的**左、右锁骨下干**,收集胸腔器官及部分胸腹壁淋巴的**左、右支气管纵隔干**,收集下肢、盆部和腹腔内成对器官及部分腹壁淋巴的**左、右腰干**,收集腹腔内不成对器官淋巴的 1 条**肠干**。

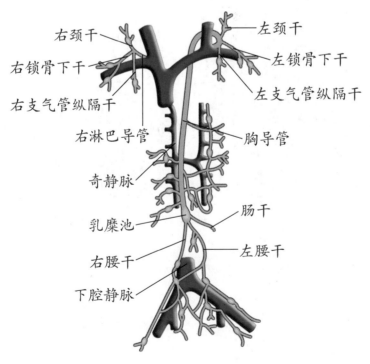

图 10-51　淋巴干和淋巴导管

（四）淋巴导管

全身9条淋巴干分别汇合成两条**淋巴导管**，即胸导管和右淋巴导管（图10-51）。

1. 胸导管　是全身最粗大的淋巴导管，起始于第1腰椎体前方囊状膨大的**乳糜池**。乳糜池由左、右腰干和肠干汇合而成。胸导管向上经膈的主动脉裂孔入胸腔，在颈根部注入左静脉角。在注入前还收纳左颈干、左

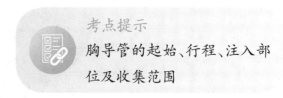

锁骨下干和左支气管纵隔干的淋巴。胸导管通过上述6条淋巴干收集下半身及左侧上半身的淋巴，即全身3/4区域的淋巴。

2. 右淋巴导管　为一短干，由右颈干、右锁骨下干和右支气管纵隔干汇合而成，注入右静脉角。右淋巴导管收集右侧上半身的淋巴，即全身右上1/4区域的淋巴。

三、淋 巴 器 官

淋巴器官是以淋巴组织为主要成分构成的器官，包括淋巴结、脾、胸腺和扁桃体等。

（一）淋巴结

1. 淋巴结的形态、位置及功能　**淋巴结**为大小不等的灰红色圆形或椭圆形小体。一侧隆凸，有数条输入淋巴管进入（图10-50）；另一侧凹陷称为淋巴结门，有输出淋巴管和神经、血管出入。由于淋巴管在向心的行程中，要经过数个淋巴结，故某一个淋巴结的输出淋巴管可成为下一个淋巴结的输入淋巴管。淋巴结常聚集成群，有浅、深之分。四肢的淋巴结多位于关节的屈侧，内脏的淋巴结则位于器官的门附近或血管的周围。淋巴结具有滤过淋巴（正常对细菌的清除率可达99.5%）、产生淋巴细胞以及参与免疫应答等功能。

2. 人体各部的主要淋巴结　收纳人体某器官或某区域组织淋巴的第一枚（站）淋巴结称为**局部淋巴结**，临床上称**前哨淋巴结**。当局部感染时，细菌、毒素或癌细胞等可沿淋巴管侵入相应的局部淋巴结而引起淋巴结的肿大。若局部淋巴结不能阻截或消灭它们，则病变可沿淋巴流向扩散和转移。故了解局部淋巴结的位置、收纳范围及引流去向，对诊断和治疗某些疾病具有重要的临床意义。

（1）头颈部的淋巴结：大多位于头颈交界处和颈内、外静脉的周围，主要包括下颌下淋巴结、颈外侧浅淋巴结、颈外侧深淋巴结和锁骨上淋巴结等（图10-52）。其中，沿颈内静脉排列的**颈外侧深淋巴结**，收纳头颈部的淋巴，其输出淋巴管汇合成颈干。胃癌或食管癌晚期，癌细胞可沿胸导管或左颈干逆行转移至**左锁骨上淋巴结**，可在胸锁乳突肌后缘与锁骨夹角处触及肿大的锁骨上淋巴结。

（2）上肢的淋巴结：上肢的浅、深淋巴管直接或间接地注入腋窝内的**腋淋巴结**（图

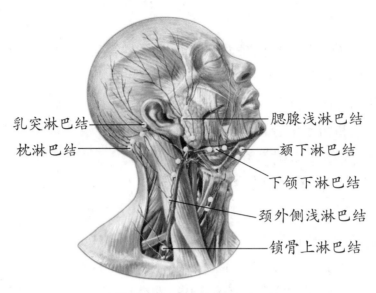

乳突淋巴结 —— 腮腺浅淋巴结
枕淋巴结 —— 颏下淋巴结
　　　　　　　下颌下淋巴结
　　　　　　　颈外侧浅淋巴结
　　　　　　　锁骨上淋巴结

（1）头颈部浅淋巴结

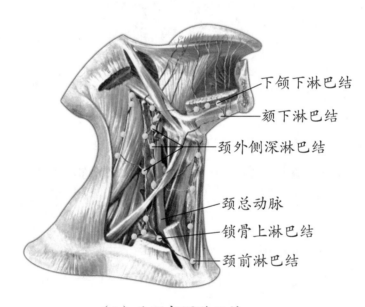

下颌下淋巴结
颏下淋巴结
颈外侧深淋巴结

颈总动脉
锁骨上淋巴结
颈前淋巴结

（2）头颈部深淋巴结

图 10-52　头颈部的淋巴结和淋巴管

10-53)。腋淋巴结有 15~20 个,收纳上肢、乳房、胸前外侧壁和腹壁上部等处的淋巴,其输出淋巴管汇合成锁骨下干。乳腺癌常转移至腋淋巴结,引起腋淋巴结肿大。

（3）胸部的淋巴结:位于胸骨旁、气管和主支气管旁、肺门附近以及纵隔等处(图 10-54),主要收纳脐以上胸腹壁深层和胸腔器官的淋巴,其输出淋巴管汇合成支气管纵隔干。肺癌和肺结核患者,常出现肺门淋巴结肿大。

（4）腹部的淋巴结:数目较多,主要有腰淋巴结(图 10-55)、腹腔淋巴结和肠系膜上、下淋巴结等,位于腹腔器官的周围和大血管根部,收集腹壁和腹腔器官的淋巴,其输出淋巴管汇合成左、右腰干和肠干,最终注入乳糜池。

（5）盆部的淋巴结:包括髂内、外淋巴结和髂总淋巴结(图 10-55),分别位于髂内、外

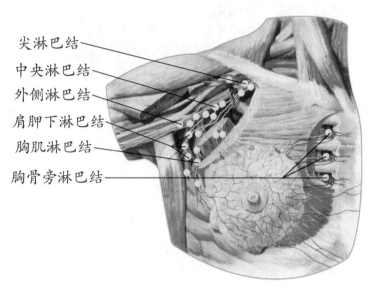

尖淋巴结
中央淋巴结
外侧淋巴结
肩胛下淋巴结
胸肌淋巴结
胸骨旁淋巴结

图 10-53　乳房的淋巴引流和腋淋巴结

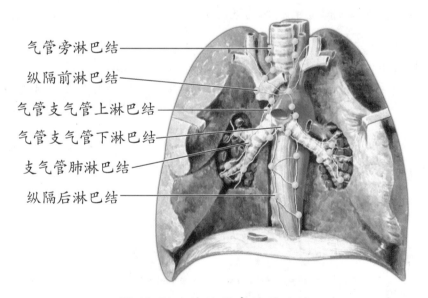

气管旁淋巴结
纵隔前淋巴结
气管支气管上淋巴结
气管支气管下淋巴结
支气管肺淋巴结
纵隔后淋巴结

图 10-54　胸腔器官的淋巴结

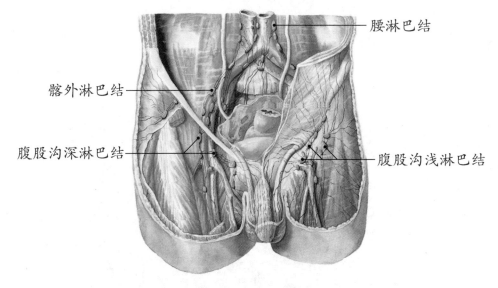

图 10-55　腹股沟淋巴结

动脉和髂总动脉的周围,收纳下肢、盆壁和盆腔器官的淋巴。

（6）下肢的淋巴结:主要有**腹股沟浅淋巴结**和**腹股沟深淋巴结**(图 10-55),分别位于腹股沟韧带稍下方的浅筋膜内和股静脉根部的周围,收纳腹前壁下部、臀部、会阴、外生殖器和下肢的淋巴。

（二）脾

1. 脾的位置和形态　**脾**位于左季肋区,第 9~11 肋的深面,其长轴与左侧第 10 肋一致。正常脾在左肋弓下不能触及。活体脾为暗红色、椭圆形实质性器官(图 10-56),质软而脆,故左季肋区受暴力打击时,易导致脾破裂。

考点提示
脾的位置和形态

脾分为膈脏两面、前后两端和上下两缘。膈面光滑隆凸,与膈相贴。脏面凹陷,近中央处有**脾门**,为血管、神经出入的部位。上缘较锐,有 2~3 个**脾切迹**,是临床上触诊判断脾大的重要标志。

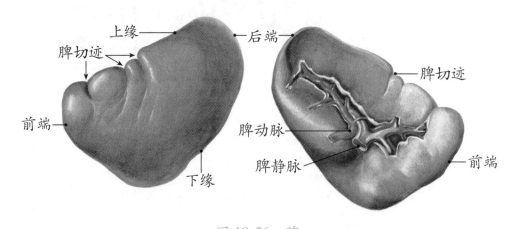

图 10-56　脾

2. 脾的功能　脾是人体内最大的淋巴器官,具有造血、储血、滤过血液(吞噬清除血液中的细菌、异物以及衰老的红细胞)等功能,并参与机体的免疫应答。

（三）胸腺

1. 胸腺的位置和形态　**胸腺**位于胸骨柄后方上纵隔的前部,分为不对称的左、右两叶(图10-57)。胸腺有明显的年龄变化,新生儿期的体积相对最大,青春期发育到顶峰,以后逐渐退化,老年期逐渐被脂肪组织代替。

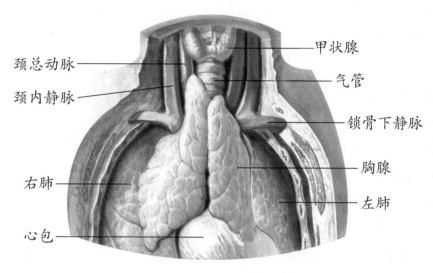

颈总动脉　甲状腺
颈内静脉　气管
锁骨下静脉
胸腺
右肺
左肺
心包

图 10-57　胸腺

2. 胸腺的功能　胸腺既是一个淋巴器官,又兼有内分泌功能,其主要功能是产生T淋巴细胞和分泌胸腺激素。胸腺激素是促进T淋巴细胞成熟的必要条件。

本章小结

　　心血管系统由心和血管组成。心是连接动、静脉的枢纽,其结构复杂而巧妙,分为4个腔,有7个入口(右心房3个,左心房4个)和两个出口(右心室的肺动脉口,左心室的主动脉口)。每个心腔的出口处都有神奇的心瓣膜(二尖瓣、三尖瓣、肺动脉瓣、主动脉瓣)守卫着,它们能顺血流而开放,逆血流而关闭,以保证心腔内血液的定向流动,使心在血液循环过程中起着"动力泵"的作用。血管不仅是输送血液与其他物质的管道,而且还是连接全身各部、各个器官系统的交通要道,分为动脉、毛细血管和静脉3类。血液在心和血管之间循环往复流动形成血液循环,根据血液循环路径不同又分为体循环和肺循环。

　　淋巴系统可视为静脉系统的辅助系统,来自组织间隙的一些大分子物质如蛋白质、细菌和癌细胞等进入毛细淋巴管而成为淋巴,淋巴通过毛细淋巴管、淋巴管、淋巴结的滤过、淋巴干、淋巴导管最终汇入静脉。

（许穗平）

A1 型题

1. 不属于心血管系统的是
   A. 毛细血管　　　　　　　　B. 毛细淋巴管　　　　　　C. 心
   D. 动脉　　　　　　　　　　E. 静脉

2. 属于弹性动脉的是
   A. 主动脉　　　　　　　　　B. 肠系膜上动脉　　　　　C. 股动脉
   D. 肱动脉　　　　　　　　　E. 肾动脉

3. 体循环起止于
   A. 右心室→左心房　　　　　　　　　B. 右心室→肺动脉
   C. 左心室→右心房　　　　　　　　　D. 左心房→左心室
   E. 左心室→主动脉

4. 心位于胸腔的
   A. 前纵隔内　　　　　　　　B. 下纵隔内　　　　　　　C. 后纵隔内
   D. 上纵隔内　　　　　　　　E. 中纵隔内

5. 心房与心室的表面分界标志是
   A. 心尖切迹　　　　　　　　B. 前室间沟　　　　　　　C. 冠状沟
   D. 后室间沟　　　　　　　　E. 后房间沟

6. 心内注射的部位通常选择在
   A. 心前区任意部位　　　　　　　　　B. 左侧第 4 肋间隙
   C. 心尖部　　　　　　　　　　　　　D. 胸骨左缘第 4 肋间隙
   E. 左剑肋角

7. 防止左心室的血液逆流至左心房的结构是
   A. 二尖瓣　　　　　　　　　B. 三尖瓣　　　　　　　　C. 主动脉瓣
   D. 肺动脉瓣　　　　　　　　E. 冠状窦瓣

8. 心的正常起搏点是
   A. 房室结　　　　　　　　　B. 窦房结　　　　　　　　C. 左束支
   D. 右束支　　　　　　　　　E. 房室束

9. 关于冠状动脉的描述,错误的是
   A. 起自升主动脉根部　　　　　　　　B. 只是营养心的动脉
   C. 旋支来自右冠状动脉　　　　　　　D. 后室间支来自右冠状动脉
   E. 前室间支来自左冠状动脉

10. 主动脉弓从右向左发出的第 1 个分支是
    A. 左颈总动脉   B. 右锁骨下动脉   C. 右颈总动脉
    D. 头臂干   E. 左锁骨下动脉

11. 关于脑膜中动脉的描述,错误的是
    A. 是分布于硬脑膜的血管   B. 属于颈外动脉的重要分支
    C. 穿经棘孔入颅中窝   D. 其前支经翼点内面上行
    E. 损伤后易引起脑硬膜外血肿

12. 关于椎动脉的描述,错误的是
    A. 是锁骨下动脉的主要分支   B. 左、右两侧起始部位不同
    C. 途经第 7~1 颈椎的横突孔上行   D. 经枕骨大孔入颅腔
    E. 分布于脑和脊髓

13. 测量血压时,肱动脉的听诊部位在
    A. 肱骨内、外上髁连线的中点   B. 肘窝内上方,肱二头肌腱的外侧
    C. 肘窝内上方,肱二头肌腱的内侧   D. 肱桡肌的内侧
    E. 肘窝内上方,肱二头肌腱的前面

14. 临床上测量脉搏的首选部位是
    A. 桡动脉   B. 肱动脉   C. 足背动脉
    D. 颈总动脉   E. 股动脉

15. 不属于肠系膜上动脉分支的是
    A. 回结肠动脉   B. 中结肠动脉   C. 右结肠动脉
    D. 空肠动脉   E. 左结肠动脉

16. 延续为足背动脉的是
    A. 股动脉   B. 腘动脉   C. 胫前动脉
    D. 胫后动脉   E. 腓动脉

17. 面部危险三角区域发生化脓性感染时,禁忌挤压的主要原因是
    A. 易加重病人疼痛   B. 易导致颅内感染   C. 易掩盖病情
    D. 易加重局部感染   E. 易导致面部损伤

18. 临床上常供穿刺输液的静脉应除外
    A. 手背静脉网   B. 头臂静脉   C. 大隐静脉
    D. 肘正中静脉   E. 颈外静脉

19. 关于大隐静脉的描述,错误的是
    A. 起于足背静脉弓的内侧端
    B. 是全身最长的浅静脉
    C. 经外踝前方上行
    D. 注入股静脉

E. 大隐静脉切开穿刺术应在内踝前方进行

20. 关于肝门静脉的描述,错误的是
    A. 由肠系膜上静脉和脾静脉汇合而成
    B. 是肝的功能性血管
    C. 肝门静脉及其属支内没有静脉瓣
    D. 与上、下腔静脉系之间有吻合
    E. 收集腹腔内不成对器官的静脉血

21. 关于胸导管的描述,错误的是
    A. 起始于乳糜池
    B. 收集下半身和左侧上半身的淋巴
    C. 注入左静脉角
    D. 穿经主动脉裂孔入胸腔
    E. 注入右静脉角

22. 食管癌晚期常转移到的淋巴结是
    A. 右锁骨上淋巴结　　　B. 左腹股沟淋巴结　　　C. 左颈部淋巴结
    D. 左锁骨上淋巴结　　　E. 左腋淋巴结

23. 关于脾的描述,错误的是
    A. 是人体内最大的淋巴器官　　　　B. 位于左季肋区
    C. 脾切迹是触诊脾的标志　　　　　D. 膈面中央有脾门
    E. 长轴与左侧第 10 肋一致

24. 既是淋巴器官,又有内分泌功能的是
    A. 胸腺　　　　　　　B. 胰　　　　　　　C. 扁桃体
    D. 淋巴结　　　　　　E. 脾

A2 型题

25. 在做子宫切除术时,必须高位结扎子宫动脉。关于子宫动脉的描述,错误的是
    A. 起自髂内动脉
    B. 与子宫圆韧带伴行
    C. 分布于子宫、输卵管、卵巢和阴道
    D. 距子宫颈外侧约 2cm 处跨过输尿管的前上方
    E. 结扎子宫动脉时勿伤及输尿管

第十一章 | 感觉器官

11章 数字资源

1. 掌握：视器和前庭蜗器的组成；眼球壁各层的结构特点；视神经盘和黄斑的概念；眼球内容物的组成及各部的形态特点；房水的产生部位及循环途径；结膜的分部及临床意义；中耳的组成及其连通关系；幼儿咽鼓管的特点。

2. 熟悉：泪器的组成、位置及泪液的排出途径；眼球外肌的名称及作用；鼓室的位置、听小骨的名称；咽鼓管的功能；位置觉感受器和听觉感受器的名称及功能。

3. 了解：眼副器的组成；外耳道的结构特点；骨迷路和膜迷路的组成；皮肤的微细结构。

感觉器官又称**感觉器**，是机体感受内、外环境各种不同刺激的感觉装置，由感受器及其附属结构共同构成，如视器、前庭蜗器、嗅器、味器和皮肤等。**感受器**是指体内专门感受体内、外环境变化的结构或装置。感受器能把感受到的刺激转变为相应的神经冲动，然后沿一定的神经传导通路传至大脑皮质的特定区域，产生相应的感觉。

第一节 视 器

 案例11-1

患者，女，76岁。因左眼渐进性视力下降3年，近日自感影响日常生活而来医院眼科就诊。检查：左眼角膜透明，瞳孔2.5mm，瞳孔区晶状体呈灰白色混浊，眼压正常。眼B超：左眼晶状体混浊。临床诊断：老年性白内障（左眼）。

请问:1. 白内障是由眼球的哪个结构发生病变所致?

2. 为什么人在感冒时常伴有流泪的现象出现?

视器又称眼(eye),是人体接受光刺激和产生视觉冲动的器官,由眼球和眼副器共同构成(图11-1)。

一、眼　球

眼球是视器的主要部分,近似球形,位于眶内前份,前面有眼睑保护,后面借视神经连于间脑的视交叉。眼球由眼球壁及其内容物构成(图11-2)。

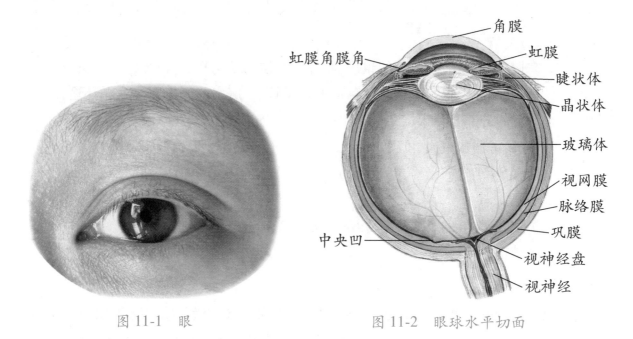

图 11-1　眼　　　　　　图 11-2　眼球水平切面

(一)眼球壁

眼球壁由外向内依次分为纤维膜、血管膜和视网膜3层(图11-2,图11-3)。

1. 纤维膜　为眼球壁的最外层,由坚韧的致密结缔组织构成,分为角膜和巩膜两部分。

(1)角膜:位于眼球正前方,占纤维膜的前1/6,无色透明,有折光作用,是光线射入眼球首先要经过的结构。角膜内无血管,但有丰富的游离神经末梢,故感觉敏锐。

(2)巩膜:占纤维膜的后5/6,质地坚韧而呈乳白色,具有维持眼球外形和保护眼球内容物的作用。在巩膜与角膜交界处的深部有一环形血管,称为**巩膜静脉窦**,是房水回流的通道。

2. 血管膜　为眼球壁的中膜,含有丰富的血管、神经和色素细胞,呈棕黑色。由前向后分为虹膜、睫状体和脉络膜3部分(图11-2,图11-3)。

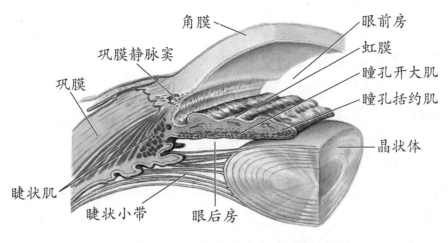

图 11-3　眼球前半局部放大

（1）虹膜：位于角膜的后方，为冠状位圆盘形薄膜，其颜色有明显的种族和个体差异。虹膜中央有一圆形的**瞳孔**（图 11-4），直径为 2.5~4mm，是光线进入眼球内的唯一通路。在活体，透过角膜可以看到虹膜和瞳孔。虹膜内有两种平滑肌，环绕在瞳孔周围的称为**瞳孔括约肌**，受动眼神经的副交感纤维支配，收缩时使瞳孔缩小；以瞳孔为中心呈放射状排

考点提示
角膜和虹膜的结构特点

列的称为**瞳孔开大肌**，受交感神经支配，收缩时使瞳孔开大。瞳孔的开大或缩小，可调节进入眼球内光线的多少。在弱光下或看远物时，瞳孔开大；在强光下或看近物时，瞳孔则缩小。

（2）睫状体：位于角膜与巩膜移行处的内面，略呈三角形，前部有许多呈放射状排列的睫状突，由睫状突发出的睫状小带与晶状体相连。睫状体内的平滑肌称为**睫状肌**，受动眼神经的副交感纤维支配，具有调节晶状体曲度的作用。睫状体是产生房水的部位。

（3）脉络膜：占血管膜的后 2/3，外面与巩膜结合疏松，具有营养眼球壁和吸收眼内分散光线的作用。

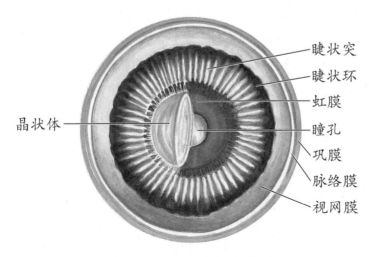

图 11-4　眼球前部后面观

3. 视网膜 为眼球壁的最内层,紧贴于血管膜内面(图11-2)。分为虹膜部、睫状体部和视部。前两部因无感光作用,故称为视网膜盲部;贴在脉络膜内面的部分有感光作用,故称为视网膜视部,即通常所说的视网膜。

视网膜后部(即眼底)中央偏鼻侧处有一圆形白色隆起,称为**视神经盘**(图11-5)或**视神经乳头**,其中央有视网膜中央动、静脉穿过,因此处无感光细胞,故又称**生理性盲点**。

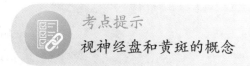

考点提示
视神经盘和黄斑的概念

在视神经盘颞侧(外侧)约3.5mm处稍偏下方的一黄色小区,称为**黄斑**,其中央凹陷处称为**中央凹**,由密集的视锥细胞构成,是感光和辨色最敏锐的部位。在活体,眼底部的视神经盘、视网膜中央动静脉和黄斑等都是检眼镜检查时需要重点观察的内容。

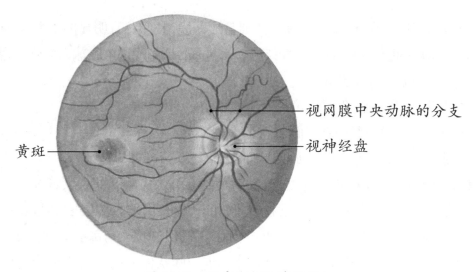

图 11-5 眼底(检眼镜所见)

视网膜的组织结构分为内、外两层(图11-6),外层由色素上皮细胞构成,紧贴脉络膜,有保护感光细胞免受强光刺激的作用。内层为**神经层**,由外向内由3层细胞组成:①**感光细胞**,又称**视细胞**,是感受光线的感觉神经元,分为**视杆细胞**和**视锥细胞**两种。前者主要分布在视网膜周边部,只能感受弱光而不能辨别颜色;后者则集中在视网膜中央部,能感受强光和辨别颜色。②**双极细胞**,是连接视细胞和节细胞的中间神经元,其树突与视细胞联系,轴突与节细胞联系。③**节细胞**,为多极神经元,树突与双极细胞的轴突形成突触,轴突在视神经盘处汇聚,并穿出眼球壁而构成视神经。

(二) 眼球的内容物

眼球的内容物包括房水、晶状体和玻璃体(图11-2,图11-3)。它们均是无血管分布的、具有折光作用的透明结构,与角膜共同组成眼的**折光系统**。

1. 房水 为充满眼房的无色透明液体。眼房是位于角膜与晶状体之间的腔隙,被虹膜分为眼前房和眼后房,两者借瞳孔相通。在眼前房的周边,由虹膜与角膜相交所形成的夹角,称为**虹膜角膜角**或**前房角**。

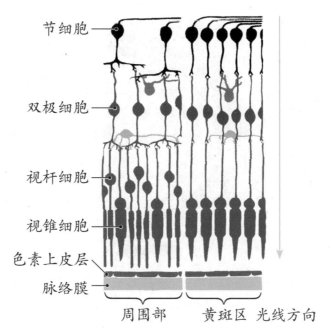

节细胞

双极细胞

视杆细胞

视锥细胞

色素上皮层

脉络膜

周围部　黄斑区　光线方向

图 11-6　视网膜结构模式图

房水由睫状体产生后,先进入眼后房,经瞳孔流入眼前房,然后经虹膜角膜角渗入巩膜静脉窦,最后汇入眼静脉。房水除具有折光作用外,还有营养角膜和晶状体并维持眼压的作用。若房水回流受阻时,滞留于眼房内,可使眼压增高而影响视力,临床上称为青光眼。

2. 晶状体　位于虹膜与玻璃体之间,为富有弹性的双凸透镜状透明体,无血管和神经分布,是眼折光系统的主要装置。晶状体周缘借睫状小带与睫状体相连,故晶状体的

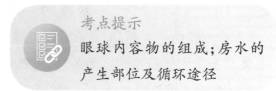

考点提示

眼球内容物的组成;房水的产生部位及循环途径

曲度可随睫状肌的舒缩而改变。当看近物时,睫状肌收缩,睫状体向前内移行,睫状小带放松,晶状体则由于本身的弹性而变凸,折光力增强,使物像清晰地聚焦于视网膜上。看远物时,与此相反。凡是由先天或后天因素引起的晶状体混浊均称为白内障。

3. 玻璃体　为充填于晶状体与视网膜之间无色透明的胶状物,具有折光和支撑视网膜的作用。

二、眼 副 器

眼副器包括眼睑、结膜、泪器和眼球外肌等结构,有保护、支持和运动眼球的作用。

1. 眼睑　位于眼球的前方,为一能活动的皮肤皱襞,是保护眼球的屏障。眼睑分为上睑和下睑,睑的游离缘称为**睑缘**,上、下睑缘之间的裂隙称为**睑裂**(图 11-7)。睑裂的内、外侧角分别称为**内眦**和**外眦**。睑缘上长有向前弯曲的睫毛。若睫毛长向角膜,则称

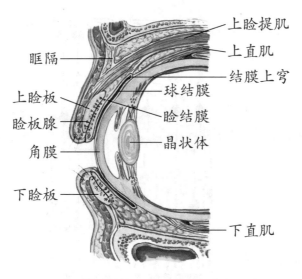

图 11-7　眼睑与结膜

为倒睫。

眼睑由浅入深由皮肤、皮下组织、肌层（眼轮匝肌和上睑提肌）、睑板和睑结膜构成。皮肤细薄，易形成皱襞。皮下组织薄而疏松，患心、肾疾病时易发生水肿。

知识拓展

眼睛的"忠诚卫士"——眉

　　眉作为容貌美的部分，突出于皮肤表面，富有立体感。从生理功能来讲，眉是眼睛的"忠诚卫士"，它呈凸度向上的弧形，是眼睛上方的"檐"，对眼睛形成了一道天然屏障。您看，两叶弯眉多像遮在眼睛上方的"雨帘"。雨来时，雨水在眉和隆起的眉弓上停留，使眼睛免遭雨淋；风来时，眉能阻挡一些尘埃、细菌等，从而起到保护眼睛的作用。倘若无故发生眉毛稀疏或脱落，很可能是西恩综合征或是系统性红斑狼疮的蛛丝马迹。

　　2. 结膜　是一层薄而光滑透明并富有血管的黏膜。衬贴于眼睑内面的部分为**睑结膜**，覆盖于巩膜前部表面的部分为**球结膜**（图 11-7），两者之间相互移行，返折处分别

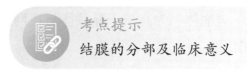

考点提示
结膜的分部及临床意义

形成**结膜上穹**和**结膜下穹**。闭眼时各部结膜共同围成的囊状腔隙称为**结膜囊**。睑结膜和结膜穹隆是沙眼的好发部位，滴眼药时即滴入结膜囊内。

　　3. 泪器　由分泌泪液的泪腺和导流泪液的泪道两部分组成（图 11-8）。

　　（1）泪腺：位于眶上壁外侧部的泪腺窝内，有 10~20 条排泄管开口于结膜上穹的外侧份。泪腺分泌的泪液有冲洗结膜囊内异物、湿润角膜和抑制细菌生长等作用。

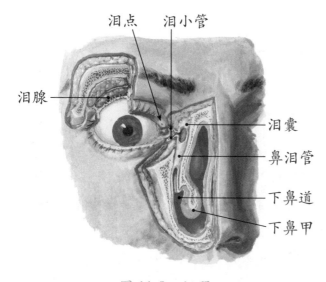

图 11-8　泪器

（2）泪道：包括泪点、泪小管、泪囊和鼻泪管。**泪点**是上、下睑缘内侧端各自小隆起上针眼大小的小孔，为泪小管的入口，泪点异常可引起"溢泪症"。**泪小管**上、下各一，为连接泪点与泪囊的小管，两者向内侧汇合后开口于泪囊。**泪囊**位于眶内侧壁的泪囊窝内，上部为盲端，下端移行为鼻泪管。**鼻泪管**为膜性管道，下端开口于下鼻道前份。鼻泪管开口处的黏膜内有丰富的静脉丛，感冒时，鼻腔黏膜易充血水肿，使鼻泪管开口处闭塞，从而使泪液向鼻腔的引流不畅，故感冒时常伴有流泪的现象出现。

4. 眼球外肌　是配布在眼球周围的骨骼肌，共 7 块（图 11-9）。除一块**上睑提肌**提上睑、开大睑裂外，其余 6 块为运动眼球的肌。**上直肌**使眼球转向上内，**下直肌**使眼球转向下内，**内直肌**使眼球转向内侧，**外直肌**使眼球转向外侧，**上斜肌**使眼球转向下外，**下斜肌**使眼球转向上外。眼球的正常运动是由两眼多块肌协同作用的结果。

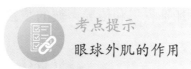

考点提示
眼球外肌的作用

三、眼 的 血 管

眼的血液供应来自眼动脉。眼动脉是颈内动脉入颅后的分支，经视神经管出颅到眶，分布于眼球及眼副器等处。其中最主要的是穿行于视神经内的**视网膜中央动脉**，至视神经盘中央分支营养视网膜（图 11-5）。临床上常借助眼底镜，通过瞳孔直接观察视网膜中央动脉形态特征的变化，对动脉硬化的诊断有意义。

眼静脉收集眼球和眶内其他结构的静脉血，向前经内眦静脉与面静脉相交通，向后注入颅内的海绵窦。

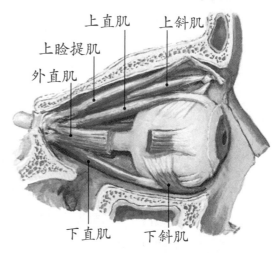

图 11-9　眼球外肌（外侧面观）

第二节 前庭蜗器

案例11-2

患者,男,5岁。急性上呼吸道感染11天,近2天自感听力有所下降,并伴右外耳道有黄色脓液流出而来医院就诊。耳镜检查:可见鼓膜弥漫性充血。血常规检查:WBC 11×10^9/L,中性粒细胞比例增高(0.87)。临床诊断:急性化脓性中耳炎。

请问:1. 急性上呼吸道感染后为何易引发中耳炎?

　　　2. 检查婴儿鼓膜时,为何要将耳廓拉向后下方?

前庭蜗器又称位听器或耳(ear),按部位可分为外耳、中耳和内耳3部分(图11-10),其中外耳、中耳是收集和传导声波的装置,内耳是位置觉、听觉感受器所在部位。

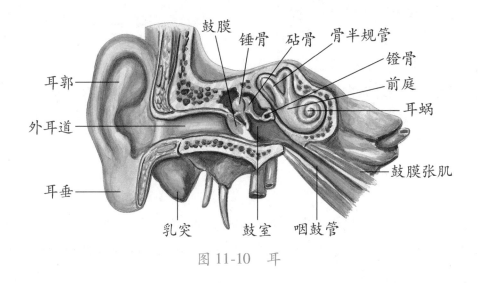

图 11-10　耳

一、外　耳

外耳包括耳郭、外耳道和鼓膜3部分(图11-10)。

1. 耳郭　位于头部的两侧,大部分以弹性软骨为支架,外覆皮肤而构成。唯有下方的小部分无软骨,仅含结缔组织和脂肪,称为**耳垂**。耳郭外侧面的中部凹陷,其前方有一大孔称为**外耳门**。外耳门前方的隆起称为**耳屏**。

2. 外耳道　是外耳门至鼓膜之间的弯曲管道,长2.0~2.5cm。临床上成人检查鼓膜时,须将耳郭向后上方牵拉,使外耳道变直方能观察到鼓膜。婴儿外耳道短而直,鼓膜近似水平位,故检查时需将耳郭拉向后下方。

外耳道皮肤较薄,内含丰富的感觉神经末梢、毛囊、皮脂腺和耵聍腺。皮下组织稀少,皮肤与软骨膜或骨膜附着紧密,故发生疖肿时疼痛剧烈。耵聍腺分泌的淡黄色黏稠液体,称为耵聍,其多少因人而异。

3. 鼓膜　是位于外耳道底与鼓室之间的椭圆形半透明薄膜,位置倾斜,构成鼓室外侧壁的大部分。鼓膜形似漏斗状,中心向内凹陷称为**鼓膜脐**(图 11-11)。鼓膜的前上1/4 部分薄而松弛,称为松弛部;后下 3/4 较坚实而紧张,称为紧张部。活体观察鼓膜时,可见鼓膜脐的前下方有一三角形的反光区,称为**光锥**。光锥消失是鼓膜内陷的重要标志。

二、中　耳

中耳位于外耳与内耳之间,由**鼓室**、**咽鼓管**、**乳突窦**和**乳突小房**组成,各部内均衬覆黏膜并相互延续。

1. 鼓室　是颞骨内一不规则的含气小腔,位于鼓膜与内耳外侧壁之间(图 11-10,图11-12)。前方借咽鼓管通向鼻咽部,向后经乳突窦通向乳突小房,外侧壁大部分由鼓膜构成。内侧壁即内耳的外侧壁,其后上方有一卵圆形孔,称为**前庭窗**;后下方的圆形小孔称为**蜗窗**,在活体被第 2 鼓膜封闭。

鼓室内有 3 块听小骨,由外向内依次为**锤骨**、**砧骨**和**镫骨**(图 11-13)。锤骨附着于鼓膜脐,镫骨底嵌在内耳的前庭窗上。听小骨之间以小关节形成一条听骨链,并构成交角杠杆,将鼓膜振动传至内耳。

2. 咽鼓管　为沟通鼓室与鼻咽部之间的管道。咽鼓管咽口平时处于关闭状态,仅在吞咽或打呵欠时可暂时开放,空气经咽鼓

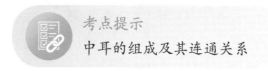

考点提示
中耳的组成及其连通关系

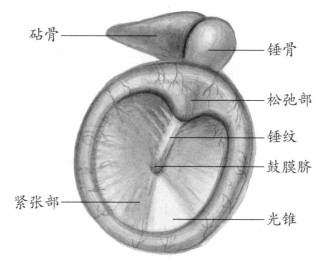

图 11-11　鼓膜

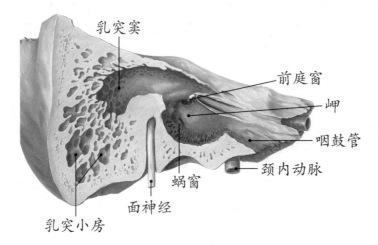

图 11-12　鼓室内侧壁

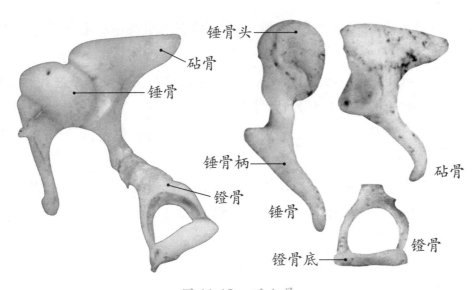

图 11-13　听小骨

管进入鼓室,以保持鼓膜内外侧气压的平衡。幼儿咽鼓管较成人短而平直,口径相对较大,故咽部感染易沿此管侵入鼓室,而引起中耳炎。

3. 乳突窦和乳突小房　乳突小房为颞骨乳突内许多互相通连的含气小腔。乳突窦是介于鼓室与乳突小房之间的小腔,向前开口于鼓室,向后下通乳突小房。由于乳突小房、乳突窦与鼓室的黏膜相延续,故中耳炎时常累及乳突窦和乳突小房感染。

 知识拓展

鼓室虽小是非多

鼓室虽小,但位置"险要",连通广泛,黏膜相互延续,周围毗邻结构复杂,故一旦罹患疾病,必然互相影响,扰得四邻不安,可导致鼓膜穿孔,累及乳突窦和乳突小房感染,并发颅内感染,甚至危及生命,故有人称它为"是非之地"。

三、内 耳

内耳位于颞骨内,介于鼓室与内耳道底之间,由两套结构复杂的管道系统组合而成,故又称**迷路**,按解剖结构可分为骨迷路和膜迷路两部分。骨迷路是颞骨内的骨性隧道,膜迷路则是套在骨迷路内的膜性管道(图11-14)。膜迷路内含有内淋巴,骨迷路与膜迷路之间的间隙内充满外淋巴,内、外淋巴互不相通。

(一)骨迷路

骨迷路由后外向前内依次分为骨半规管、前庭和耳蜗3部分,三者形态各异,但彼此连通(图11-14)。

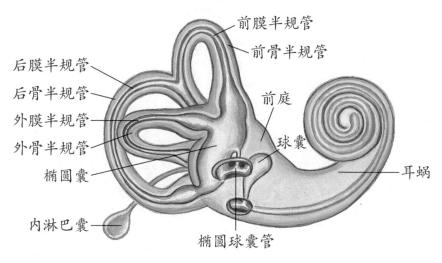

图 11-14 骨迷路与膜迷路

1. 骨半规管 为3个相互垂直排列的半环形骨性小管。每个骨半规管均借两骨脚开口于前庭,其中一骨脚膨大,称为骨壶腹。

2. 前庭 位于骨迷路中部,为一不规则的椭圆形腔隙。其前下方与耳蜗相通,后上方接3个骨半规管,外侧壁上有前庭窗和蜗窗。

3. 耳蜗 位于前庭的前方,形似蜗牛壳。蜗底朝向内耳道底,蜗顶朝向前外方。耳蜗由骨性蜗螺旋管环绕蜗轴约两圈半构成。蜗螺旋管被蜗轴发出的骨螺旋板和膜迷路分隔成3条管道,即上方的**前庭阶**、下方的**鼓阶**和中间的**蜗管**(图11-15)。前庭阶一端与前庭窗相接,鼓阶一端与蜗窗相接。前庭阶和鼓阶内充满外淋巴,两者在蜗顶处借蜗孔彼此相通。

(二)膜迷路

膜迷路是套在骨迷路内封闭的膜性小管或囊,似骨迷路的铸型。由相互连通的膜半规管、椭圆囊和球囊、蜗管3部分组成(图11-14)。

1. 膜半规管 位于骨半规管内。在骨壶腹内的相应膨大部分称为膜壶腹,壁上有隆

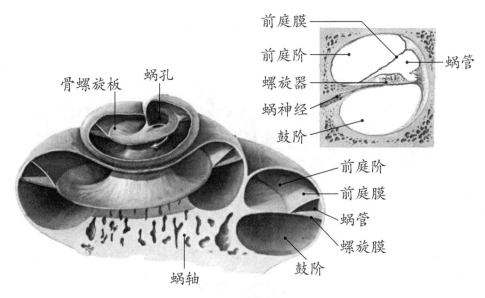

图 11-15　耳蜗与螺旋器

起的**壶腹嵴**,为位置觉感受器,能感受旋转变速运动的刺激。

2. 椭圆囊和球囊　位于前庭内,为两个相互连通的膜性囊。椭圆囊和球囊的内壁上分别有**椭圆囊斑**和**球囊斑**,为位置觉感受器,能感受头部静止的位置觉和直线变速运动的刺激。

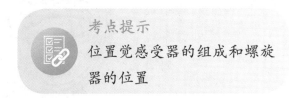

考点提示
位置觉感受器的组成和螺旋器的位置

3. 蜗管　套在蜗螺旋管内,即位于耳蜗内前庭阶与鼓阶之间的膜性管道,横切面呈三角形,上壁为前庭膜,下壁为基底膜。基底膜上有**螺旋器**,又称 Corti 器(图 11-15),为听觉感受器,能感受声波的刺激。

知识拓展

声 波 传 导

声波由外耳传入内耳有气传导和骨传导两条途径:①气传导,是指声波经外耳道引起鼓膜的振动,再经听骨链和前庭窗进入内耳的传导途径,即声波→外耳道→鼓膜→听骨链运动→前庭窗→引起前庭阶外淋巴的振动→前庭膜振动→蜗管内淋巴的振动→螺旋器受到刺激→经蜗神经→脑桥(换神经元)→内侧膝状体(换神经元)→大脑皮质的听觉中枢,是声波传导的主要途径。②骨传导,是指声波经颅骨(骨迷路)传入内耳螺旋器引起听觉的过程。

第三节 皮 肤

皮肤被覆于人体表面,是人体面积最大的器官,总面积约为 $1.7m^2$。皮肤由表皮和真皮构成(图 11-16),通过皮下组织与深部组织相连。皮肤内还有由表皮衍生而来的毛、皮脂腺、汗腺和指(趾)甲等附属器。皮肤具有感受外界刺激、保护深部组织、参与免疫应答、调节体温以及排泄和吸收等功能。

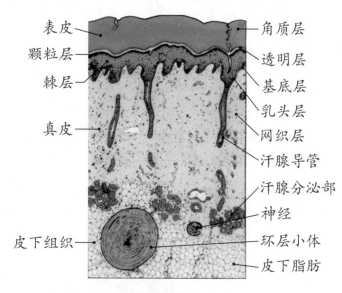

图 11-16 皮肤的微细结构

一、皮肤的微细结构

1. 表皮 位于皮肤的浅层,由角化的复层扁平上皮构成,无血管分布,但有丰富的游离神经末梢。人体各部的表皮厚薄不一,可分为厚表皮和薄表皮两种。手掌、足底及项背部的表皮最厚,而眼睑等处的表皮最薄。

厚表皮的结构典型,从基底到表面可以清楚地分为**基底层**、**棘层**、**颗粒层**、**透明层**和**角质层** 5 层结构(图 11-16)。基底层内的**基底细胞**具有活跃的分裂增殖能力,新生的细胞向浅层推移,逐渐分化为表皮的其余各层细胞。基底细胞在皮肤的创伤修复中有再生修复能力。正常表皮的更新周期为 3~4 周。

在基底细胞之间散在分布的树枝状**黑素细胞**,能产生黑色素。乳头、阴囊、阴茎、大阴唇、会阴及肛门附近等处色素较深。黑色素能吸收紫外线,保护深部组织免受辐射损伤。

2. 真皮 是位于表皮下方的致密结缔组织,分为乳头层和网织层,两者间无明确界限(图 11-16)。

(1) 乳头层:为紧靠表皮的薄层较致密结缔组织,因向表皮突起形成真皮乳头而得名。内含较多的巨噬细胞、肥大细胞、T 淋巴细胞和毛细血管等,是皮肤免疫反应的主要部位。在手指掌侧的真皮乳头层内含有较多的触觉小体。

（2）网织层:为乳头层下方较厚的致密结缔组织,粗大的胶原纤维密集成束,弹性纤维夹杂其间,赋予皮肤较大的韧性和弹性。

在真皮下方为皮下组织,即解剖学所称的浅筋膜,由疏松结缔组织和脂肪组织构成。皮下组织将皮肤与深部组织相连,使皮肤具有一定的移动性。

知识拓展

皮内注射与皮下注射

皮内注射是把极少量药液注入表皮与真皮之间的方法（图 11-17）,常用于药物过敏试验,如青霉素皮试。真皮内有许多肥大细胞,如果它们已对青霉素处于致敏状态,那么很快便会脱颗粒,在局部形成类似荨麻疹的红肿块。过敏试验一般取前臂掌侧下段正中部,因该处皮肤较薄,颜色较浅,易于注射和辨认局部反应。

皮下注射是将药液注入皮下组织内（图 11-18）,注射部位在三角肌下缘处、股外侧或腹部。常用于疫苗接种、或需迅速达到药效或不能口服的药物,如皮下注射胰岛素。

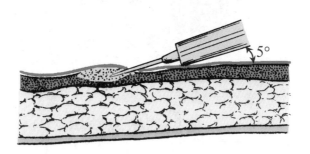

图 11-17　皮内注射示意图

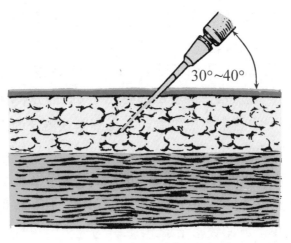

图 11-18　皮下注射示意图

二、皮肤的附属器

1. 毛 人体皮肤除手掌、足底等处外,均有毛分布。毛的粗细和长短不一。露在皮肤表面的为**毛干**,埋在皮肤内的为**毛根**,包在毛根外面的为**毛囊**(图 11-19)。毛根和毛囊的下端膨大为**毛球**,毛球是毛和毛囊的生长点。在毛与皮肤表面呈钝角的一侧,有一束平滑肌连接毛囊与真皮,收缩时能使毛竖立,故称为**竖毛肌**。竖毛肌受交感神经支配,在寒冷、惊恐或愤怒时收缩,使毛竖立,从而产生"鸡皮疙瘩"的现象。

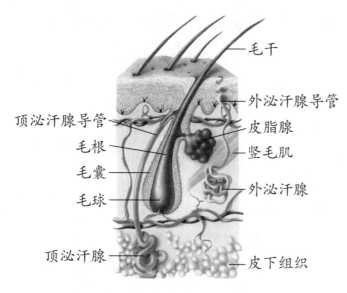

图 11-19 皮肤的附属器

2. 皮脂腺 多位于毛囊与竖毛肌之间,其导管开口于毛囊(图 11-19)。皮脂腺分泌的皮脂具有润滑皮肤和保护毛发的作用。皮脂腺的分泌受性激素的调节,青春期分泌旺盛,如皮脂排出的导管阻塞时,可引起炎症而形成痤疮。

3. 汗腺 遍布于全身皮肤内,以手掌和足底处最多。分泌部位于真皮深层和皮下组织内,导管开口于皮肤表面的汗孔(图 11-19)。汗腺分泌是机体散热的主要方式,具有调节体温、湿润皮肤和排泄部分代谢产物等作用。有些人腋窝的顶泌汗腺过于发达,分泌物被细菌分解后产生特殊的气味,称为腋臭。

4. 指(趾)甲 位于手指和足趾的背面,露出体表的部分为**甲体**,甲体下面的皮肤为**甲床**,甲的近端埋在皮肤内的部分为**甲根**。甲体周缘的皮肤皱襞为**甲襞**,甲襞与甲体之间的沟为**甲沟**,是手指炎症的好发部位(如甲沟炎)。甲根附着处的甲床上皮为**甲母质**,是甲体的生长区。指(趾)甲受损或拔除后,如甲母质仍保留,则甲仍能再生。

　　眼看东西就像照相机拍照一样。从外界进入眼内的光线在到达视网膜前要经过角膜、房水、晶状体和玻璃体组成的折光系统,经多次折射后才能在视网膜上形成清晰的物像,瞳孔的开大或缩小可以控制进入眼内的光线量,晶状体曲度的改变可以调节折光度,视网膜是感受光线刺激的神经组织。

　　耳有"人体内雷达"之美称。耳郭和外耳道是收集和传导声波的装置,鼓膜是放大器。中耳是一个相互连通的功能整体,鼓室是中心,听骨链能将声波的振动转换成机械能传入内耳。内耳的结构复杂而神奇,3 个相互垂直的骨半规管和像蜗牛一样的耳蜗被前庭巧妙地连接成骨迷路。膜迷路内的壶腹嵴、椭圆囊斑和球囊斑是位置觉感受器,蜗管基底膜上的螺旋器则是听觉感受器。

（王发宝）

 目标测试

A1 型题

1. 关于角膜的描述,错误的是
    A. 无色透明
    B. 具有折光作用
    C. 富有血管
    D. 感觉极为敏锐
    E. 是入射光线最先接触的结构

2. 产生房水的结构是
    A. 泪腺
    B. 晶状体
    C. 玻璃体
    D. 角膜
    E. 睫状体

3. 调节晶状体曲度的肌是
    A. 瞳孔开大肌
    B. 睫状肌
    C. 瞳孔括约肌
    D. 眼轮匝肌
    E. 眼球外肌

4. 视网膜感光和辨色最敏锐的部位在
    A. 视神经盘
    B. 黄斑
    C. 视网膜的中央
    D. 中央凹
    E. 视网膜的周边

5. 维持眼内压的结构是
    A. 房水
    B. 晶状体
    C. 泪液
    D. 玻璃体
    E. 血液

6. 眼球不能转向下外方,可能是下列哪块肌瘫痪所致
    A. 下斜肌
    B. 上斜肌
    C. 内直肌
    D. 外直肌
    E. 上直肌

7. 临床检查成人鼓膜时须将耳郭拉向

    A. 后下方   B. 上方   C. 下方

    D. 后上方   E. 前方

8. 不属于中耳的结构是

    A. 鼓室   B. 乳房窦   C. 咽鼓管

    D. 蜗管   E. 乳突小房

9. 感染从腭扁桃体扩散至中耳,可能性最大的途径是

    A. 外耳道   B. 内耳道   C. 咽鼓管

    D. 蜗窗   E. 前庭窗

10. 婴幼儿上呼吸道感染易并发中耳炎的主要原因是

    A. 咽鼓管易充血水肿   B. 咽鼓管周围血管丰富

    C. 咽鼓管与鼓室相交通   D. 咽鼓管较窄、长斜

    E. 咽鼓管宽、短呈水平位

11. 在现场观看放爆竹时,最好是张开嘴或捂住耳朵、闭上嘴,主要是为了

    A. 防止听觉中枢受损伤   B. 保持鼓膜内外气压平衡

    C. 保护耳蜗内的听觉感受器   D. 防止内耳的壶腹嵴受损伤

    E. 使咽鼓管张开,保护听小骨

12. 听觉感受器是

    A. 椭圆囊斑   B. 球囊斑   C. Corti 器

    D. 前庭膜   E. 壶腹嵴

13. 皮下注射是将药物注入

    A. 表皮与真皮之间   B. 真皮内   C. 表皮内

    D. 真皮乳头层内   E. 皮下组织内

14. 用于药物过敏试验的部位通常选择在

    A. 股外侧   B. 三角肌下缘处

    C. 前臂掌侧下段正中部   D. 腹部

    E. 前臂背侧下段正中部

A2 型题

15. 患者,男,9 岁。看书时离书很近,看电视时经常斜视,经检查诊断为眼屈光不正。

请问眼折光系统的组成应除外

    A. 瞳孔   B. 角膜   C. 房水

    D. 玻璃体   E. 晶状体

第十二章 | 神经系统

12章 数字资源

第一节 概 述

    神经系统(nervous system)包括脑和脊髓,以及与脑和脊髓相连并分布于全身各处的周围神经。在人体各系统中,神经系统在功能上处于主导地位,控制和协调人体各系统器官的功能活动,使人体成为一个有机的整体,以适应内、外环境的变化,维持生命活动的正常进行。神经系统的功能活动是通过无数神经元及其突起建立的庞大而复杂的神经网络实现的。

一、神经系统的组成及区分

神经系统主要由神经组织即神经元和神经胶质细胞构成,分为中枢神经系统和周围神经系统两部分(图 12-1),前者包括位于颅腔内的脑和椎管内的脊髓,后者包括与脑相连的 12 对脑神经和与脊髓相连的 31 对脊神经。在周围神经系统中,把分布于体表、骨、关节和骨骼肌的部分称为**躯体神经**,分布于内脏、心血管和腺体的部分称为内脏神经。两者均含有感觉和运动两种纤维成分,分别称为感觉神经和运动神经。**感觉神经**是将神经冲动自感受器传向中枢,故又称传入神经;**运动神经**是将中枢的神经冲动传至周围的效应器,故又称传出神经。内脏运动神经又分为交感神经和副交感神经。

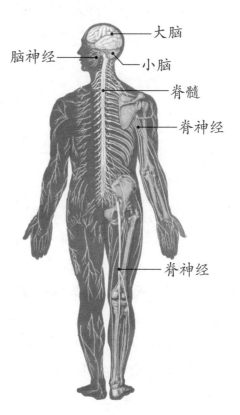

图 12-1　神经系统概况

二、神经系统的活动方式

神经系统活动的基本方式是**反射**。反射是指在中枢神经系统的参与下,机体对内、外环境刺激所做出的规律性应答。反射活动的结构基础是**反射弧**,由感受器→传入(感觉)神经→中枢→传出(运动)神经→效应器 5 部分组成(图 12-2)。反射弧中的任何一个环节被破坏,都将使相应的反射消失,故临床上常用检查反射的方法来协助诊断神经系统的疾病。

三、神经系统的常用术语

在神经系统内,神经元的胞体和突起在不同的部位有不同的组合和编排方式,因而拥有不同的术语名称。

1. 灰质和皮质　在中枢神经系统内,神经元的胞体和树突聚集的部位,在新鲜标本上色泽灰暗,故称为**灰质**。分布于大脑和小脑表面的灰质,称为皮质。

2. 白质和髓质　在中枢神经系统内,神经纤维聚集的部位,在新鲜标本上因色泽白亮而称为**白质**。位于大脑和小脑皮质深面的白质,称为髓质。

3. 神经核和神经节　在中枢神经系统内(皮质除外),形态和功能相似的神经元胞

考点提示
反射弧的组成;神经系统的常用术语

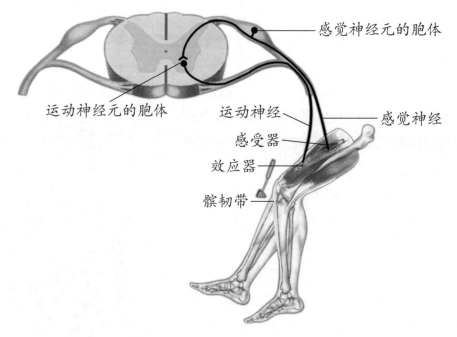

图 12-2　反射弧示意图

体聚集形成的灰质团状,称为**神经核**。在周围神经系统内,形态和功能相似的神经元胞体聚集在一起形成的膨大结构,称为**神经节**。

4. 纤维束和神经　在中枢神经系统内,起止、行程和功能基本相同的神经纤维集合在一起,称为**纤维束**。在周围神经系统内,由神经纤维聚集形成粗细不等的条索状结构,称为**神经**。

5. 网状结构　在中枢神经系统的某些部位,神经纤维交织成网,神经元的胞体散在其中,形成灰质与白质混杂排列的结构,称为**网状结构**。

（王之一）

第二节　中枢神经系统

 案例12-1

患者,男,70 岁。因突然晕倒后不省人事而急诊入院。检查发现左侧偏身感觉障碍,左侧肢体偏瘫,双侧视野左侧半偏盲,伸舌时舌尖偏向左侧,左侧鼻唇沟变浅,口角歪向右侧。临床诊断:右侧内囊出血。

请问:1. 何为内囊? 通过内囊的纤维束有哪些?

2. 患者双侧视野左侧半偏盲,说明出血压迫到了右侧内囊的何结构?

3. 右侧内囊出血引起左侧肢体运动障碍,主要是因为损伤了何结构所致?

一、脊　髓

（一）脊髓的位置和外形

脊髓位于椎管内（图 12-3），全长 42~45cm，上端在平枕骨大孔处与延髓相连，在成人脊髓下端平第 1 腰椎体下缘，新生儿可达第 3 腰椎体下缘。

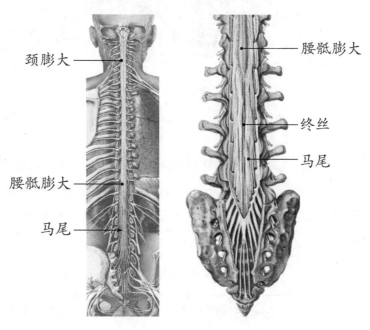

颈膨大

腰骶膨大

马尾

腰骶膨大

终丝

马尾

图 12-3　脊髓的位置和外形

脊髓是呈前后略扁、粗细不等的圆柱状结构，有两处膨大，即**颈膨大**和**腰骶膨大**，分别连有分布到上肢和下肢的神经根。腰骶膨大以下逐渐变细呈圆锥状，称为**脊髓圆锥**。自脊髓圆锥末端向下延续为一条细长的由结缔组织即软脊膜形成的**终丝**，止于尾骨的背面，起固定脊髓的作用。

脊髓的表面有 6 条平行排列的纵沟，前面正中的沟较深称为前正中裂，其两侧各有一条前外侧沟，有 31 对脊神经前根穿出；后面正中的沟较浅称为后正中沟，其两侧各有一条后外侧沟，有 31 对脊神经后根进入脊髓（图 12-4）。

（二）脊髓节段与椎骨的对应关系

脊髓在外形上没有明显的节段性，脊髓的两侧连有 31 对脊神经，通常把每一对脊神经前、后根所连的一段脊髓称为一个**脊髓节段**，故脊髓相应地划分为 31 个节段，即 8 个颈节（C_1~C_8）、12 个胸节（T_1~T_{12}）、5 个腰节（L_1~L_5）、5 个骶节（S_1~S_5）和 1 个尾节（C_0）。

从胚胎第 4 个月起，由于脊柱的生长速度较脊髓快，因此成人脊柱比脊髓长，使脊髓各节段与同序数的椎骨不完全对应（图 12-

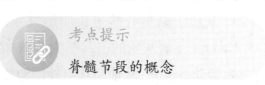

考点提示

脊髓节段的概念

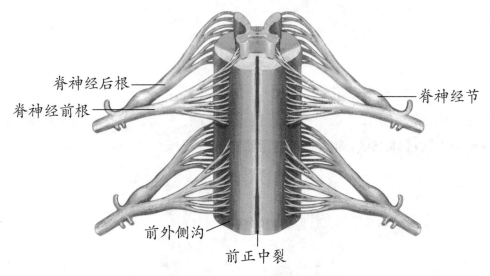

脊神经后根 —

脊神经前根 —

脊神经节

前外侧沟

前正中裂

图 12-4　脊髓立体结构示意图

5,推算方法见表 12-1),位于下部的脊髓节段逐渐远离相应的椎骨,腰、骶、尾部的脊神经根在到达相应的椎间孔之前要在椎管内下行一段距离,在脊髓圆锥以下围绕终丝形成**马尾**(图 12-3)。熟悉脊髓节段与椎骨的对应关系,对脊髓和脊柱病变的定位诊断以及麻醉平面的判断具有重要的临床意义。

表 12-1　脊髓节段与椎骨的对应关系

脊髓节段	相应的椎骨	推算举例
上颈髓 $C_{1~4}$	大致与同序数的椎骨相对应	第 3 颈髓节段平对第 3 颈椎体
下颈髓 $C_{5~8}$ 和上胸髓 $T_{1~4}$	比同序数椎骨高 1 个椎体	第 5 颈髓节段平对第 4 颈椎体
中胸髓 $T_{5~8}$	比同序数椎骨高 2 个椎体	第 5 胸髓节段平对第 3 胸椎体
下胸髓 $T_{9~12}$	比同序数椎骨高 3 个椎体	第 10 胸髓节段平对第 7 胸椎体
腰髓 $L_{1~5}$	平对第 10~12 胸椎体	
骶髓 $S_{1~5}$ 和尾髓 Co_1	平对第 1 腰椎体	

（三）脊髓的内部结构

脊髓由灰质和白质两部分构成。在脊髓的横切面上,可见中央有一条纵贯脊髓全长的中央管。中央管周围是呈"H"形或蝶形的灰质,灰质的周围是白质(图 12-6)。

1. 灰质　纵贯脊髓全长而形成灰质柱(图 12-4)。每侧灰质的前部扩大为**前角**,含有**前角运动神经元**,其轴突自前外侧沟浅出,

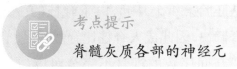

考点提示

脊髓灰质各部的神经元

参与脊神经前根的构成,随脊神经支配躯干肌和四肢肌。灰质的后部较狭细称为**后角**,主要由联络神经元组成,接受脊神经后根传入的感觉纤维。在脊髓胸1至腰3节段的灰质前、后角之间还有向外侧突出的**侧角**(图12-6),是交感神经的低级中枢。在脊髓骶2~4节段,相当于侧角的部位有**骶副交感核**,是副交感神经在脊髓的低级中枢。

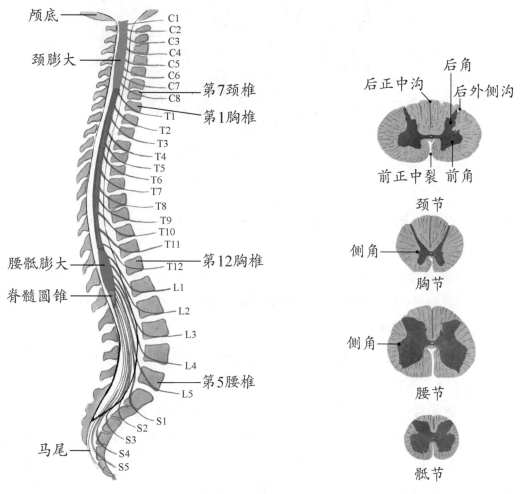

图 12-5 脊髓节段与椎骨的对应关系   图 12-6 脊髓的内部结构

2. 白质   位于灰质的周围。每侧白质借脊髓表面的纵沟分为3个索,前正中裂与前外侧沟之间为前索,前、后外侧沟之间为外侧索,后外侧沟与后正中沟之间为后索(图12-7)。每个索都由密集的纵行纤维束构成,包括联络脑与脊髓的长距离上、下行纤维束以及联络脊髓各节段间的短距离固有束。

(1)上行(感觉)纤维束

1)薄束和楔束:位于后索,由同侧脊神经节内假单极神经元的中枢突组成。薄束在内侧,楔束在外侧,分别传导同侧下半身和上半身(头面部除外)的本体感觉(即肌、肌腱、关节等的位置觉、运动觉和振动觉)和精细触觉(如辨别两点间距离和物体的纹理粗细等)。薄束和楔束上行至延髓,分别终止于薄束核和楔束核。

2)脊髓丘脑束:是由脊髓后角神经元的轴突交叉至对侧形成的上行纤维束,位于外

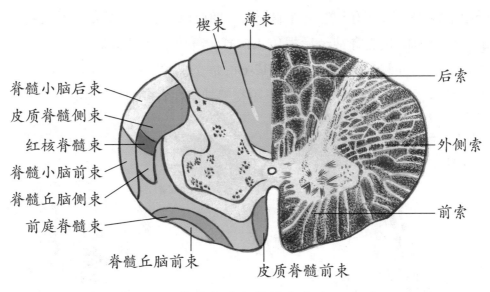

楔束　薄束

脊髓小脑后束
皮质脊髓侧束
红核脊髓束
脊髓小脑前束
脊髓丘脑侧束
前庭脊髓束
脊髓丘脑前束
皮质脊髓前束

后索
外侧索
前索

图 12-7　脊髓白质各传导束分布示意图

侧索和前索内,传导对侧躯干和上、下肢的痛觉、温度觉和粗触觉。

（2）下行（运动）纤维束

1）皮质脊髓束:起始于第Ⅰ躯体运动区,下行至延髓下部时,大部分纤维经锥体交叉交叉至对侧,在脊髓外侧索中下行,形成**皮质脊髓侧束**。少数未交叉的纤维则在同侧脊髓前索中下行,形成**皮质脊髓前束**。

2）红核脊髓束:起始于中脑红核,终止于脊髓前角运动神经元,调节屈肌的肌张力。

（四）脊髓的功能

1. 传导功能　脊髓内的上、下行纤维束具有"上传下达"的作用,是实现其传导功能的物质基础。因此,脊髓白质是脑与躯干、四肢的感受器和效应器发生联系的重要枢纽。

2. 反射功能　脊髓灰质是许多简单反射的低级中枢。脊髓通过固有束和前、后根可以完成一些脊髓固有的腱反射、排尿反射、排便反射等。脊髓受损时可引起排尿、排便等功能障碍。

二、脑

脑位于颅腔内,成人平均重量约为 1 400g,通常将脑分为端脑、间脑、中脑、脑桥、延髓和小脑 6 部分（图 12-8）。

（一）脑干

1. 脑干的组成与位置　**脑干**位于颅后窝的前部,介于脊髓与间脑之间,自下而上由**延髓**、**脑桥**和**中脑** 3 部分组成（图 12-8）,依次与第Ⅲ~Ⅻ对脑神经根相连。

2. 脑干的外形

（1）腹侧面:延髓是脊髓向上的直接延续,脊髓中所有的沟裂均延伸至延髓。前正中

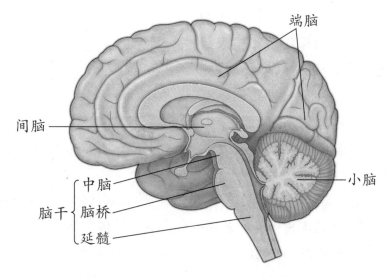

图 12-8　脑的正中矢状切面

裂两侧的纵行隆起称为**锥体**(图 12-9),内有皮质脊髓束通过。皮质脊髓束的大部分纤维在锥体下部左右交叉,形成外观上可见的发辫状**锥体交叉**。在前外侧沟内有舌下神经根出脑。在锥体的背侧,自上而下依次连有舌咽神经、迷走神经和副神经的根丝。

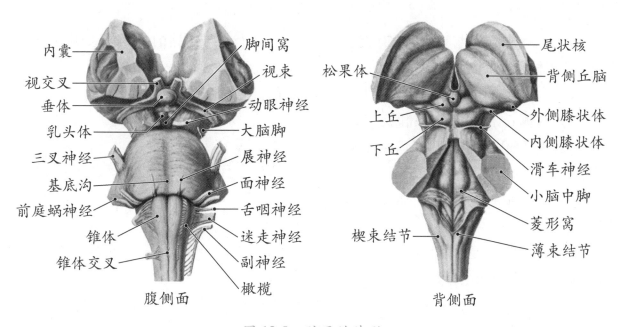

图 12-9　脑干的外形

脑桥位于脑干的中部,其腹侧面宽阔膨隆的部分为基底部。基底部正中的纵行浅沟为**基底沟**,有基底动脉通过。基底部向后外逐渐变窄,在移行处连有粗大的三叉神经根。在脑桥下缘与延髓之间的**延髓脑桥沟**内,由内侧向外侧依次有展神经、面神经和前庭蜗神经根附着。

中脑腹侧面有一对粗大的柱状隆起,称为**大脑脚**。两脚之间的凹陷为**脚间窝**,内有动眼神经根出脑。

（2）背侧面：延髓下部后正中沟两侧的两对纵行隆起，分别称为**薄束结节**和**楔束结节**，其深面藏有**薄束核**和**楔束核**。延髓背侧面上部与脑桥共同构成菱形窝，即第四脑室的底。中脑背侧面有两对圆形的隆起，上方的一对称为**上丘**，是视觉反射中枢；下方的一对称为**下丘**，是听觉反射中枢。下丘下方连有唯一从脑干背侧面出脑的滑车神经根。

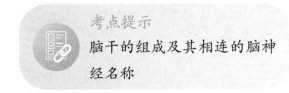

考点提示
脑干的组成及其相连的脑神经名称

3. 脑干的内部结构 远比脊髓复杂，由灰质、白质和网状结构 3 部分构成。

（1）灰质：脑干的灰质不再像脊髓灰质那样形成连续的灰质柱，而是分散形成许多大小不等、性质不同的神经核，分为脑神经核和非脑神经核两大类。

1）脑神经核：是指直接与第Ⅲ～Ⅻ对脑神经相连的神经核，是脑神经的起始或终止核团，可分为躯体运动核、内脏运动核、躯体感觉核和内脏感觉核 4 种。脑神经核的名称多与相连的脑神经相一致。脑神经核在脑干内的位置，大致与脑神经的连脑部位相对应，即中脑内含有与动眼神经和滑车神经有关的神经核，脑桥内含有与三叉神经、展神经、面神经和前庭蜗神经有关的神经核，延髓内含有与舌咽神经、迷走神经、副神经和舌下神经有关的神经核。

2）非脑神经核：与脑神经没有直接关系，为上、下行传导通路的中继核，如位于延髓内的薄束核和楔束核，中脑内的红核和黑质等。

（2）白质：主要由上、下行纤维束组成，许多是脊髓纤维束的续行段。

1）内侧丘系：由薄束核和楔束核发出的纤维，在延髓中央管腹侧经内侧丘系交叉后形成的上行纤维束组成，终止于丘脑腹后外侧核，传导对侧躯干及上、下肢的本体感觉和精细触觉。

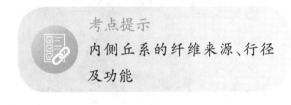

考点提示
内侧丘系的纤维来源、行径及功能

2）脊髓丘系：是脊髓丘脑束的续行，终止于丘脑腹后外侧核，传导对侧躯干及上、下肢的痛觉、温度觉和粗触觉。

3）三叉丘系：终止于丘脑腹后内侧核，传导对侧头面部的痛觉、温度觉和触压觉。

4）锥体束：由第Ⅰ躯体运动区发出的控制骨骼肌随意运动的下行纤维组成，其中一部分纤维在下行过程中，陆续终止于脑干内的脑神经躯体运动核，称为**皮质核束**；另一部分纤维则下行至脊髓，终止于脊髓前角运动神经元，称为皮质脊髓束。

（3）网状结构：在脑干内，除了边界清楚的神经核以及长距离的纤维束外，还有一些界线不清、纤维交错排列、神经元散在分布的区域，称为网状结构。脑干网状结构与各级中枢均有广泛联系，是非特异投射系统的结构基础。

4. 脑干的功能

（1）传导功能：联系大脑、间脑、小脑与脊髓之间的上、下行纤维束，均必须经过脑干，故脑干具有传导功能。

（2）反射功能：脑干内具有多个反射的低级中枢，如延髓内有调节心血管反射和呼吸运动的重要中枢，这些部位严重受损会导致死亡，故延髓有"**生命中枢**"之称。此外，脑桥内有角膜反射中枢，中脑内有瞳孔对光反射中枢等。

（3）网状结构的功能：具有维持大脑皮质觉醒、引起睡眠、调节骨骼肌张力以及内脏活动等功能。

 知识拓展

角 膜 反 射

角膜反射是指当一侧角膜受到刺激时，引起两侧眼轮匝肌收缩而出现急速闭眼的现象。角膜反射的感受器存在于角膜，眼轮匝肌由面神经支配。临床上通过检查角膜反射情况，来了解患者的昏迷程度。若此反射已不存在，说明脑桥功能已受到障碍。

（二）小脑

1. 小脑的位置和外形　**小脑**位于颅后窝内，在延髓和脑桥的背侧（图 12-8）。小脑中间缩窄的部分称为小脑蚓，两侧膨大的部分为**小脑半球**（图 12-10）。小脑半球下面前

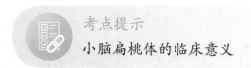 考点提示
小脑扁桃体的临床意义

内侧部靠近枕骨大孔处有一对椭圆形膨隆，称为**小脑扁桃体**（图 12-11），其前方邻近延髓。当颅脑外伤或颅内肿瘤等导致颅内压升高时，小脑扁桃体被挤压而嵌入枕骨大孔，形成小脑扁桃体疝或枕骨大孔疝，压迫延髓内的"生命中枢"而危及生命。

2. 小脑的功能　小脑是调节躯体运动的重要中枢，主要功能是维持身体的平衡、调节肌张力和协调骨骼肌的随意运动。

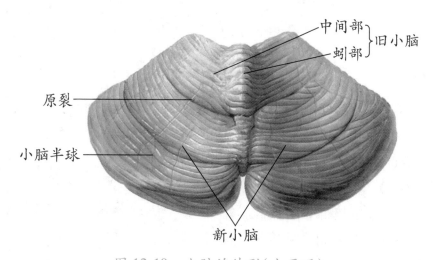

图 12-10　小脑的外形（上面观）

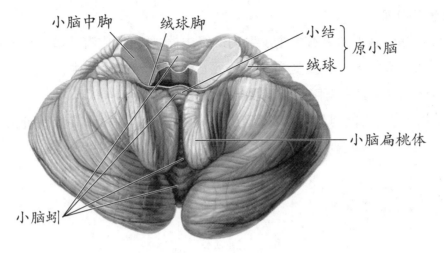

图 12-11　小脑的外形(下面观)

3. 第四脑室　是位于延髓、脑桥和小脑之间的室腔,底即菱形窝,顶朝向小脑(图 12-12)。第四脑室向上通中脑水管,向下通脊髓中央管,并借第四脑室正中孔和外侧孔与蛛网膜下隙相交通。

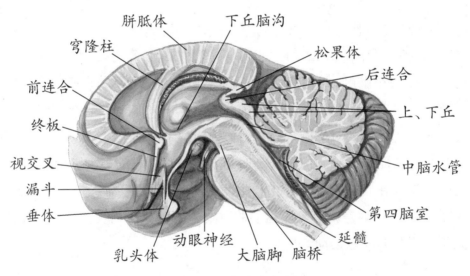

图 12-12　间脑内侧面观

（三）间脑

间脑位于中脑与端脑之间(图 12-8),大部分被大脑半球掩盖,仅有前下部一小部分露于脑底。间脑可分为背侧丘脑(丘脑)、上丘脑、下丘脑、后丘脑和底丘脑 5 部分(图 12-12)。

1. 丘脑　是位居间脑背侧份的一对卵圆形灰质团块,被"Y"形白质内髓板分隔为前核群、内侧核群和外侧核群 3 个核群。外侧核群腹侧部后份的腹后核再进一步分为**腹后内侧核**和**腹后外侧核**(图 12-13),前者接

考点提示
丘脑腹后内、外侧核的纤维联系

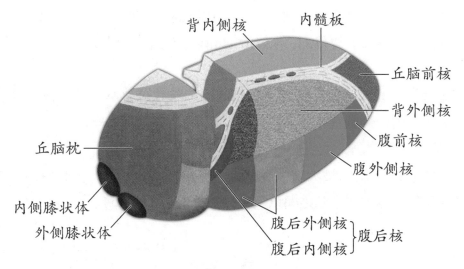

图 12-13　右侧丘脑核团的立体结构示意图

受三叉丘系和味觉纤维,后者接受内侧丘系和脊髓丘系的纤维。腹后内、外侧核发出的纤维参与组成丘脑中央辐射,经内囊后肢投射到大脑皮质的躯体感觉中枢。

2. 后丘脑　是位于丘脑后下方的一对隆起,分别称为**内侧膝状体**和**外侧膝状体**(图 12-13),前者与听觉冲动传导有关,后者与视觉冲动传导有关。

3. 下丘脑　位于丘脑的前下方,包括**视交叉**、**灰结节**和**乳头体**,以及灰结节下方所连的**漏斗**和**垂体**(图 12-12)。下丘脑的主要核团包括**视上核**和**室旁核**(图 12-14),两者均

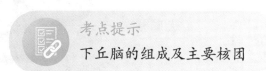

考点提示
下丘脑的组成及主要核团

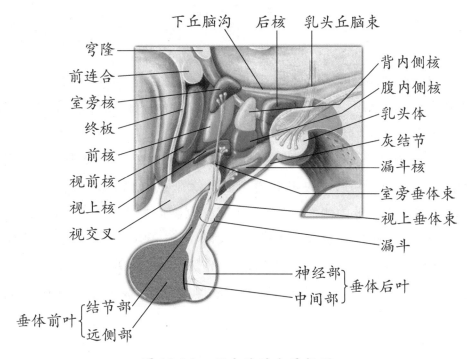

图 12-14　下丘脑的主要核团

具有分泌功能。下丘脑既是调节内脏活动的皮质下高级中枢,又是神经内分泌的调控中心,对机体的体温、摄食、水盐代谢、内脏活动和内分泌活动以及情绪反应等进行广泛调节。

4. 第三脑室　是位于两侧丘脑和下丘脑之间的矢状位狭窄间隙。前方借左、右室间孔与两侧大脑半球内的侧脑室相通,后方借中脑水管通向第四脑室。

（四）端脑

端脑是脑的最高级部位,被大脑纵裂分为左、右两个大脑半球,纵裂底部是连接左、右大脑半球的胼胝体。端脑与小脑之间以大脑横裂分隔(图 12-15)。

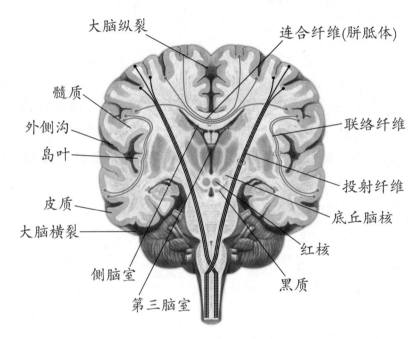

图 12-15　端脑的内部结构

1. 大脑半球的外形和分叶　每侧大脑半球可分为 3 个面,即宽广隆凸的上外侧面、两半球相对的内侧面和凹凸不平的下面。大脑半球的表面有许多深浅不同的大脑沟,沟与沟之间的隆起部分称为大脑回。

每侧大脑半球有 3 条深而恒定的沟(图 12-16,图 12-17):**外侧沟**起自半球的下面,转至上外侧面而行向后上方;**中央沟**起自半球上缘中点的稍后方,斜向前下方,几乎到达外侧沟;**顶枕沟**位于半球内侧面的后部,从前下方斜向后上方并转延至上外侧面。借上述 3 条沟将每侧大脑半球分为 5 个叶:①**额叶**,是中央沟以前、外侧沟以上的部分;②**顶叶**,是顶枕沟与中央沟之间、外侧沟以上的部分;③**颞叶**,是外侧沟以下的部分;④**枕叶**,是顶枕沟以后的部分;⑤**岛叶**,隐藏于外侧沟深处,被额、顶、颞叶所掩盖的部分(图 12-18)。

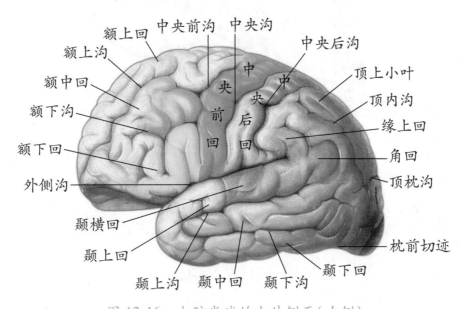

图 12-16　大脑半球的上外侧面(左侧)

额上回　中央前沟　中央沟　中央后沟
额上沟　　　　　　　　　顶上小叶
额中回　　　中央　中央　顶内沟
额下沟　　　前　后　　缘上回
额下回　　　回　回　　角回
外侧沟　　　　　　　　顶枕沟
颞横回
颞上回　　　　　　　　枕前切迹
颞上沟　颞中回　颞下沟　颞下回

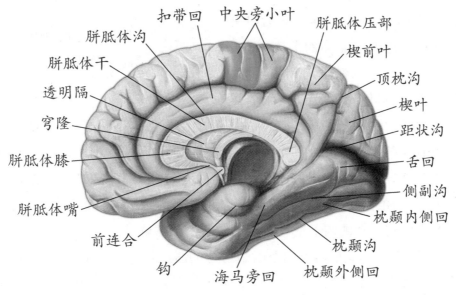

图 12-17　大脑半球的内侧面(右侧)

扣带回　中央旁小叶　胼胝体压部
胼胝体沟　　　　　　　楔前叶
胼胝体干　　　　　　　顶枕沟
透明隔　　　　　　　　楔叶
穹隆　　　　　　　　　距状沟
胼胝体膝　　　　　　　舌回
胼胝体嘴　　　　　　　侧副沟
前连合　　　　　　　　枕颞内侧回
钩　海马旁回　枕颞外侧回　枕颞沟

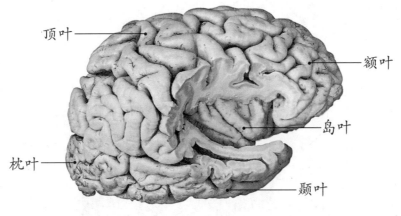

图 12-18　岛叶

 知识拓展

大脑半球的"分工"

额叶与躯体运动、语言及高级思维活动有关,顶叶与躯体感觉、味觉及语言等有关,枕叶与视觉信息的整合有关,颞叶与听觉、语言和学习记忆功能有关,岛叶与内脏感觉有关。

2. 大脑半球的重要沟回

（1）上外侧面:①额叶,在中央沟的前方,有与之平行的中央前沟,两沟之间为**中央前回**（图 12-16）。在中央前沟的前方,有两条与半球上缘大致平行的**额上沟**和**额下沟**,将中央前沟之前的额叶分为**额上回**、**额中回**

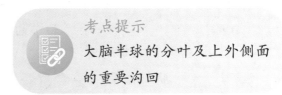

考点提示
大脑半球的分叶及上外侧面的重要沟回

和**额下回**。②顶叶,在中央沟的后方有与之平行的**中央后沟**,两沟之间为**中央后回**。在中央后沟的后方有一条与半球上缘平行的**顶内沟**,将顶叶的其余部分分为顶上小叶和顶下小叶。顶下小叶又分为包绕外侧沟末端的**缘上回**和包绕颞上沟末端的**角回**。③颞叶,在外侧沟的下方,有两条大致与之平行的**颞上沟**和**颞下沟**,两沟将颞叶分为**颞上回**、**颞中回**和**颞下回**。颞上回转入外侧沟下壁有两三条横行的**颞横回**。

（2）内侧面:在中部有前后方向上略呈弓形的**胼胝体**（图 12-17）,其背面和前端的脑回为**扣带回**。在扣带回中部的上方,由中央前、后回延伸至大脑半球内侧面的部分称为**中央旁小叶**。在胼胝体的后方,有与顶枕沟呈 T 形相交的**距状沟**。

（3）下面:额叶下面有纵行的**嗅束**（图 12-19）,其前端膨大为**嗅球**,与嗅神经相连。嗅束向后扩大为**嗅三角**。嗅球和嗅束均与嗅觉冲动传导有关。颞叶下面有与半球下缘平行的枕颞沟,此沟内侧与之平行的浅沟为侧副沟。侧副沟内侧为**海马旁回**（又称海马回）,其前端弯曲称为**钩**。

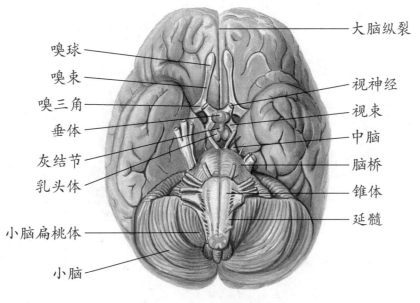

嗅球

嗅束

嗅三角

垂体

灰结节

乳头体

小脑扁桃体

小脑

大脑纵裂

视神经

视束

中脑

脑桥

锥体

延髓

图 12-19　脑的底面

大脑半球内侧面环绕在胼胝体周围的扣带回、海马旁回和钩等结构,因位置在大脑半球与间脑交界处的边缘,故合称为**边缘叶**。边缘叶及与其联系密切的皮质和皮质下结构如杏仁体、下丘脑及丘脑的前核群等共同组成**边缘系统**。边缘系统与内脏调节、情绪反应和性活动有关,近年研究发现边缘系统与学习和记忆密切相关。

3. 端脑的内部结构　大脑半球表面的灰质称为**大脑皮质**,皮质深面的白质称为**髓质**,髓质内包埋的灰质核团称为**基底核**,大脑半球内部的室腔称为侧脑室(图 12-15)。

(1) 大脑皮质的功能定位:大脑皮质是神经系统的最高中枢,是高级神经活动的物质基础。人类在长期进化的过程中,大脑皮质的不同区域,逐渐形成了接受某些刺激,完成某些反射活动的功能相对集中区,称为皮质功能定位,这些具有特定功能的脑区称为中枢(图 12-20)。

1) 第Ⅰ躯体运动区:位于中央前回和中央旁小叶的前部,管理对侧半身骨骼肌的运动。

2) 第Ⅰ躯体感觉区:位于中央后回和中央旁小叶的后部,接受丘脑腹后核传来的对侧半身的痛、温、触、压觉以及位置觉和运动觉信息。

3) 视觉中枢:位于枕叶内侧面距状沟两侧的皮质,接受同侧外侧膝状体发出的视辐射。

4) 听觉中枢:位于颞横回,接受内侧膝状体发出的听辐射。每侧听觉中枢接受来自两耳的听觉冲动,故一侧听觉中枢受损,不至于引起全聋。

5) 语言中枢:是人类大脑皮质特有的功能区,其功能是能够理解他人说的话和写印出来的文字,并能用口语和文字表达自己

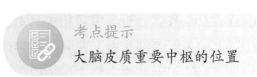

考点提示
大脑皮质重要中枢的位置

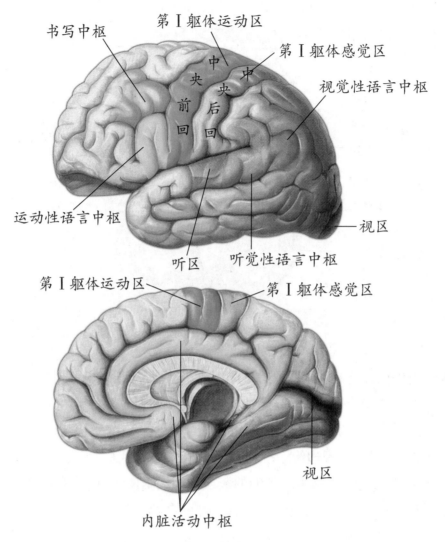

图 12-20　大脑皮质的功能定位

的思维活动。语言中枢所在的大脑半球称为**优势半球**,绝大多数人的语言中枢位于左侧大脑半球。语言中枢包括说话、听话、书写和阅读 4 个中枢:①**运动性语言中枢**(说话中枢),位于额下回后部。若此区受损伤,患者虽能发音,但丧失了说话的能力,称为运动性失语症。②**听觉性语言中枢**(听话中枢),位于颞上回后部。若此区受损伤,患者虽听觉正常,能够听到别人的讲话,但听不懂别人讲话的意思,也不能理解自己讲话的意义,即所答非所问,称为感觉性失语症。③**书写中枢**,位于额中回后部。若此区受损伤,患者的手虽运动正常,但不能写出原来会写的文字符号,称为失写症。④**视觉性语言中枢**(阅读中枢),位于角回。若此区受损伤,患者视觉虽无障碍,但不能理解文字符号的含义,称为失读症。

　　由于人类长期的进化和发育,导致左、右大脑半球的功能呈不对称性。左侧大脑半球与语言、意识、数学分析等密切相关,因此语言中枢主要在左侧大脑半球,临床观察证明,90% 以上的失语症都是由于左侧大脑半球受损伤的结果。右侧大脑半球则主要感知非语言信息、音乐、图形和时空概念(图 12-21)。左、右大脑半球各有优势,它们相互协调配合

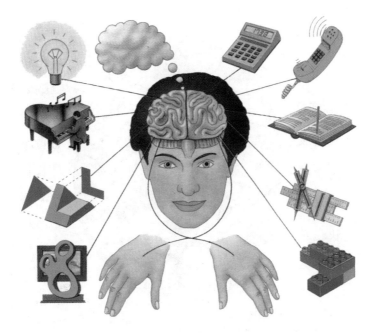

图 12-21 大脑半球的分工

以完成各种高级神经精神活动。

（2）基底核：为靠近大脑半球底部髓质内灰质核团的总称，包括**尾状核**、**豆状核**和**杏仁体**等（图 12-22，图 12-23）。杏仁体为边缘系统的组成部分。豆状核位于丘脑的外侧，在水平切面上呈尖向内侧的楔形，被穿行于其中的白质板分成 3 部，外侧部最大称为**壳**，内侧两部合称**苍白球**。

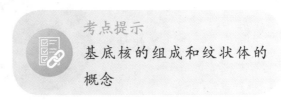

考点提示
基底核的组成和纹状体的概念

尾状核与豆状核统称为纹状体。尾状核和壳是较新的结构，合称新纹状体；苍白球是纹状体中较古老的部分，称为旧纹状体。近年研究发现苍白球参与学习和记忆活动。纹状体是锥体外系的重要组成部分，在调节躯体运动中起重要作用。临床上纹状体病变可引起帕金森病（震颤性麻痹）或舞蹈病。

（3）大脑半球的髓质：由大量神经纤维组成，分为以下 3 类：①**联络纤维**，是联系同侧大脑半球各部皮质之间的纤维；②**连合纤维**，是连接左、右大脑半球相应部位皮质的纤维，大脑纵裂底的**胼胝体**是最大的连合纤维（图 12-17）；③**投射纤维**，由联系大脑皮质与皮质下各中枢之间的上、下行纤维组成，绝大部分纤维经过内囊。

内囊是位于尾状核、丘脑与豆状核之间的宽厚白质纤维板。在大脑半球水平切面上，内囊呈向外开放的"><"形（图 12-22，图 12-24），可分为 3 部分：①**内囊前肢**，位于豆状核与尾状核之间，有下行的额桥束和上行到额叶的丘脑前辐射通过；②**内囊膝**，位于前、后肢会合处，有皮质核束通过；③**内囊后肢**，

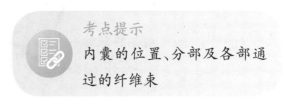

考点提示
内囊的位置、分部及各部通过的纤维束

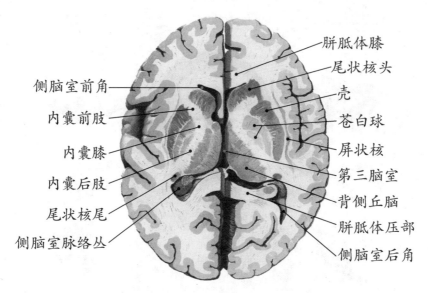

图 12-22　基底核及内囊

标注（左侧自上而下）：侧脑室前角、内囊前肢、内囊膝、内囊后肢、尾状核尾、侧脑室脉络丛

标注（右侧自上而下）：胼胝体膝、尾状核头、壳、苍白球、屏状核、第三脑室、背侧丘脑、胼胝体压部、侧脑室后角

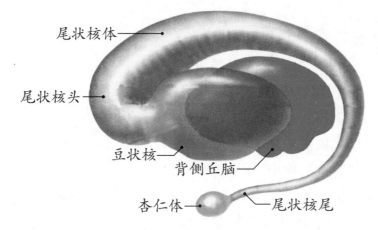

标注：尾状核体、尾状核头、豆状核、背侧丘脑、杏仁体、尾状核尾

图 12-23　基底核模式图(左侧)

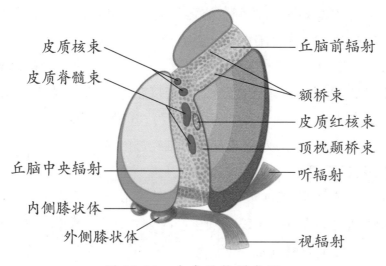

标注（左侧自上而下）：皮质核束、皮质脊髓束、丘脑中央辐射、内侧膝状体、外侧膝状体

标注（右侧自上而下）：丘脑前辐射、额桥束、皮质红核束、顶枕颞桥束、听辐射、视辐射

图 12-24　内囊结构模式图

位于豆状核与丘脑之间,有皮质脊髓束、皮质红核束、丘脑中央辐射、顶枕颞桥束、视辐射和听辐射通过。因此,内囊是大脑皮质与皮质下各中枢联系的"交通要道"。

知识拓展

内 囊 损 伤

当一侧内囊损伤时(多由脑出血所致),患者可出现对侧半身浅深感觉障碍(丘脑中央辐射受损),对侧上下肢肌、睑裂以下面肌和舌肌偏瘫(皮质脊髓束、皮质核束受损)和双眼对侧视野同向偏盲(视辐射受损),即临床上所谓的"三偏征"。

(4)侧脑室:是位于两侧大脑半球内左、右对称的一对室腔(图12-25),内含脑脊液,前借室间孔与第三脑室相交通。

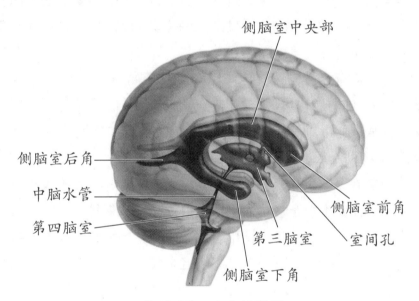

侧脑室中央部

侧脑室后角

中脑水管

第四脑室

侧脑室前角

第三脑室

室间孔

侧脑室下角

图 12-25　脑室投影图

三、脊髓和脑的被膜

脊髓和脑的表面均包有3层被膜,由外向内依次为硬膜、蛛网膜和软膜,具有支持、保护脊髓和脑的作用。

(一)硬膜

硬膜由厚而坚韧的致密结缔组织构成。包裹脊髓的为**硬脊膜**(图12-26),包裹脑的为**硬脑膜**。

1. 硬脊膜　上端附着于枕骨大孔边缘,与硬脑膜相延续。下端在第2骶椎以下逐渐变细,包裹终丝,末端附着于尾骨的背面。硬脊膜与椎管内面骨膜之间的狭窄间隙,称为

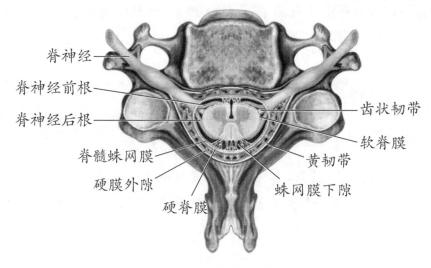

图 12-26　脊髓的被膜

硬膜外隙(图 12-26),内除有脊神经根通过外,还有疏松结缔组织、脂肪组织和椎内静脉丛等。此隙略呈负压,不与颅内相通。临床上进行硬膜外麻醉术,就是将麻醉药物注入此间隙,以阻滞脊神经根的传导。

2. 硬脑膜　坚韧而有光泽,与硬脊膜相比较有如下特点。

(1) 硬脑膜由内、外两层构成。外层与颅盖骨结合疏松,与颅底则结合紧密,故颅顶骨骨折易形成硬脑膜外血肿,而颅底骨折时易撕裂硬脑膜和蛛网膜造成脑脊液外漏。如颅前窝骨折时,脑脊液可流入鼻腔而形成鼻漏。

(2) 硬脑膜内层在某些部位折叠,形成伸入大脑纵裂内的**大脑镰**和伸入大脑横裂内的**小脑幕**(图 12-27),使脑不至于移位而更好地得到固定和保护。

(3) 硬脑膜在某些部位两层彼此分开,内面衬以内皮细胞,构成含有静脉血的**硬脑膜窦**,主要有上矢状窦、下矢状窦、直窦、窦汇、横窦、乙状窦和海绵窦等。**海绵窦**位于蝶骨体的

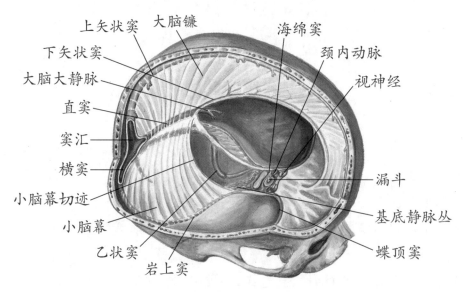

图 12-27　硬脑膜和硬脑膜窦

两侧,因形似海绵而得名。窦内有颈内动脉和展神经通过;窦的外侧壁内,自上而下依次有动眼神经、滑车神经、眼神经和上颌神经通过(图12-28)。硬脑膜窦内的血液流向归纳如下:

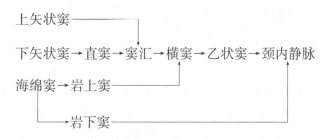

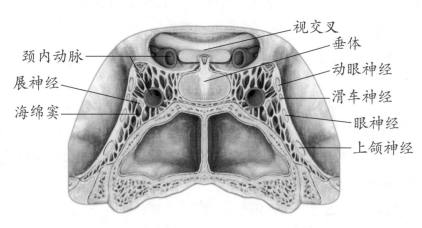

图 12-28　海绵窦

（二）蛛网膜

蛛网膜位于硬膜与软膜之间（图12-26），为一层缺乏血管和神经的半透明结缔组织薄膜。蛛网膜与软膜之间的腔隙,称为**蛛网膜下隙**,其内充满脑脊液。蛛网膜下隙在某些部位扩大,形成蛛网膜下池。在小脑与延髓之间有**小脑延髓池**。在脊髓下端与第2骶椎平面之间有终池,内有马尾和脑脊液。临床上常在此进行穿刺,以抽取脑脊液或注入某些药物。脑蛛网膜在上矢状窦附近形成许多"菜花状"突起突入上矢状窦内,称为**蛛网膜粒**。脑脊液可通过蛛网膜粒渗入硬脑膜窦内,回流入静脉。

> **考点提示**
> 硬膜外隙和蛛网膜下隙的概念;腰椎穿刺术的部位

知识拓展

腰椎穿刺术

腰椎穿刺术是将穿刺针刺入蛛网膜下隙,抽取脑脊液进行检查或注射药物进行治疗的一项技术。由于成人第1腰椎以下已无脊髓,而终池内只有马尾和脑脊液,故临床上常选择在第3、4或第4、5腰椎棘突间隙进行穿刺可不伤及脊髓。左、右髂嵴最高点的连线经过第4腰椎棘突或第3、4腰椎棘突间隙,可作为腰椎穿刺进针的定位标志,在该标志线上方或下方的棘突间隙均可作为穿刺点。穿刺针由浅入深依次穿经皮肤、浅筋膜、棘上韧带、棘间韧带、黄韧带、硬膜外隙、硬脊膜、蛛网膜而到达终池。

(三)软膜

软膜为一层薄而透明的、富有血管的结缔组织膜,紧贴在脊髓和脑的表面并伸入其沟裂内(图12-26),分别称为**软脊膜**和**软脑膜**。软脊膜在脊髓下端向下延续为细长的终丝(图12-3)。在脑室的一定部位,软脑膜及其血管与该部位的室管膜细胞共同突入而形成的皱襞状结构称为**脉络丛**,是产生脑脊液的主要结构。

四、脊髓和脑的血管

(一)脊髓的血管

1. 脊髓的动脉 有两个来源(图12-29),一是来自椎动脉发出的**脊髓前动脉**和**脊髓后动脉**;二是来自节段性动脉,由肋间后动脉和腰动脉等发出的脊髓支,伴脊神经进入椎管与下行的脊髓前、后动脉吻合,以保证脊髓足够的血液供应。

2. 脊髓的静脉 较动脉多而粗,最终注入硬膜外隙内的椎内静脉丛。

(二)脑的血管

脑是体内代谢最旺盛的器官,对缺 O_2 极其敏感。任何原因致使脑血流量减少或中断,均可导致脑神经细胞缺 O_2 损伤,造成严重的神经精神障碍。

1. 脑的动脉 来自颈内动脉和椎动脉(图12-30)。两者均发出皮质支和中央支,前者营养大脑皮质及其深面的髓质,后者供应基底核、内囊及间脑等(图12-31)。

(1)颈内动脉:起自颈总动脉,经颈动脉管入颅后,分出大脑前动脉(图12-32)、大脑中动脉(图12-33)、后交通动脉和眼动脉等分支,主要供应顶枕沟以前大脑半球的前 2/3 和部分间脑等。

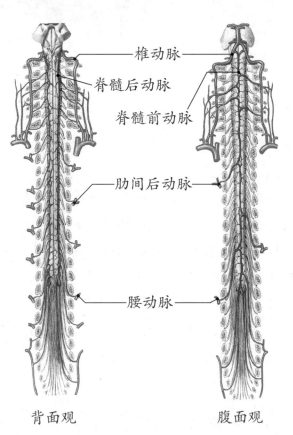

椎动脉
脊髓后动脉
脊髓前动脉
肋间后动脉
腰动脉

背面观　　　　腹面观

图 12-29　脊髓的动脉

大脑中动脉起始段发出一些细小的中央支,又称**豆纹动脉**(图12-31),垂直向上穿入脑实质,供应尾状核、豆状核和内囊。豆纹动脉因行程和血流动力学的关系,有动脉硬化

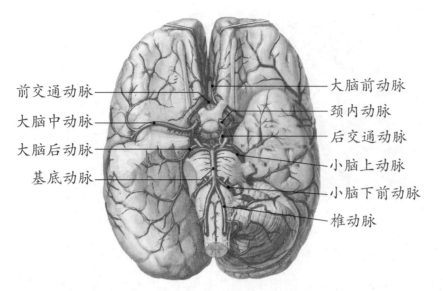

前交通动脉 —

大脑中动脉 —

大脑后动脉 —

基底动脉 —

大脑前动脉

颈内动脉

后交通动脉

小脑上动脉

小脑下前动脉

椎动脉

图 12-30　脑底面的动脉

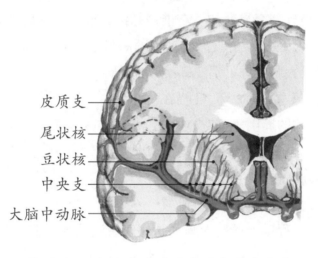

皮质支 —

尾状核 —

豆状核 —

中央支 —

大脑中动脉 —

图 12-31　大脑中动脉的皮质支和中央支

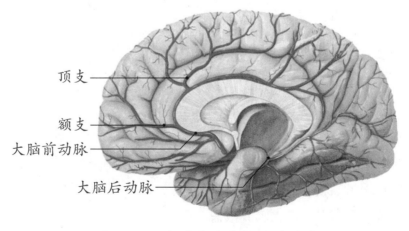

顶支 —

额支 —

大脑前动脉 —

大脑后动脉 —

图 12-32　大脑半球内侧面的动脉

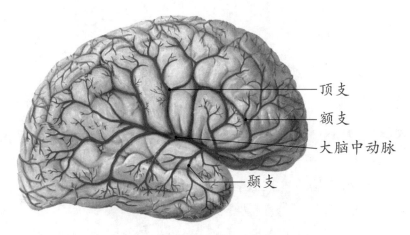

顶支

额支

大脑中动脉

颞支

图 12-33　大脑半球上外侧面的动脉

和高血压的患者容易破裂而导致脑出血（即"中风"），出现严重的功能障碍。

（2）椎动脉：起自锁骨下动脉，向上穿经第 6 至第 1 颈椎的横突孔（图 10-25），经枕骨大孔入颅腔。在脑桥与延髓交界处，左、右椎动脉汇合成一条**基底动脉**（图 12-30），沿脑桥基底沟上行，至脑桥上缘处分为左、右大脑后动脉，借后交通动脉与颈内动脉吻合。椎动脉主要供应顶枕沟以后大脑半球的后 1/3、部分间脑、脑干和小脑。

（3）大脑动脉环：又称 **Willis 环**，环绕在视交叉、灰结节和乳头体的周围，由前交通动脉、两侧大脑前动脉、颈内动脉、后交通动脉和大脑后动脉吻合而成（图 12-30），是一种代偿的潜在装置。当此环的某一动脉血流减少或被阻断时，可在一定程度上通过大脑动脉环使血液重新分配和代偿，以维持脑的血液供应。前交通动脉与大脑前动脉的连接处是动脉瘤的好发部位。

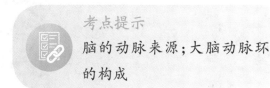

考点提示
脑的动脉来源；大脑动脉环的构成

2. 脑的静脉　不与动脉伴行，可分为浅、深两组，两组之间互相吻合，最后均通过硬脑膜窦注入颈内静脉。

五、脑脊液及其循环

脑脊液是循环于脑室系统（包括左右侧脑室、第三脑室、中脑水管和第四脑室）、蛛网膜下隙和脊髓中央管内的无色透明液体，对中枢神经系统起缓冲、保护、营养、运输代谢产物和调节颅内压等作用。成人脑脊液总量约 150ml，处于不断地产生、循环和回流的动态平衡状态之中。

考点提示
脑脊液的产生部位及其循环途径

脑脊液主要由各脑室脉络丛产生，其循环途径（图 12-34）如下所示：

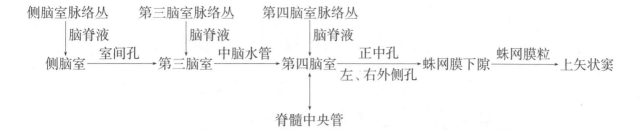

侧脑室脉络丛   第三脑室脉络丛   第四脑室脉络丛
　↓脑脊液　　　　　↓脑脊液　　　　　↓脑脊液
侧脑室 —室间孔→ 第三脑室 —中脑水管→ 第四脑室 —正中孔→ 蛛网膜下隙 —蛛网膜粒→ 上矢状窦
　　　　　　　　　　　　　　　　　　　　左、右外侧孔
　　　　　　　　　　　　　　↓
　　　　　　　　　　　　脊髓中央管

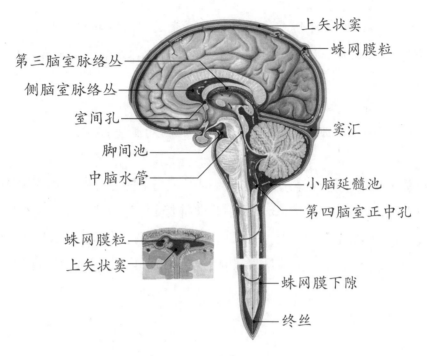

图 12-34　脑脊液循环

　　脑脊液循环途径中若发生阻塞(如中脑水管阻塞),可导致脑积水和颅内压升高,进而使脑组织受压、移位,甚至形成脑疝而危及生命。

六、血-脑屏障

　　在中枢神经系统内,毛细血管内的血液与脑和脊髓的神经细胞之间存在具有选择性通透作用的结构,称为**血-脑屏障**。其结构基础是脑和脊髓内毛细血管的内皮细胞、内皮细胞之间的紧密连接、基膜以及毛细血管外周由星形胶质细胞形成的胶质膜。血-脑屏障的主要功能是阻止有害物质进入神经组织,以维持中枢神经系统内环境的相对稳定,保证其功能的正常进行。

　　　　　　　　　　　　　　　　　　　　　　　　　　　　　　　　　　　(王之一)

第三节　周围神经系统

案例12-2

患者,女,36 岁。因右眼外伤而急诊入院。检查发现右眼球除可作外展和向外下方运动外,其余运动均不能完成,并伴有上睑下垂,眼外斜视,瞳孔对光反射消失,瞳孔散大等症状。

请问:1. 出现上述症状是由于损伤了哪条神经所致?

2. 分布于眼球外肌的神经有哪些? 瞳孔括约肌受何神经支配?

周围神经系统是指中枢神经系统以外的神经成分,根据与中枢神经系统的连接部位和分布区域的不同,通常将其分为 3 部分:①**脊神经**,与脊髓相连,主要分布于躯干和四肢;②**脑神经**,与脑相连,主要分布于头面部,也可远至胸、腹腔器官;③**内脏神经**,作为脑神经和脊神经的纤维成分,分别与脑和脊髓相连,分布于内脏、心血管和腺体。

一、脊　神　经

（一）概述

1. 脊神经的分部、构成和纤维成分　脊神经共 31 对,根据其与脊髓的连接关系,分为颈神经 8 对($C_{1~8}$)、胸神经 12 对($T_{1~12}$)、腰神经 5 对($L_{1~5}$)、骶神经 5 对($S_{1~5}$)和尾神经 1 对(C_0)(图 12-5)。

每对脊神经均由与脊髓相连的前根和后根在椎间孔处汇合而成。前根由脊髓前角运动神经元的轴突(躯体运动纤维)和脊髓胸 1 至腰 3 节段灰质侧角及脊髓骶 2~4 节段骶

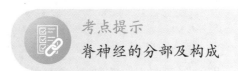
考点提示
脊神经的分部及构成

副交感核神经元的轴突(内脏运动纤维)组成,属运动性(图 12-35)。在椎间孔附近,后根上有一膨大的脊神经节,内含假单极神经元的胞体,其中枢突组成脊神经后根,周围突随脊神经分布至感受器,故后根属感觉性,含有躯体感觉和内脏感觉两种纤维。脊神经是混合性神经,含有躯体感觉、内脏感觉、躯体运动和内脏运动 4 种纤维成分。

2. 脊神经的分支　脊神经干很短,出椎间孔后立即分为混合性的前支和后支等。后支细小,主要分布于项、背、腰骶部的深层肌和皮肤。前支粗大,主要分布于躯干前外侧和四肢的肌及皮肤。除胸神经前支外,其余各部的前支则分别交织成颈丛、臂丛、腰丛和骶丛,再由神经丛发出分支分布到相应的区域。

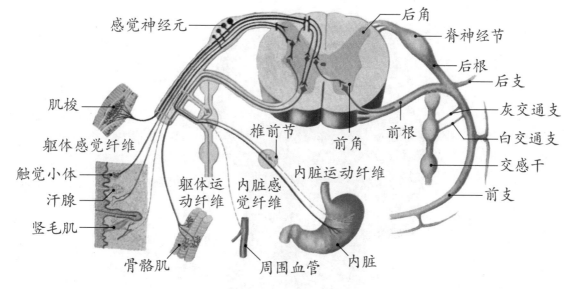

图 12-35　脊神经的组成和分布

知识拓展

脊神经的毗邻关系

在椎间孔处,脊神经的前方是椎间盘和椎体,后方是关节突关节和黄韧带,上、下方分别为上位椎骨的椎下切迹和下位椎骨的椎上切迹。因此,脊柱的病变,如椎间盘突出、椎骨骨折、骨质或黄韧带增生等常可累及脊神经,出现感觉或运动障碍。

（二）颈丛

1. 颈丛的组成和位置　**颈丛**由第1~4颈神经的前支组成,位于胸锁乳突肌上部的深面。

2. 颈丛的分支　主要有:①皮支,由胸锁乳突肌后缘中点附近穿出,呈放射状分出枕小神经、耳大神经、颈横神经和锁骨上神经,分布于枕部、耳郭、颈前部、肩部和胸上部的皮肤(图 12-36)。其浅出部位置表浅,是颈部浅层结构浸润麻醉的一个阻滞点。②肌支,主要是**膈神经**,属混合性神经,由颈丛发出后沿前斜角肌表面下行,经胸廓上口入胸腔,越过肺根前方,沿心包两侧下行至膈。其运动纤维支配膈肌,感觉纤维分布于胸膜、心包和膈下面的部分腹膜。右膈神经的感觉纤维还分布到肝和胆囊。膈神经受刺激时可产生呃逆,损伤时出现同侧半的膈肌瘫痪,严重者可有窒息感。

（三）臂丛

1. 臂丛的组成和位置　**臂丛**由第5~8颈神经的前支和第1胸神经前支的大部分组成。经锁骨下动脉的后上方穿斜角肌间隙浅出,继而经锁骨后方进入腋窝,围绕腋动脉排列(图 12-37)。臂丛在锁骨中点后方位置表浅且较集中,常作为臂丛阻滞麻醉的部位。

2. 臂丛的主要分支　分布于上肢的肌和皮肤。

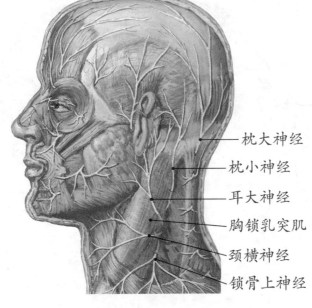

图 12-36　颈丛的皮支

枕大神经
枕小神经
耳大神经
胸锁乳突肌
颈横神经
锁骨上神经

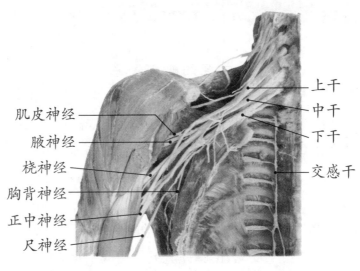

肌皮神经
腋神经
桡神经
胸背神经
正中神经
尺神经

上干
中干
下干
交感干

图 12-37　臂丛的构成及主要分支

（1）肌皮神经：自臂丛发出后,向外下斜穿喙肱肌,经肱二头肌和肱肌之间下行,肌支支配上述 3 块肌,其终支在肘关节稍下方穿出深筋膜称为**前臂外侧皮神经**（图 12-38）,分布于前臂外侧部的皮肤。

（2）正中神经：沿肱二头肌内侧沟伴肱动脉下行至肘窝,再沿前臂正中下行于指浅、深屈肌之间,经腕管到达手掌。肌支支配除肱桡肌、尺侧腕屈肌和指深屈肌尺侧半以外的所有前臂前群肌和手肌外侧群（拇收肌除外）等（图 12-38）;皮支分布于手掌桡侧 2/3、桡侧 3 个半指的掌面及其中、远节指背面的皮肤（图 12-39）。正中神经干损伤后,感觉障碍以拇指、示指和中指的远节皮肤最为明显,运动障碍则表现为"猿手"的特殊症状（图 12-40）。

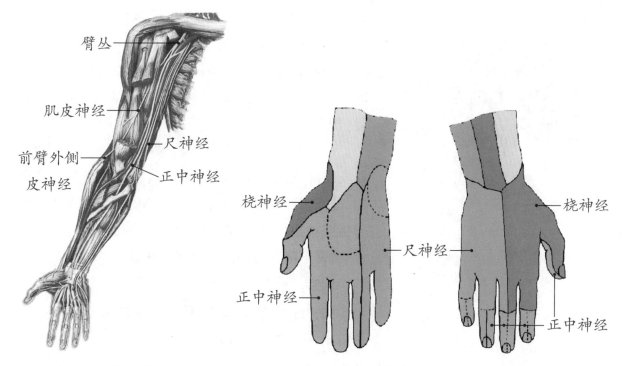

图 12-38　上肢前面的神经

图 12-39　手掌、手背皮神经的分布

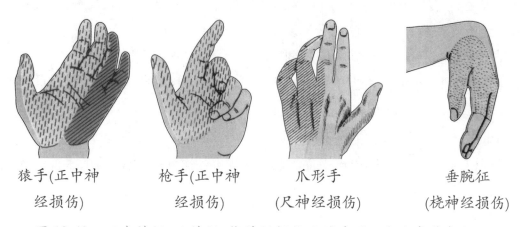

猿手(正中神
经损伤)　　　枪手(正中神
经损伤)　　　爪形手
(尺神经损伤)　　　垂腕征
(桡神经损伤)

图 12-40　正中神经、尺神经、桡神经损伤后的手形及皮肤感觉丧失区

（3）尺神经：在肱二头肌内侧伴肱动脉下行至臂中部,然后转向后下,经肱骨内上髁后方的尺神经沟进入前臂,伴尺动脉内侧下行至手掌（图 12-38）。肌支支配尺侧腕屈肌、指深屈肌尺侧半、拇收肌、手肌内侧群和中间群的大部分;皮支分布于手掌尺侧 1/3、尺侧一个半指掌面的皮肤和手背尺侧半及尺侧两个半指背面的皮肤（图 12-39）。在尺神经沟处,尺神经位置表浅又贴近骨面,骨折时易损伤。损伤后除出现手掌及手背内侧缘皮肤感觉障碍外,运动障碍则表现为"爪形手"（图 12-40）。

（4）桡神经：在肱三头肌深面,紧贴肱骨中段背侧的桡神经沟向外下行（图 12-41）,在肱骨外上髁前方分为浅、深两支,即皮支和肌支。皮支分布臂、前臂背面以及手

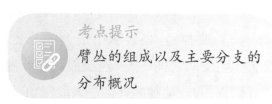

考点提示
臂丛的组成以及主要分支的分布概况

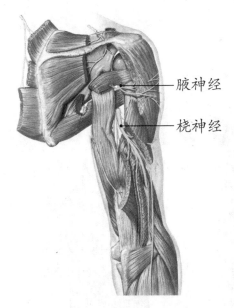

图 12-41　臂后面的神经

背桡侧半和桡侧两个半手指近节背面的皮肤(图 12-39);肌支支配肱三头肌、肱桡肌和前臂后群肌。肱骨中段骨折易合并桡神经损伤,主要表现为抬前臂时呈"垂腕"状态,感觉障碍以"虎口区"皮肤最为明显(图 12-40)。

(5) 腋神经:绕肱骨外科颈后方至三角肌深面,肌支支配三角肌等(图 12-41),皮支由三角肌后缘穿出,分布于肩部和臂外侧区上部的皮肤。肱骨外科颈骨折或被拐杖压迫,均可造成腋神经损伤而致三角肌瘫痪,臂不能外展,并出现"梳头困难"。

(四) 胸神经前支

胸神经前支共 12 对,除第 1 对的大部分参与臂丛组成,第 12 对的少部分参与腰丛组成外,其余均不形成神经丛。第 1~11 对位于相应的肋间隙中,称为**肋间神经**;第 12 对位于第 12 肋下方,故名**肋下神经**。胸神经前支主要分布于肋间肌、腹壁肌和胸腹壁皮肤及胸膜、腹膜等处。

胸神经前支在胸、腹壁皮肤的分布具有明显的节段性,自上而下按顺序依次排列(图 12-42)。如 T_2 分布区相当于胸骨角平面,T_4 相当于乳头平面,T_6 相当于剑突平面,T_8 相当于肋弓最低平面,T_{10} 相当于脐平面,

考点提示
胸神经前支的节段性分布概况

T_{12} 相当于脐与耻骨联合连线中点平面。临床上常依此检查感觉障碍的平面来判断脊髓损伤的节段或测定麻醉平面的高低。

(五) 腰丛

1. 腰丛的组成和位置　**腰丛**位于腰大肌深面(图 12-43),由第 12 胸神经前支的一部分、第 1~3 腰神经前支和第 4 腰神经前支的一部分组成。

2. 腰丛的主要分支　腰丛除发出支配髂腰肌和腰大肌的肌支外,还发出下列分支分布于腹股沟区、大腿的前部和内侧部。

(1) 髂腹下神经和髂腹股沟神经:分布于腹股沟区的肌和皮肤,髂腹股沟神经还分布于阴囊或大阴唇的皮肤(图 12-43)。

(2) 闭孔神经:沿盆腔侧壁前行,穿闭孔出盆腔至大腿内侧。肌支支配大腿内收肌群,皮支分布于大腿内侧面的皮肤(图 12-44)。

(3) 股神经:是腰丛中最大的分支,在腰大肌与髂肌之间下行,经腹股沟韧带中点稍外侧深面、股动脉的外侧进入股三角,随即

考点提示
腰丛的位置及股神经的分布概况

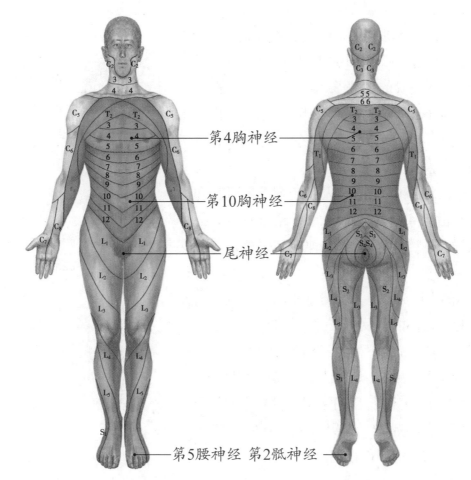

第4胸神经

第10胸神经

尾神经

第5腰神经　第2骶神经

图 12-42　体表神经节段性分布

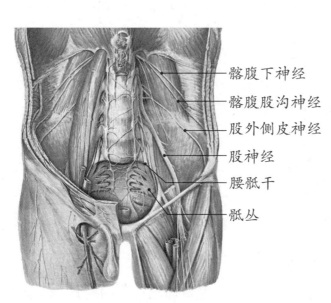

髂腹下神经

髂腹股沟神经

股外侧皮神经

股神经

腰骶干

骶丛

图 12-43　腰、骶丛及其分支

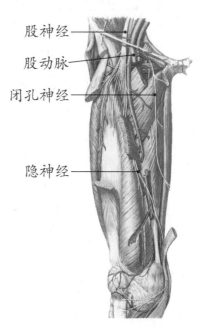

股神经

股动脉

闭孔神经

隐神经

图 12-44　股神经和闭孔神经

分为数支(图 12-44)。肌支支配股四头肌和缝匠肌等,皮支除分布于大腿前面的皮肤外,还发出一最长的皮支**隐神经**,伴大隐静脉沿小腿内侧面下行达足内侧缘,分布于小腿内侧面和足内侧缘的皮肤。股神经损伤后的主要表现是坐位时不能伸小腿,即膝反射消失,大腿前面和小腿内侧面皮肤感觉障碍。

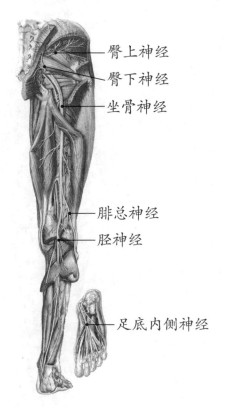

臀上神经
臀下神经
坐骨神经

腓总神经
胫神经

足底内侧神经

图 12-45　下肢后面的神经

(六)骶丛

1. 骶丛的组成和位置　**骶丛**位于盆腔内骶骨和梨状肌的前面,由第 4 腰神经前支的一部分与第 5 腰神经前支合成的腰骶干以及全部骶神经和尾神经的前支组成(图 12-43)。

2. 骶丛的主要分支　分布于盆部、臀部、会阴、大腿后部、小腿和足部的肌及皮肤(图 12-45)。

(1) 臀上神经和臀下神经:分别经梨状肌上、下孔出盆腔,前者支配臀中肌、臀小肌等,后者支配臀大肌。

(2) 阴部神经:经梨状肌下孔出盆腔,分支分布于肛门、会阴部和外生殖器的肌及皮肤。在行肛门及会阴部手术时,常需麻醉阴部神经。

(3) 坐骨神经:是全身最长、最粗大的神经,经梨状肌下孔出盆腔,在臀大肌深面,经股骨大转子与坐骨结节之间中点深面下行至大腿后部,一般在腘窝上角处分为**胫神经**和**腓总神经**。在大腿后部,坐骨神经发出肌支支配股二头肌、半腱肌和半膜肌。自坐骨结节与大转子之间连线的中点至股骨内、外侧髁之间中点的连线上 2/3 为坐骨神经在大腿后部的体表投影。坐骨神经痛时,常在此投影线上出现压痛。

1) 胫神经:是坐骨神经本干的直接延续,沿腘窝中线在小腿三头肌深面伴胫后动脉下行,经内踝后方至足底,分为足底内侧神经和足底外侧神经。肌支支配小腿后群肌和足底肌,皮支分布于小腿后面及足底部的皮肤。胫神经损伤的主要表现为足呈背屈伴外翻位,即"钩状足"畸形(图 12-46)。

2) 腓总神经:与胫神经分离后沿腘窝外侧缘下行,绕腓骨头后方至腓骨颈外侧分为腓浅神经和腓深神经(图 12-47)。**腓浅神经**的肌支支配小腿外侧群肌,皮支分布于小腿外侧、足背及第 2~5 趾背的皮肤。**腓深神经**的肌支支配小腿前群肌和足背肌,皮支分布于第 1、2 趾背面相对缘的皮肤。腓总神经在绕经腓骨颈处位置表浅,易受损伤。损伤后可造成所支配肌瘫痪而出现"马蹄"内翻足畸形(图 12-46)。

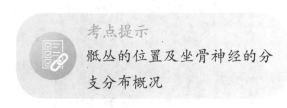

考点提示
骶丛的位置及坐骨神经的分支分布概况

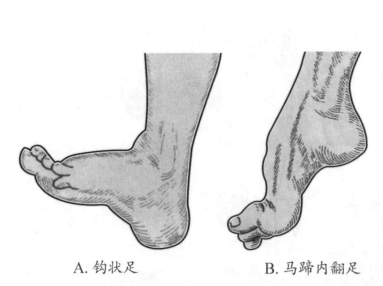

A. 钩状足　　　　　　　　　　B. 马蹄内翻足

图 12-46　"钩状足"和"马蹄"内翻足畸形

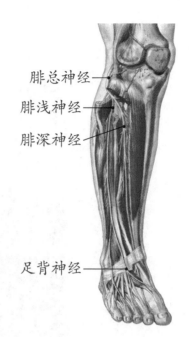

腓总神经

腓浅神经

腓深神经

足背神经

图 12-47　腓总神经

二、脑　神　经

脑神经共 12 对,通常用罗马数字表示其序号:Ⅰ嗅神经、Ⅱ视神经、Ⅲ动眼神经、Ⅳ滑车神经、Ⅴ三叉神经、Ⅵ展神经、Ⅶ面神经、Ⅷ前庭蜗神经、Ⅸ舌咽神经、Ⅹ迷走神经、Ⅺ副神经、Ⅻ舌下神经(图 12-48)。脑神经中含有躯体感觉、躯体运动、内脏感觉和内脏运动4 种纤维成分。根据每对脑神经内所含纤维成分的不同,将其分为感觉性神经(Ⅰ、Ⅱ、Ⅷ3 对)、运动性神经(Ⅲ、Ⅳ、Ⅵ、Ⅺ、Ⅻ 5 对)和混合性神经(Ⅴ、Ⅶ、Ⅸ、Ⅹ 4 对)3 类。

（一）嗅神经

为感觉性神经,起自鼻黏膜嗅区,由嗅细胞的中枢突聚集成 20 多条嗅丝(即嗅神经),穿筛孔入颅前窝,终止于嗅球,传导嗅觉。颅前窝骨折累及筛板时,可造成嗅觉障碍和脑脊液鼻漏。

（二）视神经

为感觉性神经,由视网膜节细胞的轴突在视神经盘处聚集而成,穿视神经管入颅中窝(图 12-49),连于下丘脑的视交叉,再经视束连于间脑的外侧膝状体,传导视觉。

（三）动眼神经

为运动性神经,内含躯体运动和内脏运动两种纤维。动眼神经由中脑脚间窝出脑,向前穿经海绵窦,经眶上裂入眶(图 12-49)。躯体运动纤维支配上直肌、内直肌、下直肌、下斜肌和上睑提肌;内脏运动(副交感)纤维

考点提示

12 对脑神经的名称、性质、连脑部位及分布概况

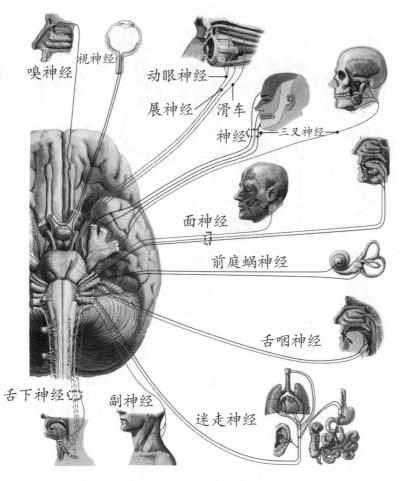

图 12-48　脑神经概观

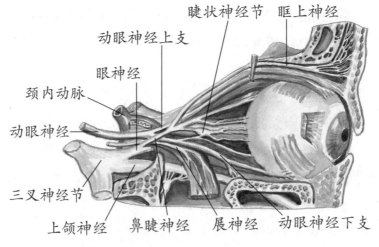

图 12-49　眶内的神经(侧面观)

支配瞳孔括约肌和睫状肌。动眼神经损伤可导致所支配肌瘫痪,出现患侧上睑下垂,瞳孔散大,瞳孔斜向外下方以及对光反射消失等症状。

眼的神经分布

眼的神经来源于 6 对脑神经和交感神经,视神经传导视觉冲动,眼的感觉由三叉神经的眼神经传导,眼球外肌由动眼神经、滑车神经和展神经支配,眼球内肌中的瞳孔括约肌和睫状肌由动眼神经的副交感纤维支配,瞳孔开大肌由交感神经支配,泪腺的分泌由面神经的副交感纤维支配。

(四) 滑车神经

为运动性神经,由中脑背侧下丘的下方出脑,穿经海绵窦,经眶上裂入眶(图 12-48),支配上斜肌。

(五) 三叉神经

为混合性神经,含有躯体感觉和躯体运动两种纤维,可分为眼神经、上颌神经和下颌神经三大分支(图 12-50,图 12-51)。①**眼神经**,为感觉性神经,穿经海绵窦,经眶上裂入眶,分布于眼球、结膜、泪腺以及鼻背和睑裂以上的皮肤。②**上颌神经**,为感觉性神经,经圆孔出颅,经眶下裂入眶延续为**眶下神经**。上颌神经分布于硬脑膜、睑裂与口裂之间的皮肤、上颌牙、牙龈以及鼻腔和口腔黏膜。③**下颌神经**,为混合性神经,经卵圆孔出颅,躯体感觉纤维分布于下颌牙、牙龈、舌前 2/3 的黏膜以及口裂以下的皮肤等;躯体运动纤维支配咀嚼肌。

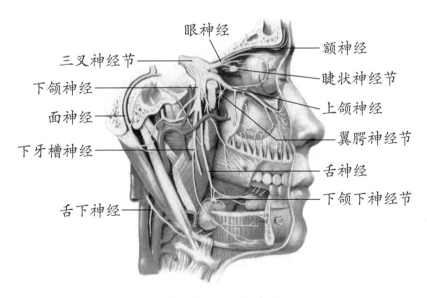

图 12-50　三叉神经

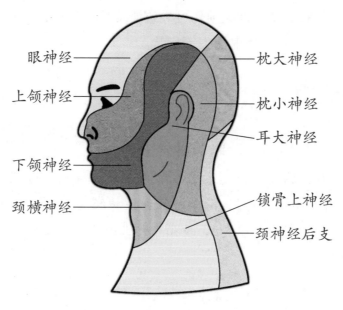

图 12-51　三叉神经皮支分布区

 知识拓展

三叉神经损伤

一侧三叉神经损伤,出现患侧头面部皮肤、眼、口腔及鼻腔黏膜感觉丧失;角膜反射因角膜感觉丧失而消失;患侧咀嚼肌瘫痪和萎缩,张口时下颌偏向患侧。

(六)展神经

为运动性神经,由延髓脑桥沟出脑,穿经海绵窦,经眶上裂入眶(图 12-49),支配外直肌。

(七)面神经

为混合性神经,含有躯体运动、内脏运动和内脏感觉 3 种纤维。其基本行径为:面神经→延髓脑桥沟出脑→内耳门→内耳道→面神经管→茎乳孔出颅腔。①躯体运动纤维,经茎乳孔出颅腔,向前穿过腮腺后,呈放射状发出**颞支**、**颧支**、**颊支**、**下颌缘支**和**颈支**,支配面部表情肌和颈阔肌(图 12-52);②内脏运动(副交感)纤维,支配泪腺、舌下腺、下颌下腺等腺体的分泌;③内脏感觉纤维,分布于舌前 2/3 的味蕾,传导味觉。

(八)前庭蜗神经

为感觉性神经,由前庭神经和蜗神经组成,分别传导平衡觉和听觉。**前庭神经**由内耳道底前庭神经节的中枢突组成,其周围突分布于球囊斑、椭圆囊斑和壶腹嵴位置觉感受器;**蜗神经**由内耳蜗轴内蜗神经节的中枢突组成,其周围突分布于螺旋器。两者伴行,出内耳门经延髓脑桥沟入脑干。

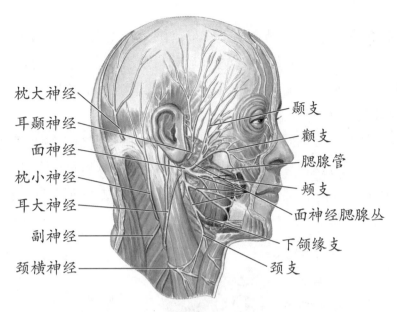

图 12-52　面神经在面部的分支

枕大神经
耳颞神经
面神经
枕小神经
耳大神经
副神经
颈横神经

颞支
颧支
腮腺管
颊支
面神经腮腺丛
下颌缘支
颈支

（九）舌咽神经

为混合性神经,含有 4 种纤维成分。舌咽神经连于延髓,经颈静脉孔出颅腔,下行于颈内动、静脉之间,继而弓形入舌(图 12-53)。①躯体运动纤维,支配咽部肌;②内脏运动(副交感)纤维,支配腮腺的分泌;③躯体感觉纤维,分布于耳后皮肤;④内脏感觉纤维,分布于舌后 1/3 的黏膜和味蕾、咽及中耳等处的黏膜。由内脏感觉纤维组成的**颈动脉窦支**分布于颈动脉窦和颈动脉小球。

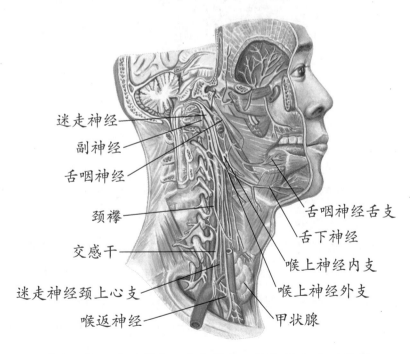

迷走神经
副神经
舌咽神经
颈襻
交感干
迷走神经颈上心支
喉返神经

舌咽神经舌支
舌下神经
喉上神经内支
喉上神经外支
甲状腺

图 12-53　舌咽神经、迷走神经、副神经和舌下神经

（十）迷走神经

为混合性神经，是人体内行程最长、分布范围最广的脑神经，含有 4 种纤维成分。①躯体运动纤维，支配软腭和咽喉肌；②内脏运动（副交感）纤维，控制颈、胸、腹部器官平滑肌、心肌和腺体的活动；③内脏感觉纤维，分布于颈、胸、腹部的器官；④躯体感觉纤维，分布于耳郭、外耳道的皮肤等处。

迷走神经连于延髓，经颈静脉孔出颅腔，伴颈部大血管下行至颈根部，经胸廓上口入胸腔，左、右迷走神经的分支在食管前、后面分别形成食管前、后丛（图 12-54），向下分别集中延续为迷走神经前、后干，然后穿食管裂孔进入腹腔，分支分布于胃、肝、胰、脾和肾，以及结肠左曲以上的消化管。

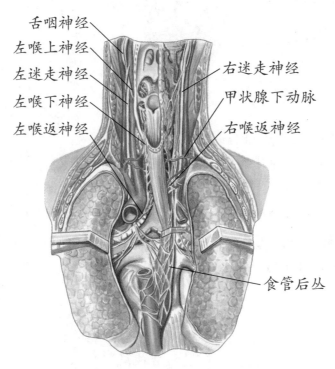

图 12-54　迷走神经在颈、胸部的行程（后面观）

迷走神经发出的重要分支有（图 12-53，图 12-54）：①**喉上神经**，沿颈内动脉内侧下行，在舌骨水平分为内、外支，分布于部分喉肌及声门裂以上的喉黏膜。②**颈心支**，与交感神经交织成心丛，调控心脏活动。③**喉返神经**，**左喉返神经**勾绕主动脉弓，**右喉返神经**勾绕右锁骨下动脉，向上返行至颈部。在颈部，两侧的喉返神经均上行于食管与气管之间的沟内，分数支分布于大部分喉肌及声门裂以下的喉黏膜。由于喉返神经在甲状腺侧叶后缘中、下 1/3 交界处与甲状腺下动脉相互交叉，且关系复杂。因此，在行甲状腺次全切除术结扎甲状腺下动脉时，应远离甲状腺侧叶后缘，以免损伤喉返神经。单侧喉返神经损伤可导致声音嘶哑或发音困难，双侧喉返神经损伤则可引起失声、呼吸困难，甚至窒息。

（十一）副神经

为运动性神经，自延髓外侧迷走神经根下方出脑，经颈静脉孔出颅腔（图 12-53），行向后下方支配胸锁乳突肌和斜方肌。

（十二）舌下神经

为运动性神经,从延髓的前外侧沟出脑,经舌下神经管出颅腔,支配舌肌(图 12-53)。一侧舌下神经损伤,由于患侧颏舌肌瘫痪,健侧颏舌肌收缩正常,伸舌时舌尖偏向患侧。

三、内 脏 神 经

内脏神经是指分布于内脏、心血管和腺体的神经,可分为内脏运动神经和内脏感觉神经。内脏运动神经的主要功能是调节内脏、心血管的运动和腺体的分泌,这种调节通常不受人的意志控制,故又称之为**自主神经**。同时由于它主要控制和调节动、植物共有的物质代谢活动,因而也称之为**植物神经**。

（一）内脏运动神经

内脏运动神经与躯体运动神经在形态结构和功能上的差异主要表现在以下几个方面:①支配对象不同,躯体运动神经支配骨骼肌并受意志控制;内脏运动神经则支配平滑肌、心肌和腺体,在一定程度上不受意志控制。②纤维成分不同,躯体运动神经只有一种纤维成分,而内脏运动神经则包括交感和副交感两种纤维成分,且多数器官同时接受交感和副交感神经的双重支配。③神经元数目不同,躯体运动神经从低级中枢到达骨骼肌前经过一个神经元,而内脏运动神经从低级中枢到达效应器(通常是指平滑肌、心肌和外分泌腺)前则需经过两个神经元。第 1 个神经元称为**节前神经元**,胞体位于脑干和脊髓内,其轴突称为**节前纤维**;第 2 个神经元称为**节后神经元**,胞体位于内脏神经节内,其轴突称为**节后纤维**。④分布形式不同,躯体运动神经以神经干的形式分布于效应器,而内脏运动神经的节后纤维通常是先在效应器周围形成神经丛,再由神经丛分支至效应器(图 12-55)。

内脏运动神经根据其结构和功能分为交感神经和副交感神经两部分,它们都有各自的中枢部和周围部。

1. 交感神经　　**交感神经**的低级中枢位于脊髓胸 1 至腰 3 节段的灰质侧角。周围部由交感干、交感神经节以及节前纤维和节后纤维等组成(图 12-55)。

（1）交感神经节:依其所处的位置不同,分为椎旁神经节和椎前神经节。**椎旁神经节**位于脊柱两旁,每侧有 19～24 个。同侧相邻椎旁神经节之间借节间支相连,形成上至颅底、下至尾骨的串珠样**交感干**,故椎旁神经节又称**交感干神经节**。**椎前神经节**位于脊柱前方,包括腹腔神经节、主动脉肾神经节和肠系膜上、下神经节等,分别位于同名动脉根部附近。椎旁神经节与相应的脊神经之间借交通支相连。

（2）交感神经节前纤维的去向:由脊髓胸 1 至腰 3 节段灰质侧角发出的节前纤维,经脊神经前根、脊神经、交通支进入交感干后有 3 种不同的去向(图 12-55,图 12-56):①终止于相应的椎旁神经节内更换神经元;②在交感干内上升或下降,然后再终止于上方或下方

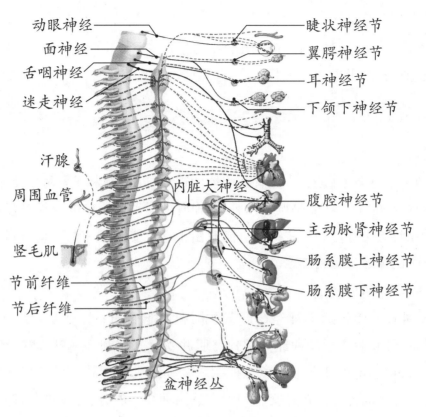

动眼神经 —— 睫状神经节
面神经 —— 翼腭神经节
舌咽神经 —— 耳神经节
迷走神经 —— 下颌下神经节

汗腺
周围血管
内脏大神经 —— 腹腔神经节
—— 主动脉肾神经节
竖毛肌 —— 肠系膜上神经节
节前纤维 —— 肠系膜下神经节
节后纤维

盆神经丛

图 12-55 内脏运动神经概况

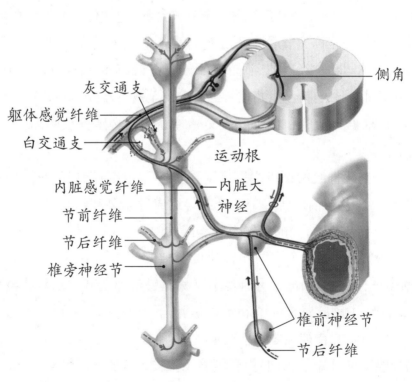

灰交通支
躯体感觉纤维 —— 侧角
白交通支
运动根
内脏感觉纤维 —— 内脏大神经
节前纤维
节后纤维
椎旁神经节
椎前神经节
节后纤维

图 12-56 交感神经纤维走行模式图

的椎旁神经节内更换神经元;③穿过椎旁神经节,至椎前神经节内更换神经元。

(3) 交感神经节后纤维的去向:由交感神经节发出的节后纤维也有3种不同的去向:①经交通支返回31对脊神经(图12-56),随脊神经分布于头颈部、躯干和四肢的血管、汗腺、竖毛肌和瞳孔开大肌等;②攀附于动脉表面形成同名神经丛,并随动脉分支分布到所支配的器官;③由交感神经节直接分布到所支配的器官。

(4) 交感神经的分布概况:交感神经节后纤维在人体的分布概况见表12-2。

表12-2 交感神经分布概况

节前纤维的来源	交感神经节的位置	节后纤维的分布
脊髓胸1~5节段灰质侧角	椎旁神经节	头颈、胸腔器官及上肢的血管、汗腺和竖毛肌
脊髓胸6~12节段灰质侧角	椎旁神经节和椎前神经节	肝、胰、脾、肾等实质性器官以及结肠左曲以上的消化管
脊髓腰1~3节段灰质侧角	椎旁神经节和椎前神经节	结肠左曲以下的消化管、盆腔器官、会阴部和下肢的血管、汗腺和竖毛肌

2. 副交感神经 **副交感神经**的低级中枢位于脑干内的副交感神经核和脊髓骶2~4节段的骶副交感核(图12-55)。周围部包括副交感神经节以及进出此节的节前纤维和节后纤维。副交感神经节多位于所支配器官的

考点提示
交感神经、副交感神经低级中枢的位置及神经节的名称

附近或器官的壁内,分别称为**器官旁节**和**器官内节**。由脑干副交感神经核发出的节前纤维随Ⅲ、Ⅶ、Ⅸ、Ⅹ对脑神经走行分布(详见脑神经);由脊髓骶2~4节段骶副交感核发出的节前纤维随骶神经走行,出骶前孔后组成**盆内脏神经**加入盆丛,随盆丛分支分布于盆部器官附近或器官壁内的副交感神经节交换神经元,节后纤维分布于结肠左曲以下的消化管和盆腔器官。

3. 交感神经与副交感神经的主要区别 交感神经和副交感神经常对同一器官进行双重神经支配。但两者在来源、形态结构、分布范围和功能上又有明显的区别(表12-3)。

(二)内脏感觉神经

内脏器官除有交感神经和副交感神经支配外,还有内脏感觉神经分布。内脏感觉神经通过分布于内脏和心血管壁等处的内感受器接受来自内脏的各种刺激,并将内脏感觉冲动传导至大脑皮质,产生内脏感觉,中枢可直接通过内脏运动神经或间接通过体液途径来调节内脏器官的活动。

表 12-3　交感神经与副交感神经的主要区别

比较内容	交感神经	副交感神经
低级中枢的部位	脊髓胸 1 至腰 3 节段的灰质侧角	脑干内的副交感神经核和脊髓骶 2~4 节段的骶副交感核
周围神经节的位置	椎旁神经节或椎前神经节	器官旁节或器官内节
节前、节后纤维	节前纤维短,节后纤维长	节前纤维长,节后纤维短
分布范围	分布范围广泛,分布于全身血管、内脏平滑肌、心肌、腺体、瞳孔开大肌和竖毛肌等	仅分布于内脏平滑肌、心肌、腺体、瞳孔括约肌和睫状肌等

内脏感觉神经的特点是:①痛阈较高,正常内脏活动一般不引起感觉;②内脏感觉的传入途径比较分散,故内脏痛往往是弥散的,定位不准确;③内脏对切割等刺激不敏感,但对机械性牵拉、痉挛、缺血、炎症等刺激敏感。

(三) 牵涉痛

牵涉痛是指某些内脏器官发生病变引起体表特定部位发生疼痛或疼痛过敏的现象。牵涉痛可发生在患病器官邻近的皮肤区,也可发生在与患病器官相距较远的皮肤区。例

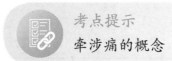

考点提示
牵涉痛的概念

如,心绞痛时,则会感到心前区、左肩及左臂内侧的皮肤疼痛(图 12-57);胆囊炎、胆石症发作时,常在右肩部感到疼痛;阑尾炎早期,腹痛常发生在上腹部或脐周围。牵涉痛是造成临床误诊的常见原因之一,故正确认识牵涉痛对诊断某些疾病具有一定参考价值。

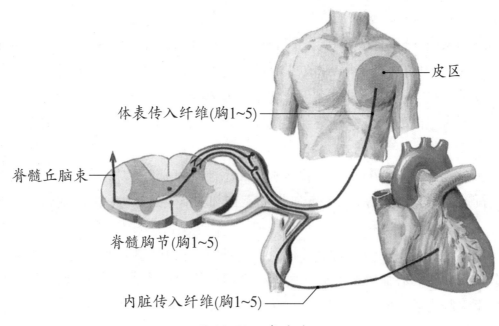

图 12-57　牵涉痛

第四节 神经系统的传导通路

神经系统的传导通路是指联系大脑皮质与感受器或者与效应器之间神经冲动的传导通路,包括感觉(上行)传导通路和运动(下行)传导通路。前者是指感受器将内、外环境的各种刺激所产生的神经冲动传至大脑皮质的神经通路,是反射弧组成中的传入部分;后者是指大脑皮质发出的神经冲动传至效应器的神经通路,是反射弧组成中的传出部分。

一、感觉传导通路

人体的感觉分为躯体感觉和内脏感觉。躯体感觉包括深感觉和浅感觉:深感觉又称本体感觉,是指肌、肌腱和关节等处在不同状态(如运动或静止)时产生的位置觉、运动觉和振动觉;浅感觉则是指来自皮肤和黏膜的痛觉、温度觉、粗触觉和压觉。感觉传导通路均由3级神经元组成。

(一)躯干、四肢的本体感觉和精细触觉传导通路

第1级神经元为脊神经节内的假单极神经元,其周围突随脊神经分布于躯干、四肢的肌、肌腱、关节等处的本体感受器和皮肤的精细触觉感受器,中枢突经脊神经后根进入同侧脊髓后索组成薄束和楔束,两束上行分别终止于薄束核和楔束核。第2级神经元的胞

考点提示
感觉传导通路各级神经元胞体所在位置、纤维束交叉部位以及投射区域

体位于延髓的薄束核和楔束核内,它们发出的纤维左右交叉形成内侧丘系交叉,交叉后的纤维折而向上形成内侧丘系,向上终止于丘脑的腹后外侧核。第3级神经元的胞体位于丘脑的腹后外侧核内,其发出的纤维参与组成丘脑中央辐射,经内囊后肢主要投射至中央后回的中、上部和中央旁小叶后部(图12-58)。

(二)躯干、四肢的浅感觉传导通路

第1级神经元为脊神经节内的假单极神经元,其周围突随脊神经分布于躯干、四肢皮肤内的感受器。中枢突经脊神经后根进入脊髓,终止于脊髓灰质后角。第2级神经元的胞体位于脊髓灰质后角内,发出的纤维上升 1~2 个脊髓节段后交叉至对侧,形成脊髓丘脑束,向上终止于丘脑的腹后外侧核。第3级神经元的胞体位于丘脑的腹后外侧核内,其发出的纤维参与组成丘脑中央辐射,经内囊后肢投射至中央后回的中、上部和中央旁小叶后部(图12-59)。

(三)头面部的浅感觉传导通路

第1级神经元为三叉神经节内的假单极神经元,其周围突经三叉神经分布于头面部皮肤、黏膜的有关感受器。中枢突经三叉神经根进入脑桥,终止于三叉神经感觉核群。第2级

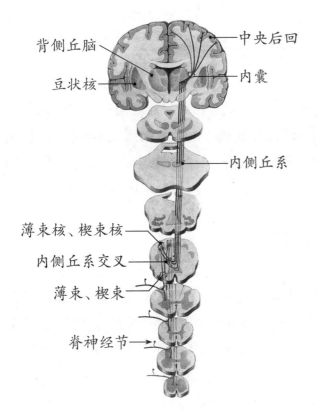

图 12-58 躯干、四肢本体感觉和精细
触觉传导通路

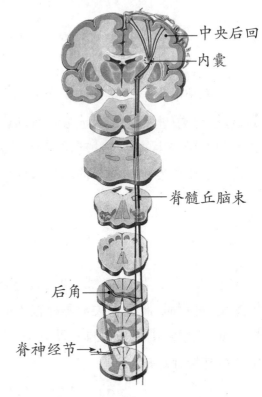

图 12-59 躯干、四肢的浅感觉
传导通路

神经元的胞体位于三叉神经感觉核群内,发出的纤维交叉至对侧形成三叉丘系,向上终止于丘脑的腹后内侧核。第 3 级神经元的胞体位于丘脑的腹后内侧核内,其发出的纤维加入丘脑中央辐射,经内囊后肢投射至中央后回下部(图 12-60)。

(四) 视觉传导通路和瞳孔对光反射通路

1. 视觉传导通路 第 1 级神经元为视网膜内的双极细胞,其周围突与视锥细胞和视杆细胞相联系,中枢突则与节细胞形成突触。第 2 级神经元为视网膜内的节细胞,其轴突在视神经盘处聚集成视神经,经视神经管入颅腔,形成视交叉后延为视束(图 12-61)。在视交叉中,来自两眼视网膜鼻侧半的纤维交叉,进入对侧视束中;颞侧半的纤维不交叉,进入同侧视束中。

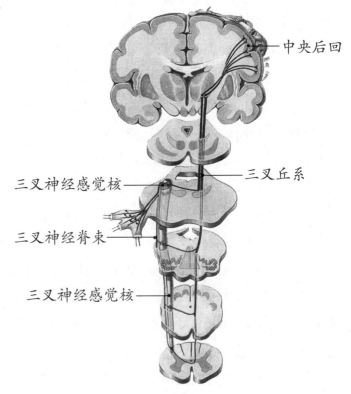

图 12-60 头面部的浅感觉传导通路

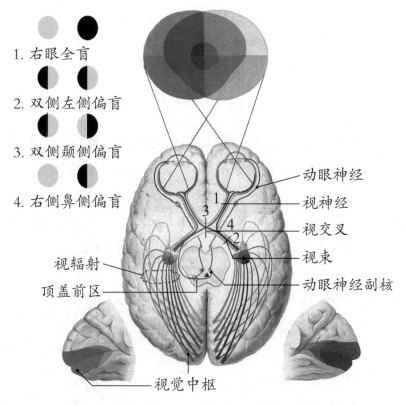

1. 右眼全盲

2. 双侧左侧偏盲

3. 双侧颞侧偏盲

4. 右侧鼻侧偏盲

动眼神经

视神经

视交叉

视束

动眼神经副核

视辐射

顶盖前区

视觉中枢

图 12-61　视觉传导通路

因此,左侧视束含有来自两侧视网膜左侧半的纤维,右侧视束含有来自两侧视网膜右侧半的纤维。视束绕过大脑脚,主要终止于外侧膝状体。第3级神经元的胞体位于外侧膝状体内,其发出的纤维组成视辐射,经内囊后肢投射至端脑距状沟两侧的视觉中枢,产生视觉。

　知识拓展

视觉传导通路不同部位损伤的视野缺损

视野是指眼球固定向前平视所能看到的空间范围。视觉传导通路不同部位受损可出现不同的视野缺损(图 12-61):①一侧视神经损伤,可致患侧视野全盲;②视交叉中央部的交叉纤维损伤,可致双眼视野颞侧半偏盲;③一侧视交叉外侧部的未交叉纤维损伤,可致患侧视野鼻侧半偏盲;④一侧视束、视辐射或视觉中枢损伤,可致双眼对侧视野同向性偏盲(如左侧受损,则左眼视野鼻侧半偏盲和右眼视野颞侧半偏盲)。

2. 瞳孔对光反射通路　瞳孔对光反射是指光照射一侧瞳孔,引起两眼瞳孔缩小的反射。光照射侧的瞳孔缩小称为直接对光反射,未照射侧的瞳孔缩小则称为间接对光反射。瞳孔对光反射的通路如下:光刺激→视网膜→视神经→视交叉→两侧视束→中脑瞳孔对光反射中枢→两侧动眼神经副核→两侧动眼神经(节前纤维)→睫状神经节→节后纤维→两侧瞳孔括约肌收缩→两侧瞳孔缩小。

瞳孔对光反射在临床工作中有着十分重要的意义,反射消失,可能预示病危。但视神经或动眼神经受损,也能引起瞳孔对光反射的变化,应引起注意。

二、运动传导通路

运动传导通路常指躯体运动传导通路,是指从大脑皮质至躯体运动效应器(骨骼肌)之间的神经联系,主要管理骨骼肌运动,包括锥体系和锥体外系两部分。

(一)锥体系

锥体系为管理骨骼肌随意运动的下行纤维束,由上、下两级运动神经元组成。**上运动神经元**由位于中央前回和中央旁小叶前部等处的锥体细胞组成,其轴突组成下行的**锥体束**。其中,终止于脊髓前角运动神经元的纤维束称为皮质脊髓束,终止于脑干内脑神经躯体运动核的纤维束称为皮质核束。**下运动神经元**为脑干内脑神经躯体运动核和脊髓前角运动神经元,它们的轴突分别构成脑神经和脊神经的躯体运动纤维,支配骨骼肌的运动。

> **考点提示**
> 皮质脊髓束纤维交叉的部位及其与下运动神经元的联系状况

1. 皮质脊髓束 由中央前回中、上部和中央旁小叶前部等处皮质的锥体细胞轴突集中而成,经内囊后肢、大脑脚和脑桥基底部下行至延髓锥体。在锥体下端,75%~90%的纤维经锥体交叉越至对侧(图12-62),在脊髓外侧索中下行,形成皮质脊髓侧束,沿途逐节终

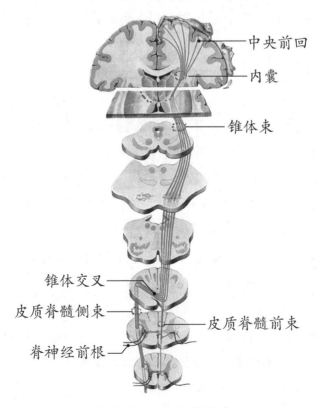

图 12-62 皮质脊髓束

止于同侧的脊髓前角运动神经元,支配上、下肢肌。在延髓内未交叉的小部分纤维,则在同侧脊髓前索中下行,形成皮质脊髓前束(仅达上胸节)。皮质脊髓前束在下行过程中有部分纤维逐节交叉至对侧,终止于脊髓前角运动神经元,支配躯干肌和上、下肢肌;皮质脊髓前束中有一部分纤维始终不交叉而终止于同侧的脊髓前角运动神经元,支配躯干肌。由上可知,躯干肌受两侧大脑皮质支配,而上、下肢肌则受对侧大脑皮质支配。故一侧皮质脊髓束在锥体交叉前受损,主要引起对侧肢体的瘫痪,而对躯干肌的运动没有明显的影响。

2. 皮质核束　主要由中央前回下部锥体细胞的轴突集中而成,经内囊膝下行至脑干后,大部分纤维陆续终止于双侧的脑神经躯体运动核(面神经核的下部和舌下神经核除外),发出的纤维组成脑神经的躯体运动纤维,随相应脑神经支配眼球外肌、咀嚼肌、睑裂以上的面肌、咽喉肌、胸锁乳突肌和斜方肌。小部分纤维完全交叉至对侧,终止于面神经核下部和舌下神经核(图 12-63),支配对侧睑裂以下的面肌和舌肌。即面神经核的下部和舌下神经核只接受对侧皮质核束的支配,其他脑神经躯体运动核均接受双侧皮质核束的纤维。故当一侧皮质核束受损时,只会出现对侧睑裂以下面肌和舌肌的瘫痪,表现为对侧鼻唇沟消失,口角歪向患侧,伸舌时舌尖偏向健侧,为**核上瘫**(图 12-64,图 12-65)。而当一侧面神经核(下运动神经元)或面神经受损时,

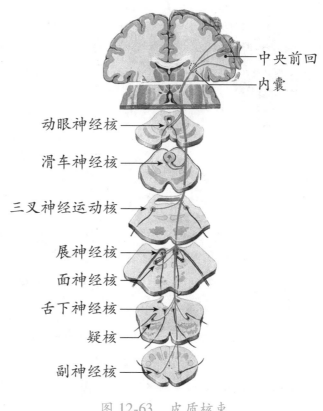

图 12-63　皮质核束

会出现同侧面肌全部瘫痪,表现为额纹消失,不能闭眼,口角下垂,鼻唇沟消失等;一侧舌下神经核(下运动神经元)或舌下神经受损则会出现同侧舌肌瘫痪,表现为伸舌时舌尖偏向患侧,为**核下瘫**。

(二)锥体外系

锥体外系是指锥体系以外的影响和控制骨骼肌运动的传导通路。其结构十分复杂,锥体外系的纤维起自大脑皮质,在下行过程中与纹状体、丘脑、红核、黑质、小脑及脑干网状结构等发生广泛联系,并经多次更换神经元后,下行终止于脑神经躯体运动核和脊髓灰质前角运动神经元。锥体外系的主要功能是调节肌张力、协调肌群间的运动、维持人体姿势和完成习惯性动作(如在走路时双臂自然协调地摆动)等。

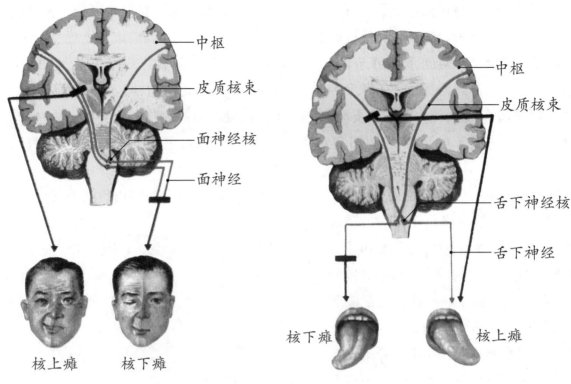

图 12-64　面肌瘫痪　　　　　　　　　图 12-65　舌肌瘫痪

（刘辉耀）

本章小结　　神经系统由中枢神经系统和周围神经系统两部分组成。脊髓是完成许多简单反射的低级中枢。脑内具有产生各种感觉和调节各种运动的中枢。脊髓和脑的被膜及血管对中枢神经系统起着支持、营养和保护等作用。周围神经系统通过脊神经、脑神经和内脏神经从分布于全身各处的感受器接收信息而传向中枢，并可完成大脑皮质发出的各种指令。传导通路是实现神经系统各部位之间的联系及神经系统与周围器官联系的重要途径。感觉传导通路均由3级神经元组成。第1级神经元一般为神经节内的假单极神经元；第2级神经元的胞体多数位于脊髓或脑干内，并发出纤维交叉至对侧；第3级神经元的胞体均位于间脑内，发出的纤维均经内囊后肢投射至大脑皮质相对应的感觉中枢。熟悉交叉的位置，根据临床的体征，可以推断病变的部位。

 目标测试

A1 型题

1. 脊髓灰质前角的神经元是

　　A. 交感神经元　　　　　　　　B. 运动神经元　　　　　　　　C. 感觉神经元

D. 联络神经元   E. 副交感神经元

2. 腰麻时常用的穿刺点为

    A. 腰 1~2 棘突间隙   B. 腰 2~3 棘突间隙   C. 腰 3~4 棘突间隙

    D. 胸 12~腰 1 棘突间隙   E. 腰 5~骶 1 棘突间隙

3. 唯一自脑干背面出脑的脑神经是

    A. 滑车神经   B. 动眼神经   C. 三叉神经

    D. 展神经   E. 舌下神经

4. 锥体交叉位于

    A. 脊髓   B. 中脑   C. 脑桥

    D. 延髓   E. 端脑

5. "生命中枢"位于

    A. 延髓   B. 脑桥   C. 中脑

    D. 丘脑   E. 端脑

6. 形成枕骨大孔疝的结构是

    A. 小脑半球   B. 小脑扁桃体   C. 海马旁回

    D. 延髓   E. 小脑蚓

7. 不属于下丘脑的结构是

    A. 垂体   B. 乳头体   C. 外侧膝状体

    D. 灰结节   E. 视交叉

8. 与听觉传导有关的结构是

    A. 外侧膝状体   B. 内侧膝状体   C. 乳头体

    D. 杏仁体   E. 上丘

9. 不属于大脑半球分叶的是

    A. 枕叶   B. 额叶   C. 边缘叶

    D. 顶叶   E. 岛叶

10. 视觉中枢位于

    A. 中央前回   B. 颞横回   C. 角回

    D. 缘上回   E. 距状沟两侧的皮质

11. 旧纹状体是指

    A. 屏状核   B. 杏仁体   C. 苍白球

    D. 壳   E. 豆状核

12. 关于内囊的描述,错误的是

    A. 在端脑的水平切面上,呈">＜"形   B. 由投射纤维组成

    C. 损伤后仅出现同侧症状   D. 分为前肢、膝和后肢 3 部分

    E. 是丘脑、尾状核与豆状核之间的白质

13. 通过内囊膝的纤维束是

    A. 丘脑前辐射   B. 视辐射   C. 皮质脊髓束

    D. 皮质核束   E. 丘脑中央辐射

14. 硬膜外麻醉是将药物注入

    A. 椎管内   B. 硬膜外隙   C. 蛛网膜下隙

    D. 小脑延髓池   E. 终池

15. 诊断颅前窝骨折最有价值的临床表现是

    A. 严重头痛   B. 硬膜外血肿   C. 鼻孔出血

    D. 球结膜下出血   E. 脑脊液鼻漏

16. 不参与大脑动脉环构成的是

    A. 大脑中动脉   B. 大脑前动脉   C. 前交通动脉

    D. 颈内动脉   E. 大脑后动脉

17. 脑脊液的循环途径中不经过

    A. 硬膜外隙   B. 蛛网膜下隙   C. 蛛网膜粒

    D. 第四脑室   E. 脊髓中央管

18. 关于脊神经的描述,错误的是

    A. 共有 31 对   B. 脊神经属混合性神经   C. 后根属感觉性

    D. 前支为运动性   E. 前根属运动性

19. 臂丛神经阻滞麻醉的部位通常在

    A. 锁骨中、内 1/3 交界处   B. 锁骨中、外 1/3 交界处   C. 锁骨中点后方

    D. 锁骨中点前方   E. 锁骨中点下方

20. 三角肌瘫痪说明损伤了

    A. 肌皮神经   B. 腋神经   C. 尺神经

    D. 桡神经   E. 正中神经

21. 支配股四头肌的神经是

    A. 坐骨神经   B. 闭孔神经   C. 臀上神经

    D. 阴部神经   E. 股神经

22. 在内踝前方做大隐静脉注射时,当药物外漏时可能刺激

    A. 胫神经   B. 腓深神经   C. 腓浅神经

    D. 隐神经   E. 腓总神经

23. 出现"钩状足"畸形,可能是损伤了

    A. 腓浅神经   B. 腓总神经   C. 胫神经

    D. 坐骨神经   E. 腓深神经

24. 关于脑神经的描述,错误的是

    A. 共有 12 对   B. 均与脑干相连

C. 动眼神经为运动性神经   D. 面神经含有副交感神经纤维

E. 三叉神经为混合性神经

25. 拥有最多支配区的脑神经是

     A. 迷走神经   B. 舌咽神经   C. 面神经

     D. 三叉神经   E. 动眼神经

26. 交感神经

     A. 低级中枢位于脊髓灰质   B. 节后纤维短

     C. 节后纤维长   D. 节前纤维长

     E. 节前神经元的胞体位于交感神经节内

27. 急性胆囊炎患者出现右肩部疼痛,该疼痛属于

     A. 胆绞痛   B. 内脏痛   C. 皮肤痛

     D. 牵涉痛   E. 转移性疼痛

28. 下列哪一结构损伤,症状将发生在病灶的同侧

     A. 三叉丘系   B. 薄束和楔束   C. 脊髓丘脑束

     D. 内侧丘系   E. 丘脑中央辐射

A2 型题

29. 患者,男,16 岁。因外伤造成右臂肱骨中段骨折而急诊入院。检查发现患侧"虎口区"皮肤感觉消失,抬前臂时呈"垂腕"状态,其原因可能是骨折伴有下列何神经损伤所致

     A. 尺神经   B. 肌皮神经   C. 正中神经

     D. 桡神经   E. 腋神经

30. 患者,女,26 岁。因右侧腮腺区面部挫伤而急诊入院。检查发现右侧额纹变浅,闭眼困难,鼻唇沟变浅,口角歪向左侧。其原因可能是面部挫伤合并损伤了

     A. 三叉神经   B. 舌咽神经   C. 面神经

     D. 展神经   E. 动眼神经

第十三章 | 内分泌系统

学习目标

1. 掌握：内分泌系统的组成；甲状腺、肾上腺、垂体的位置形态及功能。
2. 熟悉：甲状旁腺、松果体的位置及功能。
3. 了解：内分泌腺的结构特点；神经垂体的结构及功能。

内分泌系统（endocrine system）由内分泌腺和散在分布于其他器官内的内分泌组织和内分泌细胞组成。**内分泌腺**是指在结构上独立存在、肉眼可见的内分泌器官而言，包括甲

考点提示
内分泌系统的组成

状腺、甲状旁腺、肾上腺、垂体、松果体和胸腺等（图 13-1）。其结构特点是腺细胞排列成团

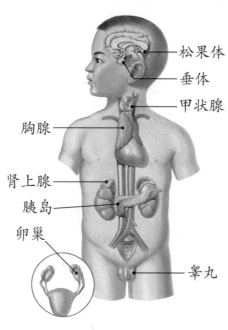

图 13-1　内分泌腺概况

状、索状或围成滤泡状,无输送分泌物的导管,毛细血管丰富。**内分泌细胞**是指散在分布于胰腺内的胰岛、睾丸内的间质细胞、卵巢内的卵泡和黄体以及神经系统等处的内分泌细胞,已分别在相关章节内叙述。

内分泌系统的功能是通过内分泌腺或内分泌细胞分泌的具有传递调节信息的高效能生物活性物质——**激素**(hormone),经血液循环运送到机体的特定区域,作用于相应的靶器官或靶细胞,参与调节机体的新陈代谢、生长发育和生殖活动,维持机体的内环境稳态。

 案例13-1

患者,男,40岁。因近日出现乏力、烦躁、易怒、失眠、怕热、多汗等症状而来医院就诊。体格检查:体温37.8℃,脉搏120次/分钟,右眼突出明显,甲状腺弥漫性、对称性肿大。实验室检测:甲状腺激素(游离T_3、T_4)增高。初步诊断:甲状腺功能亢进。

请问:1. 甲状腺位于何处? 甲状腺能分泌哪些激素?

2. 甲状腺功能异常会出现哪些疾病?

一、甲　状　腺

(一) 甲状腺的位置和形态

甲状腺是人体内最大的内分泌腺,位于颈前部,呈"H"形,由左、右两个侧叶和中间的峡部构成(图13-2)。左、右侧叶分别贴附于喉和气管颈部的两侧,峡部横位于第2~4气管软骨环的前方,气管切开时应尽量避开甲状腺峡。峡部的上缘常有一向上伸出的锥状

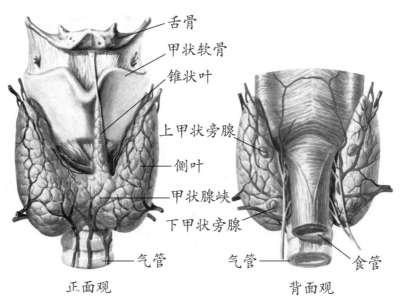

舌骨
甲状软骨
锥状叶
上甲状旁腺
侧叶
甲状腺峡
下甲状旁腺
气管
食管
气管

正面观　　　　背面观

图 13-2　甲状腺和甲状旁腺

叶。甲状腺借结缔组织附着于喉软骨上,故吞咽时可随喉上下移动。

（二）甲状腺的微细结构

甲状腺表面包有薄层结缔组织被膜,腺实质由大量甲状腺滤泡和滤泡旁细胞组成(图13-3),滤泡间有少量结缔组织和丰富的毛细血管。

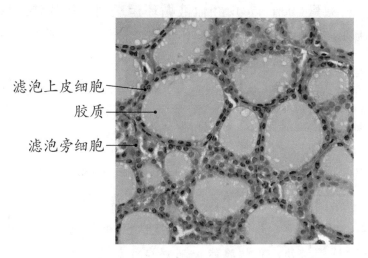

图 13-3　甲状腺的微细结构

1. 甲状腺滤泡　大小不等,呈圆形或不规则形。滤泡壁由单层立方的滤泡上皮细胞围成,滤泡腔内充满均质状的嗜酸性胶质,是滤泡上皮细胞的分泌物。

滤泡上皮细胞能合成和分泌**甲状腺激素**,其主要功能是促进机体的新陈代谢,提高神经兴奋性,促进生长发育,尤其是对婴幼儿的骨骼发育和中枢神经系统的发育影响显著。

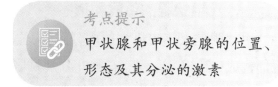

考点提示
甲状腺和甲状旁腺的位置、形态及其分泌的激素

2. 滤泡旁细胞　常单个嵌在滤泡上皮细胞之间或散在分布于甲状腺滤泡间的结缔组织内。**滤泡旁细胞分泌降钙素**,使血钙浓度降低。

 知识拓展

甲状腺功能异常

若婴幼儿甲状腺功能低下,不仅身材矮小,而且脑发育障碍,智力低下,导致呆小症;成人甲状腺功能低下时可引起黏液性水肿;成人甲状腺功能亢进时,则代谢率增高,耗氧量增大,体重减轻,严重时常形成突眼性甲状腺肿;长期缺碘时可引起单纯性甲状腺肿。

二、甲 状 旁 腺

（一）甲状旁腺的位置和形态

甲状旁腺是呈棕黄色、扁椭圆形、黄豆大小的腺体，一般有上、下两对，贴附于甲状腺侧叶的后面（图13-2）。有时可埋入甲状腺实质内，而使手术时寻找困难。

（二）甲状旁腺的微细结构

甲状旁腺的腺细胞排列成索状或团状，分为主细胞和嗜酸性细胞两种（图13-4）。①主细胞，是构成甲状旁腺的主要细胞，能分泌**甲状旁腺激素**，使血钙浓度升高。甲状腺手术时，若误切或挫伤了甲状旁腺，则可引起血钙浓度下降而出现手足抽搐，甚至窒息死亡。②嗜酸性细胞，常单个或成群分布于主细胞之间，目前功能尚不清楚。

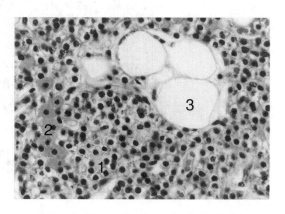

图 13-4　甲状旁腺光镜结构像

1. 主细胞；2. 嗜酸性细胞；3. 脂肪细胞。

三、肾 上 腺

（一）肾上腺的位置和形态

肾上腺位于左、右肾的上内方，与肾共同包在肾筋膜内。左肾上腺近似半月形，右肾上腺呈三角形（图13-1）。

（二）肾上腺的微细结构

肾上腺表面包有结缔组织被膜，其实质由周边的皮质和中央的髓质两部分构成（图13-5）。

1. 皮质　约占肾上腺体积的80%。依据皮质细胞的排列特征，由外向内将皮质分为球状带、束状带和网状带3个带。①**球状带**，位于被膜下方，细胞排列成团球状。球状带细胞分泌**盐皮质激素**，主要是醛固酮，能促进肾远曲小管和集合管重吸收 Na^+ 及排出 K^+，调节水盐代谢。②**束状带**，是皮质中最厚的部分，细胞排列成单行或双行的细胞索。束状带细胞分泌**糖皮质激素**，主要是皮质醇，可促进蛋白质及脂肪分解并转变成糖，还有抑制免疫应答及抗炎症等作用。③**网状带**，位于皮质的最内层。细胞排列成条索状并相互吻合成网。网状带细胞主要分泌雄激素，也分泌少量雌激素和糖皮质激素。

考点提示
肾上腺的位置、形态及其分泌的激素

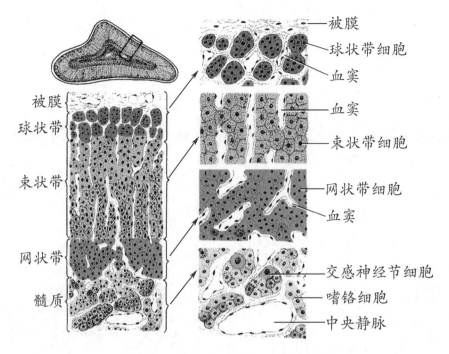

被膜
球状带细胞
血窦

血窦
束状带细胞

网状带细胞
血窦

交感神经节细胞
嗜铬细胞
中央静脉

被膜
球状带
束状带
网状带
髓质

图 13-5　肾上腺的微细结构仿真图

2. 髓质　位于肾上腺的中央,主要由排列成索状或团状的髓质细胞构成。**髓质细胞**呈多边形,可被铬盐染色,故又称**嗜铬细胞**。嗜铬细胞分泌**肾上腺素**和**去甲肾上腺素**,前者可增强心肌的收缩力,使心率加快;后者对血管的收缩作用较强,使血压升高。

 知识拓展

环境雌激素

"环境雌激素"是指由于人类的生产和生活活动而释放到环境中的、进入机体后能与雌激素受体结合而产生雌激素效应的化学合成物,能增强或阻断人体内雌激素的生理效应,进而阻碍生殖、发育等功能,甚至有引发恶性肿瘤的危害。

四、垂　体

(一) 垂体的位置和形态

垂体是位于蝶骨体上面垂体窝内的一椭圆形小体,重 0.5~0.6g,借漏斗连于下丘脑。垂体分为**腺垂体**和**神经垂体**两部分。腺垂体包括远侧部、结节部和中间部,神经垂体由神经部和漏斗组成(图 13-6)。通常又将远侧部和结节部合称为**垂体前叶**,中间部和神经部合称为**垂体后叶**。

(二) 腺垂体远侧部的微细结构

腺垂体远侧部是垂体的主要部分,腺细胞排列成团索状或围成小滤泡,其间有丰富的血窦和少量结缔组织。在 HE 染色的标本中,依据染色特征可将腺细胞分为嗜酸性细胞、嗜碱性细胞和嫌色细胞 3 种(图 13-7)。

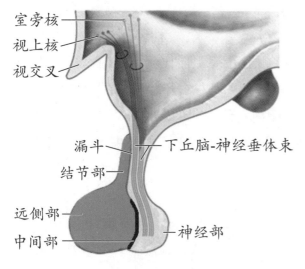

图 13-6　垂体与下丘脑关系示意图

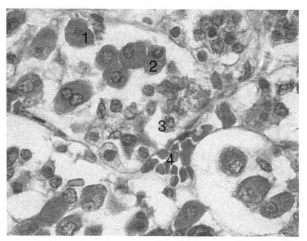

图 13-7　腺垂体远侧部的微细结构

1. 嗜酸性细胞;2. 嗜碱性细胞;3. 嫌色细胞;4. 血窦。

1. 嗜酸性细胞　数量较多,胞质呈嗜酸性,能分泌两种激素:①**生长激素**,主要促进生长发育,尤其是刺激骺软骨生长,使骨增长。若未成年时期生长激素分泌不足可致侏儒症,分泌过多则引起巨人症;成人生长激素分泌过多会引发肢端肥大症。②**催乳激素**,能促进乳腺发育和乳汁分泌。

2. 嗜碱性细胞　数量较少,胞质呈嗜碱性,可分泌 3 种激素:①**促甲状腺激素**,能促进甲状腺激素的合成和释放。②**促肾上腺皮质激素**,主要促进肾上腺皮质束状带细胞分

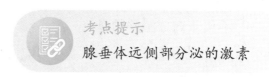

考点提示
腺垂体远侧部分泌的激素

泌糖皮质激素。③**促性腺激素**,包括**卵泡刺激素**和**黄体生成素**。卵泡刺激素在女性促进卵泡的发育,在男性则促进精子的发生;黄体生成素在女性促进排卵和黄体形成,在男性则刺激睾丸间质细胞分泌雄激素,故又称间质细胞刺激素。

3. 嫌色细胞　数量多,体积小,功能尚不清楚。

(三) 神经垂体的微细结构

神经垂体主要由无髓神经纤维和神经胶质细胞组成,含有丰富的有孔毛细血管。无髓神经纤维是下丘脑视上核和室旁核神经内分泌细胞的轴突形成的**下丘脑-神经垂体束**(图 13-6),经漏斗进入神经垂体。下丘脑视上核和室旁核神经内分泌细胞合成**抗利尿激素**(血管升压素)和**缩宫素**(催产素),在神经垂体储存并释放入毛细血管,故神经垂体无内分泌功能,只是储存和释放激素的部位。抗利尿激素主要能促进肾远曲小管和集合管对水的重吸收,使尿量减少。缩宫素可引起妊娠子宫平滑肌收

缩,并能促进乳腺分泌。

五、松 果 体

松果体为一淡红色的椭圆形小体,位于上丘背侧上方,以细柄连于第三脑室顶的后部(图 13-1),因形似松果而得名。儿童时期较发达,一般 7 岁左右开始退化,青春期后不断有钙盐沉着而形成脑砂,可作为临床上 X 线诊断颅内占位病变的定位标志。松果体细胞分泌的**褪黑素**有抑制性成熟的作用。儿童时期松果体发生病变时(如松果体瘤),可出现性早熟或生殖器官过度发育。

> 本章小结
>
> 内分泌系统是发布信息整合机体功能的调节系统,由内分泌腺、内分泌组织和内分泌细胞组成。内分泌腺和内分泌细胞分泌的各种激素具有多种奇特的生理功能,一旦某个内分泌腺功能发生异常,将会引起一些稀奇古怪的疾病,如呆小症、侏儒症、巨人症、肢端肥大症等。

(张维烨)

 目标测试

A1 型题

1. 不属于内分泌腺的是
   A. 甲状旁腺
   B. 甲状腺
   C. 肾上腺
   D. 垂体
   E. 胰岛

2. 关于内分泌腺的描述,错误的是
   A. 甲状旁腺共有 4 个
   B. 松果体在 7 岁以前较发达
   C. 左肾上腺近似半月形,右肾上腺呈三角形
   D. 神经垂体能分泌抗利尿激素和缩宫素
   E. 甲状腺是人体内最大的内分泌腺

3. 关于甲状腺的描述,错误的是
   A. 吞咽时可随喉上下移动
   B. 滤泡上皮细胞分泌甲状腺激素
   C. 幼儿甲状腺功能低下可致侏儒症
   D. 滤泡旁细胞分泌降钙素

E. 峡部多位于第 2~4 气管软骨环的前方

4. 下列哪个内分泌腺分泌的激素不足时,将引起血钙浓度降低
    A. 甲状腺　　　　　　　　B. 甲状旁腺　　　　　　　　C. 松果体
    D. 肾上腺　　　　　　　　E. 垂体

5. 甲状腺大部切除术后第 2 天,患者出现手足抽搐等症状,其原因可能是
    A. 误切了甲状旁腺　　　　B. 损伤了喉返神经　　　　C. 损伤了喉上神经
    D. 损伤了迷走神经　　　　E. 损伤了舌咽神经

6. 关于肾上腺的描述,错误的是
    A. 位于肾的上内方　　　　　　　　B. 是成对的实质性器官
    C. 束状带细胞分泌盐皮质激素　　　D. 网状带细胞主要分泌雄激素
    E. 嗜铬细胞能分泌去甲肾上腺素

7. 关于垂体的描述,错误的是
    A. 位于蝶骨体上面的垂体窝内　　　B. 分为腺垂体和神经垂体两部分
    C. 腺垂体能分泌多种激素　　　　　D. 神经垂体是储存和释放激素的部位
    E. 嗜碱性细胞能分泌生长激素

8. 调节甲状腺功能的主要激素是
    A. 甲状腺激素　　　　　　B. 甲状旁腺激素　　　　　C. 生长激素
    D. 促甲状腺激素　　　　　E. 降钙素

9. 巨人症是由于幼年时期哪种激素分泌过多所致
    A. 雄激素　　　　　　　　B. 生长激素　　　　　　　C. 甲状腺激素
    D. 甲状旁腺激素　　　　　E. 促甲状腺激素

A2 型题

10. 患者,女,28 岁。身材矮小,但智力正常,可诊断为
    A. 呆小症　　　　　　　　B. 甲状腺功能低下　　　　C. 侏儒症
    D. 肢端肥大症　　　　　　E. 皮质醇增多症

第十四章 | 人胚早期发育

14章 数字资源

学习目标

1. 掌握:受精和植入的概念、时间及部位;蜕膜的分部;胎盘的形态结构及功能;致畸敏感期的时间。
2. 熟悉:胚胎发育的分期;胚泡的结构;胎膜的组成。
3. 了解:受精和植入的过程;胚层的形成与分化。

孩子是父母生命的延续,是祖国的希望和未来,生命的诞生充满着无穷的奥秘。人体胚胎发育是指从受精卵形成到胎儿发育成熟和娩出的过程,历时 38 周(约 266 天),分为两个时期:①**胚期**,又称**人胚早期发育**,是指从受精卵形成到第 8 周末,受精卵由单个细胞经过迅速而复杂的增殖分化,发育成为各器官、系统与外形都初具人形的 3cm 长的胎儿;②**胎期**,是指从第 9 周至出生,胎儿逐渐长大,各器官、系统继续发育,并逐渐出现不同程度的功能。

 案例14-1

患者,女,24 岁,已婚,停经 54 天。因突发右下腹部撕裂样疼痛,伴恶心、呕吐而急诊入院。妇科检查:子宫略大,右侧子宫附件区压痛明显,阴道后穹饱满。实验室检测:尿 hCG(+)。B 型超声提示直肠子宫陷凹有积液,经阴道后穹穿刺抽出 4ml 不凝固血性液体。临床诊断:右侧输卵管妊娠破裂。

请问:1. 子宫附件通常是指什么? hCG 是由哪个结构分泌的?

2. 直肠子宫陷凹与阴道后穹之间有何关系?

3. 何谓宫外孕? 宫外孕最常见的部位发生在何处?

一、精子的获能与受精

（一）精子的获能

精子在睾丸的生精小管形成并进入附睾进一步发育成熟。射出的精子虽有运动能力，但尚无受精能力。精子在进入女性生殖管道后，在子宫和输卵管上皮细胞分泌物的作用下，阻止顶体酶释放的糖蛋白被去除，从而使精子获得了受精的能力，此现象称为**获能**。精子在女性生殖管道内的受精能力一般可维持 24 小时。

（二）受精

受精是指获能的精子与卵子结合形成受精卵的过程。一般发生在排卵后的 12 小时之内，受精的部位通常在输卵管壶腹部。

1. 受精的条件　精子与卵子要完成受精，需具备下列条件：①男、女性生殖管道必须通畅；②必须有足够数量及发育正常并已获能的精子；③次级卵母细胞必须处于第 2 次减数分裂的中期；④精子与卵子必须在排卵后 12 小时内相遇。

2. 受精的过程　正常成年男性一次可射出 3 亿~5 亿个精子，但由阴道穿过子宫颈管、子宫腔和输卵管子宫口而抵达输卵管壶腹部的仅有 300~500 个强壮精子。当获能的精子接触到卵子周围的放射冠时，顶体开始释放顶体酶，溶解放射冠和透明带，形成一条只能一个精子穿过的通道，精子头部的细胞膜与卵子的细胞膜融合，随即精子的细胞核和细胞质进入卵子内（图 14-1）。然后，透明带结构发生变化即透明带反应，从而阻止了其他精子穿越透明带，保证了人卵的单卵受精。精子的穿越激发次级卵母细胞迅速完成第 2 次减数分裂。此时，精子和卵子的细胞核逐渐膨大，分别称为**雄原核**和**雌原核**。两个原核逐渐靠拢，核膜消失，染色体混合，形成一个二倍体的**受精卵**即**合子**。

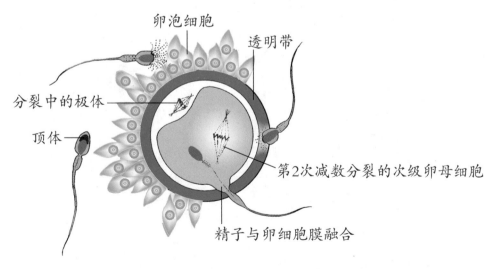

图 14-1　受精过程示意图

3. 受精的意义　①受精标志着新生命的开始,受精激活了卵内关闭状态的发育信息,受精卵进行快速的分裂分化,形成一个新的个体;②受精卵的染色体数目恢复成二倍

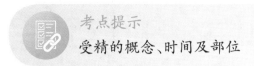
体,遗传物质的重新组合,使新个体既有双亲的遗传特征,又有不同于亲代的新性状;③受精决定性别,带有 Y 染色体的精子与卵子结合发育为男性,带有 X 染色体的精子与卵子结合则发育为女性。

 知识拓展

试 管 婴 儿

试管婴儿是指人工取出卵细胞放入试管内,使其与精子在试管内受精形成受精卵并发育成胚泡,然后将胚泡转移到母体正处于分泌期的子宫内发育成熟,由母体娩出。1978年 7 月 25 日,世界上第 1 例"试管婴儿"路易斯·布朗在英国诞生。1988 年 3 月 10 日,中国大陆第 1 例"试管婴儿"在北京诞生。

二、卵裂与胚泡的形成

1. 卵裂　受精卵一旦形成,便借助输卵管平滑肌的节律性收缩和内膜上皮细胞纤毛的规律性定向摆动一边向子宫腔方向移动,一边进行细胞分裂(图 14-2)。受精卵早期进行的细胞分裂称为**卵裂**,卵裂产生的子细胞称为**卵裂球**。受精后第 3 天,形成一个由 12 ~ 16 个卵裂球组成的、外观形似桑葚的实心胚,称为**桑葚胚**。

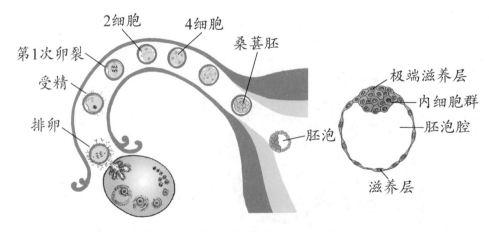

图 14-2　排卵、受精与卵裂过程及胚泡结构示意图

2. 胚泡的形成　桑葚胚进入子宫腔后继续分裂,于受精后第 4 天形成一个囊泡状的胚泡。胚泡壁由单层细胞构成,与吸收营养有关,故称为**滋养层**,主要发育成胎儿的

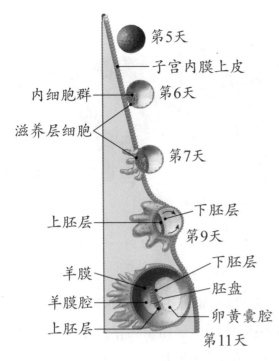

图 14-3 胚泡植入过程示意图

附属结构;胚泡中心的腔称为**胚泡腔**;位于胚泡腔内一侧的一群细胞称为**内细胞群**(图14-3),细胞具有多种分化潜能,主要发育成胎儿。胚泡形成后,其外面的透明带溶解而消失,胚泡逐渐孵出与子宫内膜接触,开始植入。

三、植入与蜕膜

1. 植入　胚泡逐渐埋入子宫内膜的过程,称为**植入**或**着床**。植入于受精后第5~6天开始,于第11~12天完成。

（1）植入的过程:植入时,内细胞群侧的滋养层先黏附在子宫内膜上,并分泌蛋白水解酶,在内膜溶蚀出一个缺口,然后胚泡陷入缺口并逐渐被包埋其中。当胚泡全部埋入子宫内膜后,缺口修复,植入完成(图14-3)。

（2）植入的部位:通常在子宫体部和底部,最多见于子宫体后壁。若植入位于近子宫颈处,在此形成的胎盘称为**前置胎盘**,自然分娩时胎盘可堵塞产道,导致胎儿娩出困难,需行剖宫产。若胚泡在子宫体腔以外部位植入则称为**异位妊娠**或**宫外孕**(图14-4),约95%的发生在输卵管,其中以输卵管壶腹部妊娠在临床上最为多见,约占78%。偶尔可见于卵巢妊娠、腹腔妊娠、子宫阔韧带妊娠、宫颈妊娠等。

2. 蜕膜　植入时的子宫内膜正处于分泌期。植入后的子宫内膜发生了一系列适应性变化而改称为**蜕膜**。根据蜕膜与胚的位置关系,将其分为3部分(图14-4):①**基蜕膜**,又称底蜕膜,为位居胚深部的蜕膜,参与胎盘的形成;②**包蜕膜**,是覆盖在胚子宫腔面侧的蜕膜;③**壁蜕膜**,是子宫其余部分的蜕膜。壁蜕膜与包蜕膜之间为子宫腔。

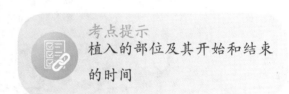

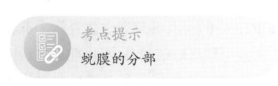

四、胚层的形成与分化

1. 二胚层胚盘的形成　在第2周胚泡植入过程中,内细胞群增殖分化逐渐形成一个由上胚层和下胚层紧密相贴的圆盘状结构,即**二胚层胚盘**,它是人体发育的原基。在上、下胚层形成的同时,上胚层的背侧形成一个充满羊水的羊膜腔,下胚层的腹侧则形成一个

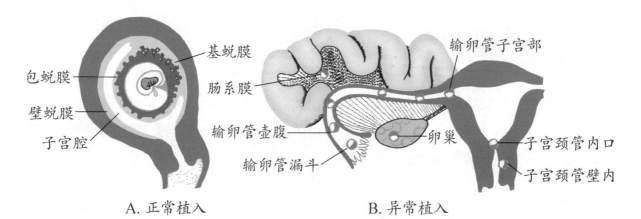

图中标注:
基蜕膜
肠系膜
输卵管子宫部
包蜕膜
壁蜕膜
子宫腔
输卵管壶腹
输卵管漏斗
卵巢
子宫颈管内口
子宫颈管壁内

A. 正常植入　　　　　　　　B. 异常植入

图 14-4　植入部位示意图

卵黄囊(图 14-3)。

2. 三胚层胚盘的形成　第 3 周初,部分上胚层细胞增殖较快,在上胚层正中轴线的一侧出现一条纵行的细胞索,称为**原条**。原条的细胞向深部迅速增殖内陷。一部分细胞在上、下胚层之间向周边扩展迁移形成一个新的细胞夹层,即**中胚层**(图 14-5);另一部分细

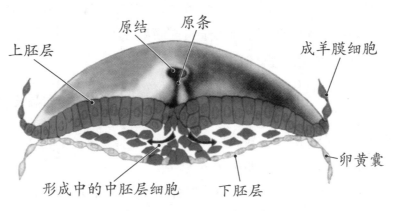

图中标注:
上胚层
原结
原条
成羊膜细胞
卵黄囊
形成中的中胚层细胞
下胚层

图 14-5　三胚层的形成

胞则迁入下胚层,并逐渐全部置换了下胚层而形成一层新的细胞,称为**内胚层**。在内胚层和中胚层形成之后,原上胚层改名为**外胚层**。至第 3 周末,内、中、外 3 个胚层形成三胚层胚盘(图 14-6)。由此可见,3 个胚层均起源于上胚层。

3. 三胚层的分化　在第 4~8 周,3 个胚层逐渐分化形成各器官的原基。外胚层将分化为神经系统、皮肤的表皮及其附属器以及角膜上皮、口腔、鼻腔及肛管下段的上皮等;中胚层将分化为泌尿生殖系统的主要器官、

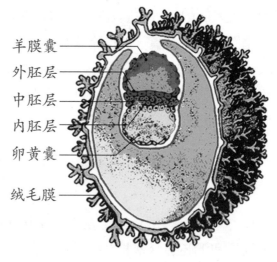

图中标注:
羊膜囊
外胚层
中胚层
内胚层
卵黄囊
绒毛膜

图 14-6　第 3 周初胚的剖面模式图

结缔组织、肌组织、血管和间皮等;内胚层将分化为消化管、消化腺、气管、支气管、肺、膀胱等器官的上皮组织。

<h2>五、胎膜与胎盘</h2>

胎膜与胎盘是胚胎发育过程中形成的一些附属结构,对胚胎起保护、营养、呼吸和排泄等作用,还具有内分泌功能。胎儿娩出后,胎膜、胎盘即与子宫壁分离一并排出体外。

（一）胎膜

胎膜包括绒毛膜、羊膜、卵黄囊、尿囊和脐带(图14-7)。其中,卵黄囊和尿囊都是早期胚的一过性结构,在胚胎后期先后退化。

1. 绒毛膜　由滋养层等发育而成。胚胎早期,整个绒毛膜表面的绒毛均匀分布。之后,包蜕膜侧的绒毛因血供不足而逐渐退化、消失,形成表面无绒毛的**平滑绒毛膜**(图14-7)。基蜕膜侧的绒毛则因血供充足而反复分支,生长茂密,形成**丛密绒毛膜**,参与胎盘的构成。绒毛膜的绒毛浸浴在绒毛间隙的母体血中,具有从母体血中吸收 O_2 和营养物

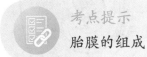

考点提示
胎膜的组成

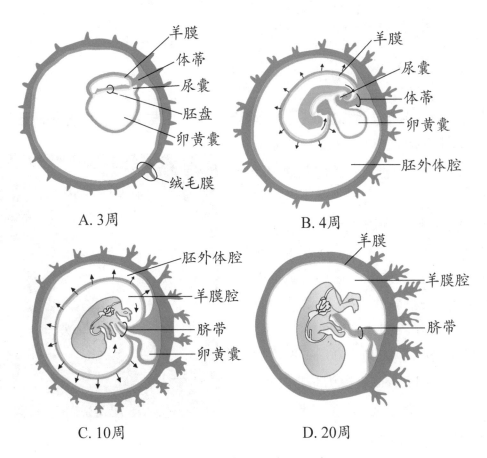

图 14-7　胎膜演变过程示意图

质,并排出 CO_2 和代谢产物的功能。

如果绒毛膜表面滋养层细胞过度增生,间质水肿,血管消失,绒毛呈葡萄或水泡状,称为葡萄胎;如果滋养层细胞癌变则称为绒毛膜癌。

2. 羊膜　为一层无血管的半透明薄膜,羊膜腔内充满羊水,胚胎浸泡在羊水中生长发育。妊娠早期的羊水无色透明,由羊膜不断分泌与吸收;妊娠中期以后,胎儿开始吞咽羊水,其消化、泌尿系统的排泄物等进入羊水,使羊水变得混浊。妊娠 38 周的羊水量约1 000ml。妊娠晚期羊水量少于 300ml 者,称为羊水过少。妊娠期间羊水量超过 2 000ml者,称为羊水过多。羊水过多或过少常伴有胎儿的某种先天性畸形。

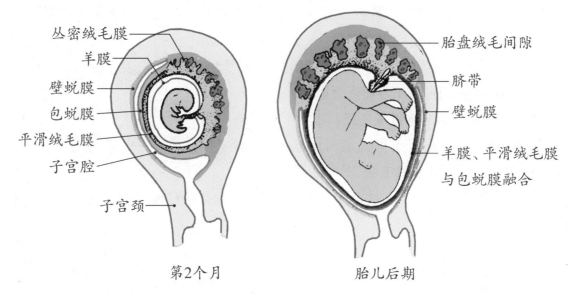

第2个月　　　　　胎儿后期

图 14-8　胎膜与胎盘示意图

羊水具有防止胎儿肢体粘连、缓冲外力对胎儿的挤压与震荡作用,分娩时还可以扩张子宫颈、冲洗和润滑产道。通过穿刺抽取羊水,进行羊水细胞检查可以判断胎儿性别或血型等。

3. 脐带　是连于胚胎脐部与胎盘之间的一条圆索状结构(图 14-8,图 14-9),是胎儿与母体间进行物质交换的唯一通道。脐带外被覆羊膜,内含一条脐静脉、两条脐动脉和脐血管周围的黏液性结缔组织(又称华通胶)等。足月妊娠的脐带长度为 30~100cm,平均长度为 55cm。脐带短于 30cm 者称为脐带过短,胎儿娩出时易导致胎盘早剥;脐带过长,易造成脐带绕颈、绕体、打结、脱垂或脐带受压。

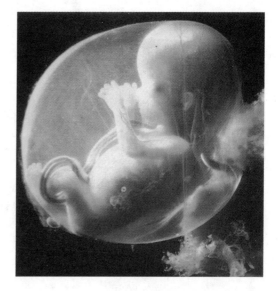

图 14-9　3 月龄胎儿

生 命 银 行

所谓"生命银行",就是储户将自己孩子出生时的脐带血即胎儿娩出后从脐静脉抽出的胎盘血,储存在医院的干细胞库中,等孩子将来万一有病需要时取出,用来拯救孩子的生命,或提供给亲属和合适的非亲属使用。由于脐带血比红骨髓易于得到,人们已经把它视为新生儿带给人类的一份厚礼。

（二）胎盘

1. 胎盘的形态结构　**胎盘**是由胎儿的丛密绒毛膜与母体的基蜕膜共同构成的圆盘状结构。胎盘的胎儿面光滑,表面覆有羊膜,其中央与脐带相连;胎盘的母

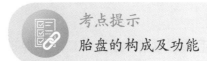

考点提示
胎盘的构成及功能

体面粗糙,为剥离后的基蜕膜,可见 15～30 个由浅沟分隔的胎盘小叶（图 14-10）。**胎盘小叶**之间有由基蜕膜形成的胎盘隔。胎盘隔之间的腔隙称为**绒毛间隙**,其内充满母体血,绒毛浸在母体血中（图 14-11）,便于物质交换。

2. 胎盘的血液循环与胎盘膜

（1）胎盘的血液循环:胎盘内有母体和胎儿两套血液循环系统,两者的血液在各自封闭的管道内循环,互不相混,但可通过胎盘膜进行物质交换。母体血从子宫螺旋动脉流入绒毛间隙,与绒毛毛细血管内的胎儿血进行物质交换后,经子宫静

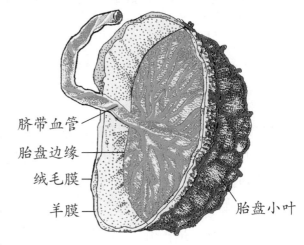

脐带血管
胎盘边缘
绒毛膜
羊膜
胎盘小叶

图 14-10　胎盘的形态结构模式图

脉流回母体。胎儿的静脉血经脐动脉及其分支流入绒毛内的毛细血管,与绒毛间隙内的母体血进行物质交换后成为动脉血,经脐静脉回流入胎儿体内。

（2）胎盘膜:胎儿血与母体血在胎盘内进行物质交换所通过的薄层结构,称为**胎盘膜**或**胎盘屏障**。

3. 胎盘的功能

（1）物质交换:是胎盘的主要功能,胎儿通过胎盘从母体血中获得营养物质和 O_2,排出胎儿的代谢产物和 CO_2。由于某些药物、病毒和激素可通过胎盘膜而进入胎儿体内,故孕妇不可轻易服用未经医生核准的药物,以免影响胎儿的发育。

（2）内分泌功能:胎盘能合成和分泌多种激素,对维持正常妊娠起重要作用。主要

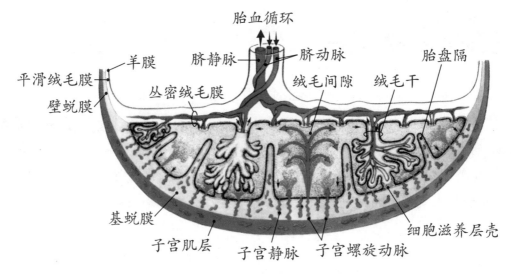

图 14-11 胎盘结构与血液循环模式图

有:①**人绒毛膜促性腺激素**(hCG),能促进黄体的生长发育,以维持妊娠。受精后第 10 天可从孕妇血清中测出,成为诊断早孕的最敏感方法,临床上还可通过检测孕妇尿 hCG,来诊断是否怀孕。②**人胎盘催乳素**,既能促进孕妇乳腺生长发育,又可促进胎儿的生长发育。③孕激素和雌激素,于妊娠后第 4 个月开始分泌,逐步替代黄体的功能,以继续维持妊娠。

六、多   胎

一次娩出两个或两个以上新生儿称为**多胎**,以双胎(孪生)最多见。

1. 双卵双胎   是指一次排出两个卵子分别受精后形成的双胎,约占双胎的 70%。两个胎儿有各自的胎膜和胎盘,血型、性别相同或不同,外貌和生理特征的差异如同一般的兄弟姐妹,仅是同龄而已。

2. 单卵双胎   是指由一个受精卵发育形成的两个胚胎,约占双胎的 30%。两个胎儿具有完全相同的遗传基因,故两者性别、血型及外貌等也极相似。单卵双胎形成的原因可以是(图 14-12):①从受精卵发育出两个胚泡,它们分别植入,两个胎儿有各自的羊膜腔和胎盘;②一个胚泡内形成两个内细胞群,各自发育成一个胚胎;③一个胚盘上出现两个原条与脊索,分别发育成两个胚胎。

3. 联体双胎   在单卵双胎中,当一个胚盘上出现两个原条,若两原条靠得较近,两个胚体形成时易发生局部联结而形成联体双胎。常见的有头联体、臀联体、胸腹联体等(图 14-13)。若联体双胎中明显一大一小,小者常发育不全,形成寄生胎。

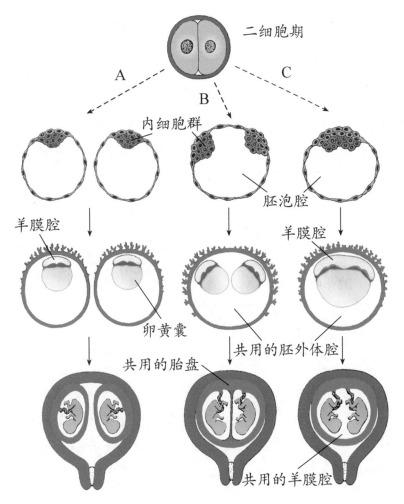

图 14-12 单卵双胎形成示意图

A.从受精卵发育出两个胚泡;B.一个胚泡内形成两个内细胞群;C.一个胚盘上出现两个原条。

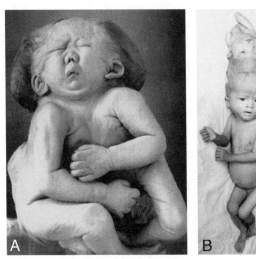

图 14-13 联体畸形胎儿

A.头胸联体;B.头部联体。

七、先天性畸形概述

先天性畸形是由于胚胎发育紊乱所致的出生时即可见的形态结构异常,是出生缺陷的一种。其发生原因主要包括遗传、环境、食品、药物、病毒感染等。影响胚胎发育的环境因素有 3 个方面,即母体周围的外环境、母体的内环境和胚体周围的微环境。能引起先天性畸形的环境因素统称为**致畸因子**,主要有生物的、物理的、化学的、药物及其他致畸因子。

胚胎发育的第 3~8 周是胚体内细胞增殖分化活跃、胚体形态发生复杂变化的重要时期,此期对致畸因子的影响极其敏感,是最容易发生畸形的发育时期,故称为**致畸敏感期**,孕妇在此期应特别注意避免与致畸因子接触。

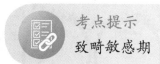

考点提示
致畸敏感期

本章小结

人体是自然界中进化程度最高、结构和功能最复杂的有机体,有趣的是,这样一个奇妙的人体竟然起源于一个小小的细胞-受精卵。受精卵一旦形成便踏上了降生问世的征途,受精卵经过增殖、分裂和高度有序的分化等一系列复杂的过程,最终发育为一个成熟的胎儿。十月怀胎,一朝分娩。

(张冬华)

 目标测试

A1 型题

1. 世界上第 1 例试管婴儿于 1978 年 7 月 25 日诞生在
   A. 中国　　　　　　　B. 法国　　　　　　　C. 英国
   D. 日本　　　　　　　E. 美国

2. 胚胎在子宫内的发育需经历
   A. 16 周　　　　　　　B. 28 周　　　　　　　C. 36 周
   D. 38 周　　　　　　　E. 40 周

3. 受精的部位一般在
   A. 输卵管峡部　　　　B. 输卵管壶腹部　　　　C. 输卵管子宫部
   D. 输卵管漏斗　　　　E. 腹膜腔

4. 胚泡植入的部位通常在

A. 输卵管   B. 子宫阔韧带   C. 近子宫颈管内口处

D. 腹膜腔   E. 子宫体或子宫底部

5. 不属于胎膜结构的是

     A. 蜕膜   B. 绒毛膜   C. 卵黄囊

     D. 脐带   E. 羊膜

6. 构成胎盘的是

     A. 平滑绒毛膜与基蜕膜   B. 丛密绒毛膜与壁蜕膜

     C. 丛密绒毛膜与基蜕膜   D. 丛密绒毛膜与包蜕膜

     E. 平滑绒毛膜与包蜕膜

7. 临床上作早期妊娠诊断时,通常是测定孕妇尿液中的

     A. 雌激素   B. 孕激素   C. 人胎盘催乳素

     D. 人绒毛膜促性腺激素   E. 黄体生成素

8. 关于单卵双胎结果的描述,不可能的是

     A. 两者血型相同   B. 均为女性   C. 均为男性

     D. 可能形成联体双胎   E. 性别各异

9. 致畸敏感期是在

     A. 受精时   B. 第 3~8 周   C. 第 2~8 周

     D. 第 8 周   E. 第 3 周

A2 型题

10. 某已婚妇女,27 岁,孕 1 产 0,妊娠 38 周,来医院产科检查。B 型超声报告羊水过少,向护士了解足月妊娠时正常羊水量的多少,正确的是

     A. 1 000ml   B. 500~1 000ml   C. 超过 2 000ml

     D. 少于 300ml   E. 300~500ml

附　录

实　验　指　导

实验一　上皮组织和结缔组织

【实验目的】

1. 掌握各种血细胞的形态结构特点。

2. 熟悉各类被覆上皮和疏松结缔组织的结构特点。

3. 了解致密结缔组织、网状组织、脂肪组织的结构特点。

【实验准备】

1. 组织切片　肾切片、空肠切片、膀胱切片、气管横切片、食管横切片、疏松结缔组织的铺片、血涂片（瑞特染色）。

2. 环境　组织学实验室。

【实验学时】2学时。

【实验方法与结果】

（一）实验方法

1. 教师示教　单层扁平上皮（动脉）、单层立方上皮（肾切片）、假复层纤毛柱状上皮及透明软骨（气管切片）、变移上皮（膀胱切片）、复层扁平上皮（食管横切片）。

2. 多媒体演示。

3. 学生自主观察,教师巡回指导并答疑。

（1）单层柱状上皮（空肠切片,HE染色）:①肉眼,腔面染成紫蓝色并有突起的为黏膜,肠壁靠光滑面染为深红色部分为平滑肌。②低倍镜,黏膜面有许多指状突起,其表面有一层排列整齐的单层柱状上皮;肠壁平滑肌分为两层,一层为纵切面,另一层为横切面。③高倍镜,柱状细胞的核呈椭圆形,靠近基底部,杯状细胞散在于柱状细胞之间。肌细胞的纵切面呈长梭状,交错排列;核呈杆状或椭圆形,位于细胞中央。横切面肌细胞呈大小不同的圆形或多边形,有的可见到核,有的未切到核。

（2）疏松结缔组织（疏松结缔组织的铺片,台盼蓝特殊染色）:①肉眼,铺片染成淡紫红色,纤维相互交织。②低倍镜,可见大量深染细胞、细丝状纤维纵横交错和无定形基质。③高倍镜,成纤维细胞胞体较大,多突起,细胞界线不清楚。巨噬细胞多为椭圆形,胞质内充满蓝色粗大的台盼蓝颗粒,核小而圆染色深。

（3）血涂片（瑞特染色）:①肉眼,血液被染成粉红色薄膜,选择薄而均匀的部位镜下观察。②低倍镜,可见大量圆形、红色、无核的红细胞,其间有胞体较大、核呈紫蓝色的白细胞。③高倍镜(或油镜),红细胞较小呈圆形,无核,中央较周边着色浅。中性粒细胞体积比红细胞大,核2~5叶,核叶间有细丝相连,胞质含有淡紫红色颗粒。嗜酸性粒细胞,核多为2叶,胞质内充满粗大、均匀的嗜酸性颗粒。嗜碱性粒细胞(数量极少,不要专门去寻找),核呈S形或不规则形,胞质内可见大小不等、分布不均的蓝紫色嗜碱性颗粒。单核细胞,胞体最大,核呈肾形或不规则形,胞质丰富,呈灰蓝色。淋巴细胞,胞体大小不等,以小淋巴细胞最多,核圆而染色深,一侧常有浅凹,胞质少呈嗜碱性。血小板,在血细胞之间常聚集成群。

(二)实验结果

1. 具有熟练使用显微镜观察组织切片的能力。

2. 在显微镜下能辨别上皮组织和结缔组织的各类细胞。

3. 学会绘血涂片结构图。

(庞海珍)

实验二 肌组织和神经组织

【实验目的】

1. 掌握骨骼肌纤维和神经元的形态结构。

2. 熟悉平滑肌纤维和心肌纤维的形态结构特点。

3. 了解有髓神经纤维的结构特点。

【实验准备】

1. 组织切片 骨骼肌切片、心肌切片、空肠横切片、脊髓横切片、神经的纵切片。

2. 环境 组织学实验室。

【实验学时】2学时。

【实验方法与结果】

(一)实验方法

1. 教师示教 心肌(心室壁切片)、平滑肌(空肠横切片)、有髓神经纤维(神经的纵切片)。

2. 多媒体演示。

3. 学生自主观察,教师巡回指导并答疑。

(1)骨骼肌(骨骼肌切片):①肉眼,切片中染成红色的长条形结构为骨骼肌的纵切面。②低倍镜,骨骼肌纤维呈细长带状,平行排列。肌纤维间有少量的结缔组织,并可见毛细血管。选择结构典型清晰的肌纤维移到视野中央,换高倍镜观察。③高倍镜,每条骨骼肌纤维中,核扁椭圆形,数量较多,靠近肌膜内面。调节聚光器使视野较暗,此时观察肌原纤维有明暗相间的横纹,色深的为暗带,色浅的为明带,明带中央有一条染色较深的Z线。

(2)多极神经元(脊髓横切面,HE染色):①肉眼,脊髓横切面呈扁圆形,周围浅红色部为白质,中央蓝紫色部为灰质。②低倍镜,灰质较宽处为前角,可见许多大小不一的多极神经元,神经元周围的小细胞核为神经胶质细胞的核。选一切面结构完整的神经元,换高倍镜观察。③高倍镜,胞体较大不规则,核大而圆染色浅,胞质呈浅红色,内有大小不等、强嗜碱性的尼氏体。可见数个突起的根部,一般不易区分树突或轴突。

（二）**实验结果**

1. 具有熟练使用显微镜观察组织切片的能力。

2. 在显微镜下辨别肌组织和神经组织的各类细胞。

3. 学会绘多极神经元结构图。

（庞海珍）

实验三　躯干骨和颅骨

【实验目的】

1. 掌握躯干骨的组成以及各骨的位置和形态结构特点；颅骨的分部及各部颅骨的位置，新生儿前、后囟的位置及形态。

2. 熟悉骨的形态和分类，颅各面观的主要形态结构。

3. 了解新生儿颅的特征。

【实验准备】

1. 标本　人体骨架标本、躯干骨游离标本，整颅标本、颅的水平切和正中矢状切标本、下颌骨标本、鼻旁窦标本、新生儿颅标本。

2. 环境　解剖实验室。

【实验学时】2 学时。

【实验方法与结果】

（一）**实验方法**

1. 教师示教。

2. 多媒体演示。

3. 学生自主观察，教师巡回指导并答疑。

（1）在人体骨架标本上，辨认长骨、短骨、扁骨和不规则骨，并归纳其分布。观察椎骨、胸骨、肋骨的位置和形态，并确认胸骨角与第 2 肋软骨的关系。在游离椎骨标本上，分别观察各自的形态结构。

（2）在整颅标本上，首先观察颅骨的分部、各颅骨在整颅中的位置及邻接关系，其次在颅顶外面观察颅缝的位置。在下颌骨标本上，辨认下颌体、下颌支、颏孔、髁突、冠突、下颌孔和下颌角等结构。

（3）在整颅和颅的水平切标本上，依次观察颅底内面、外面、颅的侧面和前面的主要结构，辨认颅底内面各窝内的主要裂孔。

（4）在颅的正中矢状切和显示各鼻旁窦的标本上，观察各鼻旁窦的位置。在新生儿颅标本上，观察前、后囟的位置及形态特征。

（二）**实验结果**

1. 具有观察标本的能力。

2. 能在标本上辨别、确认所学理论知识。

3. 在活体上能准确地摸到躯干骨和颅骨的重要骨性标志。

（王明鹤）

实验四　四　肢　骨

【实验目的】

1. 掌握上、下肢骨的组成和各骨的位置及其邻接关系。

2. 熟悉上、下肢骨各骨的形态结构。

【实验准备】

1. 标本　人体骨架标本、四肢骨游离标本。

2. 环境　解剖实验室。

【实验学时】2 学时。

【实验方法与结果】

（一）**实验方法**

1. 教师示教。

2. 多媒体演示。

3. 学生自主观察,教师巡回指导并答疑。

（1）在人体骨架标本上,辨明上、下肢骨各骨的位置及邻接关系。在上、下肢骨游离标本上,分别观察各骨的形态结构。

（2）对照人体骨架标本,在活体上触摸锁骨、肩胛冈、肩峰、肩胛下角、肱骨内外上髁、鹰嘴、尺桡骨茎突、髂嵴、髂前上棘、髂后上棘、髂结节、耻骨结节、大转子、髌骨、胫骨粗隆、胫骨前缘与内侧面、腓骨头、内踝和外踝等重要骨性标志。

（二）**实验结果**

1. 具有观察标本的能力。

2. 能在标本上辨别、确认所学理论知识。

3. 在活体上能准确地摸到四肢骨的重要骨性标志。

（王明鹤）

实验五　骨连结和骨骼肌

【实验目的】

1. 掌握关节的基本结构,脊柱和胸廓的组成,肩、肘、髋和膝关节的组成及结构特点,骨盆的组成和分部,膈的位置及 3 个裂孔分别通过的结构。

2. 熟悉胸锁乳突肌、斜方肌、背阔肌、竖脊肌、肋间肌、胸大肌、三角肌、肱二头肌、肱三头肌、臀大肌、股四头肌、缝匠肌、小腿三头肌的位置。

3. 了解肌的形态和构造,腹前外侧壁各肌的位置。

【实验准备】

1. 标本　人体骨架标本、椎骨的连结标本、脊柱标本、颞下颌关节标本、肩关节标本、肘关节标本、髋关节标本、膝关节标本、男女性骨盆标本、全身肌肉标本、四肢肌标本、膈肌标本。

2. 模型　椎骨的连结模型、脊柱模型、男女性骨盆模型、膈肌模型。

3. 环境　解剖实验室。

【实验学时】2 学时。

【实验方法与结果】

（一）**实验方法**

1. 教师示教。

2. 多媒体演示。

3. 学生自主观察，教师巡回指导并答疑。

（1）在人体骨架标本上，观察脊柱的位置及组成，胸廓的组成和各骨的位置。在椎骨的连结标本上，观察椎间盘和前、后纵韧带的位置，棘上韧带、棘间韧带和黄韧带的附着部位。在脊柱标本上，从前面观察椎体自上而下的大小变化，从后面观察棘突纵行排列情况，从侧面观察 4 个生理性弯曲的位置和方向。

（2）在已被打开关节囊的颞下颌关节、肩关节、肘关节、髋关节、膝关节标本上，观察各关节的组成及结构特点，并在活体上验证各关节的运动。

（3）在男、女性骨盆标本或模型上，观察骨盆的组成，确认大、小骨盆的分界，比较男、女性骨盆的差异。

（4）在全身肌肉和四肢肌标本上，辨认肌腹、肌腱和腱膜，确认胸锁乳突肌、斜方肌、背阔肌、竖脊肌、胸大肌、肋间肌、三角肌、肱二头肌、肱三头肌、臀大肌、梨状肌、股四头肌、缝匠肌、小腿三头肌的位置。在膈肌标本或模型上，观察膈肌的位置及形态，辨认各个裂孔分别通过的结构。在全身肌肉标本或模型上，观察腹前外侧壁肌各肌腹的位置，确认腹直肌鞘和白线，辨认腹股沟管的位置及通过的结构。

（二）**实验结果**

1. 具有观察模型和标本的能力。

2. 能在模型和标本上辨别、确认所学理论知识。

3. 在活体上能准确地摸到重要肌性标志。

（杨爱连）

实验六　消化系统的大体解剖

【实验目的】

1. 掌握消化管各器官的位置、形态结构、分部及连通关系，肝、胰和胆囊的位置及形态结构，阑尾根部和胆囊底的体表投影。

2. 熟悉消化系统的组成及上、下消化道的范围，输胆管道的组成及开口部位。

3. 了解口腔的境界，恒牙的名称、形态、构造和排列，舌乳头和舌系带。

【实验准备】

1. 标本　消化系统概观标本，腹腔器官标本，头面部示唾液腺标本，各类牙标本，消化管各段离体及切开标本，肝、胆囊、胰和十二指肠标本，男、女性盆腔正中矢状切标本。

2. 模型　头颈部正中矢状切模型，头面部示唾液腺模型，各类牙模型，肝、胆囊、胰和十二指肠模型,男、女性盆腔正中矢状切模型。

3. 环境　解剖实验室。

【实验学时】2 学时。

【实验方法与结果】

（一）实验方法

1. 教师示教。

2. 多媒体演示。

3. 学生自主观察,教师巡回指导并答疑。

（1）在消化系统概观标本上,观察消化系统的组成及上、下消化道的组成器官,确认消化管各器官的连通关系。

（2）对照口腔模型,以活体为主,采取照镜子自己观察或互相观察的方法,确认舌尖、舌乳头、舌系带、舌下阜、舌下襞、腭垂、腭舌弓、腭咽弓、腭扁桃体等结构。

（3）在各类牙标本或模型上,观察牙的形态、构造及分类。在头面部示唾液腺标本或模型上,观察 3 对大唾液腺的位置,并确认各自的开口部位。

（4）在头颈部正中矢状切标本或模型上,确认咽的位置、分部及其连通关系。在离体食管标本上,确认 3 个狭窄的部位,并测量食管的长度。

（5）在腹腔器官标本上,观察胃、肝、胰、小肠、大肠的位置、形态及分部。在离体的胃剖开标本上,观察胃的皱襞,并辨认幽门括约肌。在切开的十二指肠标本上,观察皱襞的形态特点,确认十二指肠大乳头与胆总管和胰管的开口。在回盲部切开标本上,观察回盲瓣的形态、阑尾的开口部位。在男、女性盆腔正中矢状切标本或模型上,确认直肠的位置、毗邻和肛管黏膜形成的结构。

（6）在肝的离体标本或模型上,观察肝的形态及脏面的结构。在肝、胆囊、胰及十二指肠标本或模型上,首先观察胆囊的位置、形态和分部以及肝外胆道的组成,其次观察胰的形态和分部以及胰头与十二指肠的位置关系。

（二）实验结果

1. 具有观察模型和标本的能力。

2. 能在模型和标本上辨别、确认所学理论知识。

3. 在活体上能准确地确认咽峡、腭扁桃体以及阑尾根部和胆囊底的体表投影。

（陈跃祥）

实验七　呼吸、泌尿、生殖系统的大体解剖

【实验目的】

1. 掌握呼吸、泌尿、男女性生殖系统的组成及各自的连通关系,气管的位置,左、右主支气管的特点,肺的位置和形态;肾的位置、形态和剖面结构,输尿管的 3 处狭窄,膀胱的形态、毗邻及膀胱三角的位置;男性尿道的分部、狭窄及弯曲,输卵管的分部和子宫的位置、形态及分部。

2. 熟悉鼻旁窦的位置和开口部位,喉腔的分部,气管切开术的部位,胸膜腔的构成及肋膈隐窝的位置,胸膜下界与肺下界的体表投影;男、女性生殖器官的位置和形态结构,女性尿道的特点及开口

部位。

3. 了解鼻腔的结构,纵隔的境界及分区;射精管的合成,乳房的位置和形态结构。

【实验准备】

1. 标本 呼吸系统概观标本,胸腹前壁剖开标本,头颈部正中矢状切标本,喉软骨标本,左、右肺标本,男女性泌尿、生殖系统概观标本,游离肾及肾的冠状切面标本,男、女性盆腔正中矢状切标本,膀胱的冠状切标本,女性乳房标本。

2. 模型 呼吸系统概观模型,头颈部正中矢状切模型,喉软骨模型,左、右肺模型,纵隔模型,男女性泌尿、生殖系统概观模型,游离肾及肾的冠状切模型,通过肾中部横切的腹膜后间隙器官模型,男、女性盆腔正中矢状切面模型,女性乳房模型。

3. 环境 解剖实验室。

【实验学时】2 学时。

【实验方法与结果】

（一）实验方法

1. 教师示教。

2. 多媒体演示。

3. 学生自主观察,教师巡回指导并答疑。

（1）在呼吸系统概观标本上,观察鼻、咽、喉、气管、主支气管和肺的位置及其连通关系,并确认左、右主支气管的形态差异。

（2）在活体上相互观察鼻根、鼻背、鼻尖、鼻翼、鼻孔、鼻唇沟,观察喉的位置,辨认气管切开术的位置。

（3）在头颈部正中矢状切标本上,观察鼻腔外侧壁的结构,确认鼻旁窦的开口部位。在喉软骨、喉腔标本或模型上,观察喉软骨的位置及其连结关系,确认喉口、前庭襞、声襞、声门裂、喉前庭、声门下腔。在左、右肺的标本或模型上,观察肺的形态、裂隙和分叶,确认肺尖、肺底、肺前缘和心切迹。

（4）在胸腹前壁剖开标本上,首先观察肺的位置,比较左、右肺的形态差异,注意肺尖与锁骨、肺底与膈的位置关系,其次观察胸膜的配布和壁胸膜各部的转折移行关系,确认肋膈隐窝的位置,比较胸膜下界与肺下界的位置关系。在纵隔标本上,观察纵隔的境界及其内容。

（5）在男性泌尿、生殖系统概观标本或模型上,观察各自的组成及器官的位置、形态和相互连接关系。

（6）在游离肾和腹膜后间隙器官模型上,观察并确认肾的位置、形态及 3 层被膜,辨认出入肾门的结构。沿肾盂向下观察输尿管的行程并寻认狭窄部位。在肾的冠状切面标本或模型上,辨认肾皮质、肾锥体、肾乳头、肾柱、肾小盏、肾大盏、肾盂。

（7）在男性盆腔正中矢状切面标本或模型上,观察前列腺、尿道球腺的位置和形态,辨认男性尿道的分部、狭窄和弯曲。在膀胱的冠状切面标本上,确认膀胱三角并寻找输尿管间襞。

（8）在女性生殖系统标本或模型上,观察各器官的位置、形态及连接关系。在女性盆腔正中矢状切标本或模型上,观察膀胱的位置、形态及毗邻,女性尿道的特点、毗邻及开口部位,输卵管的分部和子宫的位置、毗邻、形态、分部及子宫腔的连通关系,阴道的位置及毗邻,并查看阴道后穹与直肠子宫陷凹的毗邻关系。

（9）在女性乳房标本或模型上,观察乳房的位置、形态和构造,并注意输乳管的排列方向。

（二）实验结果

1. 具有观察模型和标本的能力。

2. 能在模型和标本上辨别、确认所学理论知识。

3. 在活体上能准确地触摸确认喉结、环状软骨弓和气管颈部。

（何希江）

实验八　消化、呼吸、泌尿、生殖系统的微细结构

【实验目的】

1. 掌握肝小叶的基本结构和门管区的3种管道,气管和肾的微细结构。

2. 熟悉胃、小肠壁的层次结构,睾丸和卵巢的微细结构。

3. 了解胰、肺、膀胱和子宫底的微细结构。

【实验准备】

1. 组织切片　胃底、空肠或回肠、肝、胰、气管（横切片）、肺、肾、膀胱、睾丸、卵巢、子宫底组织切片。

2. 环境　组织学实验室。

【实验学时】2学时。

【实验方法与结果】

（一）实验方法

1. 教师示教　胃底、空肠或回肠、胰、肺、膀胱、睾丸、子宫底组织切片。

2. 多媒体演示。

3. 学生自主观察,教师巡回指导并答疑。

（1）肝切片（HE染色）:在低倍镜下辨认并找出肝小叶,然后在高倍镜下确认中央静脉、肝索、肝血窦和肝小叶之间门管区内的小叶间动脉、小叶间静脉和小叶间胆管。小叶间胆管管腔小,管壁由单层立方上皮构成。小叶间动脉管腔小而圆,管壁厚,有少量染成红色的环行平滑肌。小叶间静脉,管腔大而不规则,管壁薄。

（2）气管横切片（HE染色）:①肉眼,管壁中淡蓝色的为透明软骨。②低倍镜,由管壁的腔面向外依次辨认黏膜、黏膜下层和外膜,外膜中可见淡蓝色的透明软骨。③高倍镜,管腔面可见染成淡紫红色的假复层纤毛柱状上皮,游离面的纤毛清晰可见,柱状细胞间夹有空泡状的杯状细胞;黏膜下层内可见腺体等;外膜内可见淡蓝色的透明软骨,软骨缺口处有横行平滑肌束。

（3）肾切片（HE染色）:①肉眼,周边部染色深的为肾皮质,皮质深部染色浅的为肾髓质。②低倍镜,皮质内散在的红色圆形结构即肾小体,肾小体周围密集的管腔为近曲小管和远曲小管。皮质深面无肾小体的部分为髓质。③高倍镜,肾小体是散在于皮质内的球形结构,血管球染成红色,盘曲成一团。血管球外周透明的腔隙为肾小囊腔。近曲小管管壁厚,管腔小而不规则,上皮呈单层立方形或锥体形,界限不清,胞质染成红色,细胞游离面有刷状缘,核位于细胞基部。远曲小管管腔较大而规则,上皮呈单层立方形,着色浅,细胞游离面无刷状缘。远曲小管在靠近肾小体的一侧,细胞变得高而密,即

致密斑。细段管壁薄,管腔最小,由单层扁平上皮构成。集合管管腔大,由单层立方或柱状上皮构成,细胞界限清楚,核圆,着色深。

(4) 卵巢切片(HE 染色):①肉眼,周围部的皮质内可见许多不同发育阶段的卵泡。髓质位于中央,由疏松结缔组织构成。②低倍镜,在皮质内,依次确认原始卵泡、初级卵泡、次级卵泡和成熟卵泡。③高倍镜,选择结构典型的次级卵泡,确认初级卵母细胞、卵泡壁、卵泡膜、透明带和放射冠。

(二) 实验结果

1. 具有熟练使用显微镜观察组织切片的能力。

2. 在显微镜下辨别肝、气管、肾和卵巢的微细结构。

3. 学会绘肝的微细结构图。

(赵国志)

实验九 心的大体解剖

【实验目的】

1. 掌握心的位置、外形、心各腔的结构及其连通关系。

2. 熟悉冠状动脉的起始、行径及分支分布概况。

3. 了解心壁的构造、心传导系的组成、冠状窦的位置及心包。

【实验准备】

1. 标本 切开心包的胸腔标本、完整成人离体心标本、切开心房和心室的离体心标本、心的血管标本、示心传导系的牛心。

2. 模型 切开心房和心室的模型、完整心模型、心的血管模型、示心传导系的模型。

3. 环境 解剖实验室。

【实验学时】2 学时。

【实验方法与结果】

(一) 实验方法

1. 教师示教。

2. 多媒体演示。

3. 学生自主观察,教师巡回指导并答疑。

(1) 在切开心包的胸腔标本上,观察心的位置,查看心与肺、胸骨、胸膜和肋的毗邻关系,辨认纤维心包和浆膜心包。

(2) 在完整成人离体心标本上,观察心的外形,确认心尖、心底、左缘、右缘、下缘、胸肋面及膈面,辨认心表面的冠状沟和前、后室间沟。

(3) 在切开心房和心室的离体心标本或模型上分别观察:①右心房,辨认右心耳、上下腔静脉口和右房室口,在房间隔的下部确认卵圆窝。②右心室,观察右房室口周缘的三尖瓣与腱索、乳头肌之间的连接关系。在右房室口的左前方寻找肺动脉口,并注意肺动脉瓣的形态及开口方向。③左心房,辨认左心耳,寻认 4 个肺静脉口和左房室口。④左心室,观察左房室口周缘的二尖瓣与腱索、乳头肌之间的连接关系。在主动脉口处观察主动脉瓣的开口方向。⑤辨认心内膜、心肌膜和心外膜,比较心房壁和心室壁以及左、右心室壁的厚度。

（4）在示心传导系的牛心标本或模型上，观察窦房结和房室结的位置，以及房室束、左右束支的分支情况。

（5）在心的血管标本或模型上，确认左、右冠状动脉的起始，并追踪其行径及分支分布。在冠状沟的后部辨认冠状窦。

（二）实验结果

1. 具有观察模型和标本的能力。

2. 能在模型和标本上辨别、确认所学理论知识。

3. 在活体胸前壁上，同学之间相互能准确地画出心的体表投影，并触摸确认心尖的搏动部位。

（许穗平）

实验十　血管和淋巴系统的大体解剖

【实验目的】

1. 掌握主动脉的行程、分部及各部的主要分支，颈外静脉和上、下肢浅静脉的行程及注入部位，肝门静脉的组成和主要属支，脾的位置和形态。

2. 熟悉全身主要表浅动脉的搏动部位及压迫止血点。上、下腔静脉的组成和主要属支，胸导管的起始、行径及注入部位，右淋巴导管的注入部位。

3. 了解胸腺的位置和人体各部主要淋巴结的位置。

【实验准备】

1. 标本　心及全身血管标本，头颈部、躯干动静脉标本，上、下肢动静脉标本，全身浅层结构标本，脾和小儿胸腺标本，肝门静脉系标本。

2. 模型　心及全身血管模型，头颈部、躯干动静脉模型，上、下肢动静脉模型，肝门静脉系模型。

3. 环境　解剖实验室。

【实验学时】2 学时。

【实验方法与结果】

（一）实验方法

1. 教师示教。

2. 多媒体演示。

3. 学生自主观察，教师巡回指导并答疑。

（1）在头颈部、躯干动静脉标本或模型上，首先观察左、右颈总动脉的起始、行径和分支，寻认颈外动脉的主要分支。其次再观察上、下腔静脉的组成、行径及注入部位，确认奇静脉的注入部位，查找胸导管的起始、行径及注入部位。

（2）在上肢动静脉标本或模型上，观察左、右锁骨下动脉的起始及行径，并寻认椎动脉。依次观察腋动脉、肱动脉、尺动脉、桡动脉的起始及行径，注意肱动脉与肱二头肌腱的位置关系。在下肢动静脉标本或模型上，首先观察髂总动脉的起始、行径及分支，其次在股三角内观察股神经、股动脉、股静脉三者之间的位置关系，然后再依次观察股动脉、腘动脉、胫前动脉、胫后动脉和足背动脉的起始及行径。

（3）在心及全身血管标本或模型上，首先观察肺动脉干和左、右肺动脉的行径以及动脉韧带的位置及其连接关系。其次再观察主动脉的起始、分部和主动脉弓的三大分支，并注意腹主动脉与下腔静脉的毗邻关系。最后观察腹腔干的三大分支、肠系膜上下动脉、肾动脉和睾丸动脉的起始及分布概况，确认子宫动脉与输尿管的位置关系。

（4）在全身浅层结构标本上，查看下颌下淋巴结、颈外侧深淋巴结、锁骨上淋巴结、腋淋巴结和腹股沟浅、深淋巴结等。观察面静脉、颈外静脉和上、下肢浅静脉主干的起始、行径及注入部位。

（5）在肝门静脉系标本或模型上，观察肝门静脉的合成、主要属支及注入部位，辨认食管静脉丛、直肠静脉丛和脐周静脉网。

（6）在腹腔和离体脾标本上，观察脾的位置和形态，并确认脾门和脾切迹。在小儿胸腺标本上，观察胸腺的位置、形态和大小。

（二）实验结果

1. 具有观察模型和标本的能力。

2. 能在模型和标本上辨别、确认所学理论知识。

3. 在活体上能准确地确定测量血压时的听诊部位，触摸桡动脉、股动脉和足背动脉的搏动部位，找出面动脉、颞浅动脉、股动脉压迫止血的部位。

（许穗平）

实验十一　视器和前庭蜗器

【实验目的】

1. 掌握眼球壁各层的分部及结构特点，耳的组成，位、听觉感受器的位置。

2. 熟悉眼球内容物的组成及其位置，鼓膜的位置和形态。

3. 了解眼副器的结构和鼓室的位置及其沟通关系。

【实验准备】

1. 标本　眼球标本、泪器标本、眼球外肌标本、耳全貌标本、听小骨标本。

2. 模型　眼球模型、眼球外肌模型、耳全貌模型、内耳放大模型。

3. 环境　解剖实验室。

【实验学时】2 学时。

【实验方法与结果】

（一）实验方法

1. 教师示教。

2. 多媒体演示。

3. 学生自主观察，教师巡回指导并答疑。

（1）在眼球标本或模型上，观察眼球壁的层次结构和视神经的附着部位、确认眼球内容物的位置。在泪器标本上，观察泪腺的位置，泪囊、泪点、泪小管和鼻泪管的位置及连通关系。在眼球外肌标本或模型上，确认上睑提肌、上直肌、下直肌、内直肌、外直肌、上斜肌和下斜肌，并理解其作用。

（2）在活体上互相辨认角膜、巩膜、虹膜、瞳孔、上下睑、睫毛、睑结膜、球结膜、内眦和泪点等结构,并转动眼球,体会眼球的运动与眼球外肌的关系。

（3）在耳全貌标本或模型上,观察耳的组成,并确认各自的结构。在鼓室内观察听小骨的连接关系,确认乳突小房、乳突窦和咽鼓管与鼓室的连通关系。结合活体观察耳郭的形态、外耳道的弯曲和鼓膜的位置,并确认耳垂、耳屏和外耳门。

（4）在内耳放大模型上,观察骨迷路和膜迷路的形态、结构以及位、听觉感受器的位置。

（二）实验结果

1. 具有观察模型和标本的能力。

2. 能在模型和标本上辨别、确认所学理论知识。

3. 在活体上能准确地确认角膜、巩膜、虹膜、瞳孔、上下睑、睫毛、睑结膜、球结膜、内眦、泪点、耳郭、外耳道、耳垂、耳屏和外耳门等结构。

（王发宝）

实验十二　中枢神经系统

【实验目的】

1. 掌握脊髓的位置和外形,脑的分部,脑干的组成和外形,大脑半球的分叶和各面的主要沟回,内囊的位置和分部,脊髓和脑被膜的配布,脑脊液的产生部位及循环途径,大脑动脉环的组成。

2. 熟悉脊髓灰、白质的分部,小脑的位置和外形,下丘脑的位置和组成,大脑前动脉和大脑中动脉的行程及分布概况。

3. 了解丘脑的位置和分部,内、外侧膝状体的位置。

【实验准备】

1. 标本　脊髓标本,整脑标本,脑干、间脑标本,小脑标本,脑正中矢状切面、水平切面标本,脊髓、脑被膜标本,脑血管标本,脑室标本。

2. 模型　脊髓横切面模型,整脑模型,脑干、间脑模型,小脑模型,电动脑干模型,脑正中矢状切面、水平切面模型,基底核模型,脊髓、脑被膜模型,脑血管模型,脑室模型,脑脊液循环电动模型。

3. 环境　解剖实验室。

【实验学时】2 学时。

【实验方法与结果】

（一）实验方法

1. 教师示教。

2. 多媒体演示。

3. 学生自主观察,教师巡回指导并答疑。

（1）在脊髓标本上,观察脊髓的外形,确认颈膨大、腰骶膨大、脊髓圆锥、终丝和表面的 6 条沟裂以及相连的脊神经根。在脊髓横切面模型上,观察脊髓灰、白质的分部,并确认中央管。

（2）在整脑、小脑标本或模型上,首先观察脑的分部,并确认大脑纵裂和大脑横裂。其次再观察小脑的位置和外形,确认小脑蚓、小脑半球、小脑扁桃体及第四脑室。

（3）在脑干、间脑标本或模型上,首先确认延髓、脑桥和中脑,分别观察腹侧面和背侧面的重要表面结构,辨认第Ⅲ~Ⅻ对脑神经在脑干的附着部位。然后观察间脑的位置并确认第三脑室、背侧丘脑、内外侧膝状体和组成下丘脑的各结构。最后利用电动脑干模型显示脑干内的上、下行纤维束。

(4)在脑正中矢状切面标本或模型上,首先辨认其上外侧面、内侧面和下面,然后确认外侧沟、中央沟、顶枕沟和5个叶,最后依次辨认大脑半球各面的主要沟回。

(5)在基底核模型上,辨认尾状核、豆状核及杏仁体。在大脑水平切面标本或模型上,观察大脑皮质、基底核、侧脑室、内囊的位置和分部。

(6)在脊髓、脑被膜标本或模型上,逐层辨认硬膜、蛛网膜和软膜,分别确认硬膜外隙、大脑镰、小脑幕和硬脑膜窦的位置。

(7)在脑血管标本或模型上,确认颈内动脉、大脑中动脉、大脑前动脉、大脑后动脉、椎动脉、基底动脉以及大脑动脉环的位置和组成。

(8)在脑室标本或模型上,观察各脑室的位置及交通情况。在脑脊液循环电动模型上,确认脑脊液的产生部位及循环途径。

(二)实验结果

1. 具有观察模型和标本的能力。

2. 能在模型和标本上辨别、确认所学理论知识。

(王之一)

实验十三　周围神经系统和神经系统的传导通路

【实验目的】

1. 掌握脊神经的组成和各神经丛的主要分支及分布概况,12对脑神经的连脑部位及分布概况。

2. 熟悉胸神经前支的分布规律,交感神经和副交感神经低级中枢的部位。

3. 了解颈丛、臂丛、腰丛、骶丛的组成和位置,交感神经和副交感神经节的位置,感觉和运动传导通路的路径、各级神经元胞体所在位置及纤维交叉的部位。

【实验准备】

1. 标本　脊神经标本,颈丛与臂丛、腰丛与骶丛标本,眶内结构标本,头颈部神经标本,内脏神经标本。

2. 模型　脊神经模型,眶内结构模型,头颈部神经模型,内脏神经模型,感觉和运动传导通路模型。

3. 环境　解剖实验室。

【实验学时】2学时。

【实验方法与结果】

(一)实验方法

1. 教师示教。

2. 多媒体演示。

3. 学生自主观察,教师巡回指导并答疑。

(1)在脊神经标本或模型上,确认脊神经前根、后根、脊神经节和脊神经出椎间孔后分出的前、后支。

（2）在颈丛与臂丛标本上,首先在胸锁乳突肌后缘中点辨认颈丛皮支的分布,并观察膈神经的行程及分布概况。其次在锁骨中点深面寻找臂丛,并确认肌皮神经、正中神经、桡神经、尺神经、腋神经的行径及分布概况。

（3）在腰丛与骶丛标本上,观察腰丛的位置,确认闭孔神经、股神经的行径及分布。在盆腔内梨状肌的前方,确认骶丛的位置,辨认臀上神经、臀下神经、阴部神经和坐骨神经,并追寻坐骨神经的行径及分支分布概况。

（4）在脑标本或模型上,确认12对脑神经的连脑部位,归纳脑神经的性质。在眶内结构标本或模型上,确认动眼神经、滑车神经、眼神经、展神经的分布概况。在头颈部神经标本上,确认三叉神经、面神经、舌咽神经、迷走神经的行径及分布概况。

（5）在内脏神经标本或模型上,观察交感神经和副交感神经的低级中枢部位,确认交感干、交感神经节、副交感神经节的位置及节后纤维的分布概况。

（6）在感觉和运动传导通路模型上,分别观察各传导通路的组成以及各级神经元胞体所在位置和纤维交叉的部位。

（二）实验结果

1. 具有观察模型和标本的能力。

2. 能在模型和标本上辨别、确认所学理论知识。

（刘辉耀）

实验十四　内分泌腺和人胚早期发育

【实验目的】

1. 掌握甲状腺、甲状旁腺、肾上腺、垂体和松果体的位置及形态。

2. 熟悉植入的过程、胚泡的结构、蜕膜的分部和胚盘的组成。

3. 了解胎膜的组成、胎盘与脐带的结构特点及其相互关系。

【实验准备】

1. 标本　显示内分泌腺的童尸标本,脐带和胎盘的标本,不同发育时期的胚胎标本。

2. 模型　带甲状腺和甲状旁腺的喉模型,卵裂、桑葚胚、胚泡、胚盘、第2~4周的胚和妊娠子宫的剖面模型,胎盘模型。

3. 环境　解剖实验室。

【实验学时】2学时。

【实验方法与结果】

（一）实验方法

1. 教师示教。

2. 多媒体演示。

3. 学生自主观察,教师巡回指导并答疑。

（1）在显示内分泌腺的童尸标本上,观察甲状腺、肾上腺、垂体的位置和形态,查看甲状腺与气管软骨的位置关系和甲状腺峡的上缘有无锥状叶存在,注意垂体与漏斗的连接关系,并确认松果体。在带甲状腺和甲状旁腺的喉模型上,观察甲状旁腺的形态、数量及其与甲状腺侧叶的关系。

（2）在卵裂和桑葚胚的模型上,观察卵裂球的形态、数量以及桑葚胚的形成。在胚泡剖面模型上,寻认胚泡的滋养层、胚泡腔和内细胞群。在妊娠子宫剖面模型上,观察子宫蜕膜与胚胎的关系,并确认底蜕膜、包蜕膜和壁蜕膜。

（3）在2周的胚模型上,辨认羊膜腔、卵黄囊、二胚层胚盘和绒毛膜等。在3周的胚模型上,辨认三胚层胚盘。

（4）在妊娠3个月的子宫剖面模型上,观察羊膜、绒毛膜以及绒毛膜上的绒毛,辨别丛密绒毛膜与平滑绒毛膜。在脐带的横切面模型上,辨别脐动脉和脐静脉。

（5）在胎盘标本或模型上,观察胎盘的形态、大小及厚度,辨别其母体面(粗糙)和胎儿面(光滑有羊膜覆盖,中央与脐带相连),并确认胎盘隔和绒毛间隙。

（二）实验结果

1. 具有观察模型和标本的能力。

2. 能在模型和标本上辨别、确认所学理论知识。

（张冬华）

目标测试参考答案

11. B　　12. C　　13. E　　14. C　　15. A

第十二章

1. B　　2. C　　3. A　　4. D　　5. A　　6. B　　7. C　　8. B　　9. C　　10. E

11. C　　12. C　　13. D　　14. B　　15. E　　16. A　　17. A　　18. D　　19. C　　20. B

21. E　　22. D　　23. C　　24. B　　25. A　　26. C　　27. D　　28. B　　29. D　　30. C

第十三章

1. E　　2. D　　3. C　　4. B　　5. A　　6. C　　7. E　　8. D　　9. B　　10. C

第十四章

1. C　　2. D　　3. B　　4. E　　5. A　　6. C　　7. D　　8. E　　9. B　　10. A

参 考 文 献

［1］ 柏树令,应大君. 系统解剖学. 8 版. 北京:人民卫生出版社,2013.

［2］ 邹仲之,李继承. 组织学与胚胎学. 8 版. 北京:人民卫生出版社,2013.

［3］ Jordi Vigue. 人体图谱:解剖学·组织学·病理学. 2 版. 李云庆,译. 郑州:河南科学技术出版社,2012.

［4］ 谢幸,苟文丽. 妇产科学. 8 版. 北京:人民卫生出版社,2013.

［5］ 中国解剖学会体质调查委员会. 中国人解剖学数值. 北京:人民卫生出版社,2002.

［6］ 陈誉华. 医学细胞生物学. 5 版. 北京:人民卫生出版社,2013.

［7］ 窦肇华,吴建清. 人体解剖学与组织胚胎学. 7 版. 北京:人民卫生出版社,2014.

［8］ 邹锦慧,张雨生. 人体形态结构. 北京:人民卫生出版社,2015.

［9］ QA-International. 看得见的科学:图说人体. 苗懿德,魏雅楠,姜娟,译. 北京:人民邮电出版社,2013.

［10］ 王怀生,李召. 解剖学基础. 2 版. 北京:人民卫生出版社,2014.

［11］ 王之一,王俊帜. 解剖学基础(案例版). 2 版. 北京:科学出版社,2013.

［12］ 王之一,高云兰. 解剖学基础. 2 版. 北京:科学出版社,2015.